刘茂才全国名中医传承工作室系列丛书

脑出血类证论治

主　审　刘茂才　黄培新
主　编　卢　明　郭建文

全国百佳图书出版单位
中国中医药出版社
·北京·

图书在版编目（CIP）数据

脑出血类证论治 / 卢明，郭建文主编 . —北京：中国中医药出版社，2021.6

（刘茂才全国名中医传承工作室系列丛书）

ISBN 978 – 7 – 5132 – 6621– 5

Ⅰ . ①脑…　Ⅱ . ①卢…　②郭… Ⅲ . ①脑出血—中西医结合—诊疗

Ⅳ . ① R743.34

中国版本图书馆 CIP 数据核字（2021）第 004111 号

中国中医药出版社出版

北京经济技术开发区科创十三街 31 号院二区 8 号楼

邮政编码　100176

传真　010-64405721

河北省武强县画业有限责任公司印刷

各地新华书店经销

开本 710×1000　1/16　印张 22.25　字数 340 千字

2021 年 6 月第 1 版　2021 年 6 月第 1 次印刷

书号　ISBN 978 – 7 – 5132 – 6621 – 5

定价　88.00 元

网址　www.cptcm.com

社 长 热 线　010-64405720

购 书 热 线　010-89535836

维 权 打 假　010-64405753

微信服务号　zgzyycbs

微商城网址　https://kdt.im/LIdUGr

官 方 微 博　http://e.weibo.com/cptcm

天猫旗舰店网址　https://zgzyycbs.tmall.com

如有印装质量问题请与本社出版部联系（010-64405510）

《脑出血类证论治》编委会

前　言

　　脑出血（出血中风）临床占卒中的 18.8% ～ 47.6%，近些年其发病率、患病率及病死率上升幅度均高于脑梗死，且仅有 20% 的患者在病后 6 个月可以恢复生活自理能力，其西医临床治疗方法相对于脑梗死来说，更是乏善可陈。中医药诊治中风病有数千年的历史，积累了丰富的经验，对于脑出血的认识和诊治水平也在随着现代医学的快速发展而不断地探索、更新和提高，为临床救治和综合康复提供了极大的帮助。

　　全国名中医刘茂才从事脑病临床科研工作近 60 年，从 20 世纪 70 年代开始研究中风病，从"光杆司令"到拥有十多个临床科室的大型现代化中西医汇通团队，经过数十年长期大量的临床观察，认识到痰瘀在中风病发生、发展及转归中的重要地位和作用，逐步形成了从痰瘀类证论治中风病的理论和临床体系。在长期的中风病临床实践基础之上，刘茂才于国家"九五""十五"期间，带领研究团队，根据急性脑出血的证候动态变化具有阴阳各自共性的特点，提出从阴类证、阳类证辨证救治脑出血综合诊疗方案，通过全国多中心大宗临床试验进行验证。近 20 年中，其团队应用阴阳类证辨证、痰瘀同治贯穿的综合辨治方法，对脑出血类证进行理论探讨、总结和升华，总结脑出血的病因病机，以及其发病总体以阴阳类证为本，痰瘀类证贯穿，兼夹腑实类证等临床特点，强调以类证共性为基础与个性相结合的论治原则进行综合救治，并在临床类证的证候基础、中医药及围手术期等临床试验，以及脑出血类证动物模型和临床路径管理、中西医护理等多学科、多维度进行综合性研究。

　　本书以刘茂才团队数十年脑出血中西医融合的临床实践为主线。病因病机方面，在传统的中风病痰瘀认识基础上，强调不同病期的痰瘀类证主次因果演变，在阴阳属性的指导下，进行类证辨治临床证候及诊疗应用研究和阳类证动物模型探讨等；既有现代循证依据，又有名医临证精华，展现从急诊、重症综合管理、临床路径、康复、护理等脑出血类证诊治的全程综合管理方案。在不懈探索和追求中，经验逐步积累、方法不断进步、理论日臻成熟和完善，经数十年的淬炼，在脑出血类证论治方面取得了一定的成绩。本书是现代中医名家对传统疾病诊治的创新与发扬，更是大型团队数十年脑出血临床类证诊治研究的成果荟萃；并能针对现阶段脑出血临床现状和困惑，为中医及中西医临床诊疗提供有益参考。

刘茂才近六十年的从医生涯，代表着新中国培养的第一代中医人的成长轨迹，挖掘、传承名中医学术思想与经验是我们的使命，发扬和推广的脚步永不停歇，一路向前！本书是《刘茂才全国名中医传承工作室系列丛书》的第一本书，后续我们将编纂《刘茂才医论医案精粹》，并拟整理《刘茂才漫谈中医》等书稿，以期更全面、真实展现其从医思想、经验、感悟等，以供各位同道借鉴。

当然，限于历史、认知等因素，早期我们对中风等疾病的认识和研究方法是粗浅的，即使近些年我们的水平也是非常有限的。面对迅猛发展的现代医学，面对浩如烟海的中医宝库，我们也在研究的道路上不断探索、不断革新、不断地寻求进步。书中存在的错误和不足，殷切期望得到各位老师、同仁的批评及斧正！感恩！感谢！

本书受以下项目资助：①国家重点研发计划——基于"道术结合"思路与多元融合方法的名老中医经验传承创新研究（项目编号：2018YFC1704100）第二组：东部地区名老中医学术观点、特色诊疗方法和重大疾病防治经验研究（编号：2018YFC1704102）；②2018国家中医药管理局"刘茂才全国名中医传承工作室建设项目"、2018广东省中医药局"刘茂才广东省全国名中医传承工作室项目"。

目　录

上篇　脑出血类证辨治理论探析

中篇　脑出血类证证治实践

下篇　脑出血类证的综合管理

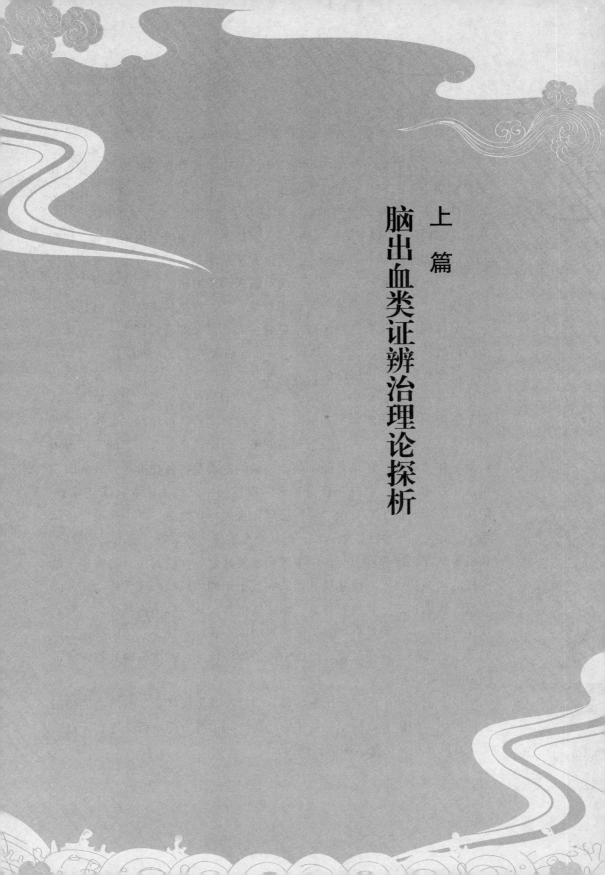

上 篇

脑出血类证辨治理论探析

中医学在其数千年的历史长河中，经历了异常复杂的发展进程，在华夏文明史上起到了举足轻重的作用，而其生生不息的生命力，正在于其临床疗效，在于其灵活的临床辨证方法和临床思维方式的不断发展。从《黄帝内经》（以下简称《内经》）到伤寒、温病等学说的形成、兴起和发展，以至临床各科的分立，辨证方法从阴阳八纲、气血津液到脏腑六经、卫气营血和三焦，等等。而对临床辨证方法的认识或选择，是从医者根据患者病证表现的中医认识思维方法，更是对疾病共性概括认知的充分体现。中风病是临床最常见的一大类复杂综合病证之一，总体经历所谓的外风、内风的发展认识，对后世临床辨证方法起着主要的影响。而到近现代随着西方医学的传入，尤其大量广泛的临床积累，就充分显现出百花齐放、百家争鸣的状态，甚至可谓是众说纷纭、混乱繁杂。特别是随着中医、西医对于脑出血、脑梗死异同的认识加深，就更有必要对其病证及辨治方法进行探索和研究了。而无论是近几十年的《中医内科学》相关教材，还是其他一些较权威的论著及各种标准等，其病因病机认识基本未变，临床辨证分型常常仅反映中风病临床常见病证分型，但实际应用时似乎总有点"隔靴搔痒"未能尽兴之感。在中医的理论体系中，并无脑出血之说或认识，但从现今临床实践来看，脑出血的发病、病机等既在一定程度上与传统中风病有共通之处，同时也具备有别于脑梗死的诸多特点。刘茂才及其团队在数十年的中风病临床实践中，不断观察、认识和总结其疾病特点、临床病机等，认为脑出血从体质、发病及预后转归等，均具有痰瘀类证为本的核心病理基础及其阴阳类证属性的发生、发展、转变过程。出血中风的类证特点，就指导着其临床类证同治的辨证方法。

以下主要从中医对脑出血病证、病机及其类证认识、脑出血的阴阳类证辨识、痰瘀类证辨识及其相应的类证同治等方面进行论述，旨在从类证共同病机及治法方面进行探讨。

第一章　脑出血的中医病证及其临床类证

　　脑出血是现代医学的病名，传统中医学中并无相关的病名及认识。然而，随着现代医学与中医学的汇通融合，特别是影像学的临床应用成为中医四诊之望诊的延伸和补充之后，中医对脑出血的认识也逐渐深刻，加之大量的临床观察和研究表明，脑出血之证、因、脉、候等既与传统中风病丝丝相连，又有别于"缺血中风"，因此现代中医将脑出血正式命名为"出血中风"。经历数千年的发展，现今疾病分科越来越精细化，要求我们对出血中风的前世今生进行探究，通过分析探讨中医对脑出血（出血中风）病证、辨证沿革、证候演变等临床特点及困惑等，进行脑出血临床类证的理论探讨，期望为指导其临床诊治寻求新方法、新思路。

第一节　中医对脑出血病证及病名的认识

　　脑出血一般指非外伤性的自发性脑出血，多在活动中起病，主要表现为急性起病的剧烈头痛（常伴恶心、呕吐）、意识障碍、肢体偏瘫、失语、脑膜刺激征等。中医本无脑出血之病名，近现代用"出血中风"命名，是沿袭现代医学的定义，经行业及国标颁布，从属于"中风病"疾病病类。而"中风"，亦经历了"真中"到"类中"，"中风"到"中风病"等多次变革，随着广大临床工作者近几十年对脑出血研究的不断深入，认识到其病因病机及临床论治均是有别于脑梗死，其病证及病名也随之规范统一。

通过脑出血的临床表现特征，中医对该病证的认识，可以从真头痛、中风、类中风、非风、薄厥、大厥等相关病证方面考究。

真头痛之病名始见于《内经》，《灵枢·厥病》曰："真头痛，头痛甚，脑尽痛，手足寒至节，死不治。"《三因极一病证方论》谓："凡头痛乃足太阳受病……或上穿风府，陷入于泥丸宫而痛者是谓真头痛，责在根气先绝也。"《辨证奇闻·头痛门》云："人有头痛连脑，双目赤红，如破如裂，所谓真正头痛也。"对其临床特征做了较为详尽的描述，对脑出血的中医病证研究有重要的价值。

对"中风"的称谓在数千年的历史中有不尽相同的认识，特别是唐宋之前。最早记录是《史记·扁鹊仓公列传》中有中风医案，东汉王符《潜夫论》中有"贾谊病于偏枯躄痱之疾"的记载。而至中医鼻祖之《内经》即相对全面对"中风"的病位、症状、病因病机、预后等均精辟记载与论述，而其根据中风临床病证不同而命名为"仆击""薄厥""大厥""颠疾""偏枯""偏风"等，从《灵枢·邪气脏腑病形》中有"五脏之中风"的"中风"命名来看，此所谓"中风"与当今之中风病有诸多明显不同，但也为后世对中风病的研究提供了重要的参考。

东汉张仲景《伤寒杂病论》首创中风病名，《金匮要略·中风历节病脉证并治》谓："夫风之为病，当半身不遂，或但臂不遂者，此为痹，脉微而数，中风使然。"将之命名为"风""中风""痹"，同时张氏还观察到因邪中部位不同而临床表现各异，"邪在于络，肌肤不仁；邪在于经，即重不胜；邪入于腑，即不识人；邪入于脏，舌即难言，口吐涎"。仲景的这一病机认识对后世医家影响颇大，几乎以"中风"病名涵盖了所有的脑血管病。

至明代张景岳明确提出此病之发生与风无关，指出该病并非外来风邪也非内风致病，而是"内伤积损颓败而然"。《景岳全书·非风》曰："凡病此者，多以素不能慎，或七情内伤，或酒色过度，先伤五脏之真阴……阴亏于前而阳损于后，阴陷于下而阳乏于上，以致阴阳相失，精气不交，所以忽而昏愦，猝然仆倒。"同时他有感于"中风"之名易致医者误解，认为更正其名无论在理论或临床中均十分重要，曰："古今相传，咸以中风名之，其误甚矣。故余欲易去中风二字，而拟名'类风'，又欲拟名'属风'，然'类风''属风'仍与风字相近，恐后人不解，仍尔模糊，故单用河间、东垣之意，竟以'非风'名之，庶乎使人易晓，而知其本非风证矣。"叶天士在前人经验基础上也明确表明该病与风邪无关，谈到类中风时认为"类者，伪也，乃托名于风，实与风邪无关"，指出其病机"乃身中阳气之变动，肝为风脏，因精血衰耗，水不涵木，木少滋荣，故肝阳偏亢，内风时起"。值得注意的是，明代楼英《医学纲目》提出了"卒中"作病名，它是从发病缓急来考虑的。明代李中梓《医宗必读》提出"闭证""脱证"的概念，此二者对我们今天对中风病的认识、病名及中医类证分别都有深远的影响。

从清朝至民国初期，西学东渐，现代医学对中医产生巨大的影响和冲击，最具代表性的有王清任、张伯龙、张山雷、张锡纯、何炳元等。王清任《医林改错》立"脑髓说"专篇，指出"灵机记性，不在心而在脑"。张伯龙在《雪雅堂医案·类中秘旨》阐述西医"血冲脑气筋"·之病，"皆由水火内动，肝风上扬，而致血气并走于上，冲击前后脑气筋而昏不知人，倾跌猝倒，肢体不用诸证"。张山雷在《中风斠诠》中进一步发挥："阴虚阳亢，水不涵木，木旺生风而气升火升痰升，冲激脑神经，导致顷刻瞀乱，神志迷蒙，或失知觉，或失运动。"因而形成了血冲脑之说。从今天的部分临床特点来看，血冲脑之说在一定的发病机制上符合中风发病机理。而中西汇通代表医家张锡纯即在《医学衷中参西录》中将中风分为脑充血和脑贫血两类，认为脑充血即"西人之谓脑出血"，其成因乃"血之与气并走于上"而致，"肝木失和，风自肝起，又加以肺气不降，肾气不摄，冲气胃气又复上逆。于斯，脏腑之气化皆上升太过，而血之上注于脑者，亦因之太过，致充塞其血管而累及神经"。何炳元亦将中风病进行中西医汇通，其谓："中风古医向分中络、中经、中腑、中脏四端。西医谓此由血冲脑经之病，分脑充血、脑积血、脑出血、脑筋麻痹，亦有四端。"至今看来，更多的是在对其病因病机的认识方面进行理论上分类而已，虽未能在本质上对其病证等进行甄别，但对后世的进一步研究及规范却有着重要的意义。

二、近现代之规范

随着现代医学理念及技术的引进，特别是我国中医药事业的高速发展，对于脑出血的病因病机有了更全面、系统的研究和认识，但是对于它的病名归属仍存在临床困惑。

中华人民共和国成立后，教科书把中风定义为：突然昏仆，不省人事，伴口眼歪斜，半身不遂，语言不利，或不经昏仆而仅以喎僻不遂为主症的一种疾病。显然，这一定义与现代医学颈内动脉系统为主的急性脑血管疾病相似。但亦包含着非脑血管疾病，如周围性面神经炎、肿瘤性脑卒中、部分脑炎或颅神经炎等。对蛛网膜下腔出血、椎－基底动脉系统急性脑血管病，乃至颈内动脉系统急性脑血管病，其病灶部位在脑的"静区"，未波及运动、感觉中枢；或病灶虽非脑的"静区"，但由于其代偿能力强，侧肢循环良好或病灶较小者，不显示肢体瘫痪或麻痹等，却未能包含在内。

至20世纪70年代末80年代初，随着中风病病证名的规范化研究取得较大进展，通过多次全国性中风专题学术会议及内科学术会议，对中风病的名称开展了比较广泛而深入的讨论，至1986年统一病名为"中风病"，并制定了《中风病中医诊断、疗效评定标准》，对其病名、病因病机、五大主症都全面进行了统一的界定。在1990年3月，国家中医药管理局医政司印发的《中医内科急症诊疗规范》的前言中指出"中风病限定脑血管病"，其中《中医中风病急症诊疗规范》"急症病名"中亦指出"脑血管病急性期，可参考本篇进行诊疗"。后又经过修改，更全面地界定了中风病的内涵，其定义为："中风病是在气血内虚的基础上，遇有劳倦内伤、忧思恼怒、嗜食厚味、烟酒等诱因，进而引起脏腑阴阳失调，气血逆乱直冲犯脑，形成脑脉痹阻或血溢脑脉之外。临床以突然昏仆、半身不遂、口舌歪斜、言语謇涩或失语、偏身麻木为主症，并且具有起病急、变化快，如风邪善行数变的特点，好发于中老年的一种常见病。"在CCD（TCD）编码中，中西医一致。1997年中华人民共和国国家标准《中医临床诊疗术语·疾病部分》（GB/T 16751.1—1997）把中风明确区分为缺血中风和出血中风两大类，收载有"出血中风"的病名。至此出血中风的病名诊断有了国家标准，出血中风定义为："因风阳上窜，痰火内扰，气血逆乱，或因头颅外伤，内生脑瘤，使脑络破损，血溢于脑。以突然昏仆，头痛、失语、偏瘫等为主要表现的脑神经疾病。"

然而，虽然把中风病定义为急性脑血管疾病，却未能把不以半身不遂或偏身麻痹为主要表现的急性脑血管疾病在中风的定义中体现。因而，郭蓉娟等在王永炎院士的指导下，指出"临床上许多不以传统中风五大主症为主要表现的急性脑血管患者依据 CT、MRI 得以确诊，而且检出率日益增多。对于这一类急性脑血管病的中医诊治内容，目前多分散在中风病以外的头痛、眩晕、癫狂、目歧视、痹证等许多病证之中，难以纳入传统中风的诊疗体系，严重妨碍了中风病研究的进一步深入"。为此，提出并规范了"类中风"的新概念：把不以传统中医中风五大主症为主要临床表现的脑卒中统归为类中风，定义为：类中风是临床上出现的不以半身不遂、口舌歪斜、神志昏蒙、舌强言謇或不语为主要临床表现，而以眩晕、身体感觉障碍、头痛剧烈、视物异常、不随意运动、精神障碍、癫痫发作、失认或失读或失写等为主症的广义中风病的一个特殊类型，为广义中风病的二级病名，属西医脑卒中范围。并且定出"类中风临床病类诊断方案"：①主症：眩晕，身体感觉障碍，剧烈头痛，视物异常，不随意运动，精神障碍，癫痫样发作，失认或失读或失写；②不以半身不遂，口舌歪斜，神志昏蒙，舌强言謇或不语为主要表现；③急性起病，发病前多有诱因，可有先兆症状；④发病年龄多在 40 岁以上；⑤头颅 CT、MRI 等神经影像检查有急性梗死或出血灶。具有一个主症以上，并符合②③④⑤项即可做出类中风的诊断；或症状轻微，结合影像学检查结果亦可确诊，并定义为"以眩晕为主要表现者称为类中眩；以身体感觉障碍为主要表现者称为类中痹；以头痛剧烈为主要表现者称为类中头痛；以视物异常为主要表现者称为类中视歧或视惑；以不自主运动为主要表现者称为类中痱；以精神障碍为主要表现者称为类中风癫或风痴等；以癫痫样发作为主要表现者称为类中风痫；以失认、失读、失写为主要表现者称为类中风瘖（懿）"。因此，这使中医中风病的含义更为明确，更为完善，拓宽了中医中风病的研究领域，促进研究进一步深入。

近二三十年，随着大量临床经验的积累和研究的深入，对脑出血病因病机认识和诊断治疗水平的不断提高，众多临床论著也将脑出血与脑梗死分立而论。中华中医药学会通过国家中医药管理局标准化专项研究，在既往中风病诊断、辨证分型及其治疗等基础上，于 2011 年发布了《脑出血中医诊疗指南》。

因此，脑出血属于中医"中风病"范畴，次分疾病名为"出血中风"，临床应通过颅脑 CT、MRI 等检查，规范统一在 CCD（TCD）编码中，中西医一致，进行其病因病机、证类诊断及治疗研究，不断提高其临床疗效。

第二节　辨证古今概况

对于中风病的病因病机认识和辨证，经数千年的发展，涌现了多种专病辨证思维和临床诊治方法，包括病因辨证、经络辨证、六经辨证、脏腑辨证、阴阳辨证等，这些方法中又有交叉互通、相互包含。而随着现代医学对脑出血认识和研究的深入，通过学会、行业的主导，现代临床辨证应用更紧贴脑出血的临床实际，并更具标准化和可操作性。

一、病因辨证

《内经》认为，中风的病因为正虚风邪入中所致，《灵枢·九宫八风》云："其有三虚而偏中于邪风，则为击仆偏枯矣。"张仲景在《金匮要略·中风历节病脉证并治》中认为"寒"及"血虚"为病因，"寒虚相搏，邪在皮肤；浮者血虚，络脉空虚"。唐宋以后，对中风的病因有了重大突破。尤其在金元学术争鸣时期，逐渐形成了以内风为中风病主要病因的学术思想，如李东垣以"本虚"立论，认为"本气自虚"，《医学发明·中风有三》中云："故中风者，非外来风邪，乃本气病也。凡人年逾四旬，气衰者，多有此疾。"刘完素以"火"立论，认为"心火暴甚，水不制火"，正如《素问玄机原病式·火类》曰："由乎将息失宜而心火暴甚，肾水虚衰不能制之，则阴虚阳实而热气怫郁，心神昏冒，筋骨不用而卒倒无所知也。"朱丹溪以"痰"立论，认为"湿痰生热，热生风"。其《丹溪心法·中风》认为"东南之人，多是湿土生痰，痰生热，热生风也"，而发为中风。

明清时期，内风致病理论得到了进一步发展。如明代张景岳提出"非风"之论，认为"内伤积损"为病，其在《景岳全书·杂证谟·非风》提出"此证多见卒倒，卒倒多由昏愦，本皆内伤积损颓败而然，原非外感风寒所致"。清代王清任以"元气亏虚"立论，其著有《医林改错》认为"若元气一亏，经络自然空虚，有空虚之隙，难免其气向一边归并……无气则不能动，不能动，名曰半身不遂"。叶天士以"肝阳化风"立论，认为"肝阳偏亢"，《临证指南医案·中风》有曰"今叶氏发明内风，乃身中阳气之变动，肝为风脏，因精血衰耗，水不涵木，木少滋荣，故肝阳偏亢，内风时起"。清末"三张"（张伯龙、张山雷、张锡纯）进一步发挥了"肝阳化风"的理论。

然而也有不少医家认为诸因不可偏颇，如《医经溯洄集·中风辨》曰："三子之论，河间主乎火，东垣主乎气，彦修主乎湿……以予观之，昔人三子之论，皆不可偏废。"清代李用粹在《证治汇补·提纲门·似中风》中系统将病因辨证进行了总结，区分了"真中"与"类中"，并在"类中"中又分"火中""痰中""气中""食中""情志神伤"等病因辨证。

病因辨证在治疗应用中，有时可以起到追根溯源的效果，尤其在当今的中风病二级预防引起空前重视的背景下，中医药在中风病的预防（再发）应用中大有作为。

二、经络辨证

经络运行气血，循行全身，沟通脏腑内外。以经络辨证，必联系到气血与脏腑。《金匮要略·中风历节病脉证并治》中首先提出中经、中络、中脏、中腑四大类，认为邪气由表及里，步步深入，"邪在于络，肌肤不仁，邪在于经，即重不胜，邪入于腑，即不识人，邪入于脏，舌即难言，口吐涎"。金元时期，李杲在《医学发明》中提出了"中血脉、中腑、中脏"之说，后世许多医家延续其辨证方法。如明代王肯堂明确提出中风的经络辨证，其在《证治准绳·杂病》中提出"中风，中后当如东垣法，分中血脉、中腑、中脏施治"。并进一步认为"中血脉，外有六经之形症"。而清代钱峻《经验丹方汇编》却对"中腑、中脏、中血脉"又有不同解释，"中风多从腧入者也，而有中腑、中脏、中血脉之分。中腑者，其病在表，多着四肢……外有六经之形证。太阳经证……阳明经证……少阳经证……太阴经证……少阴经证……厥阴经证……中脏者，其病在里，多滞九窍。故唇缓，二便闭……中血脉者，病在半表半里，外无六经之证，内无二便之闭。但见口眼㖞斜，半身作痛"。故不少医家也支持其观点，如《医方简义》等。至清代陈念祖在《医学从众录·真中风症》又对真中风提出"有中经、中腑、中脏、中血脉之分"，认为"真中风者，曰真，所以别乎类也。风者，八方之风邪也。中者，邪之自外入内也"，并认为"中经，外有六经之形证。中腑，内有便溺之阻隔。中脏者，性命危。中血脉者，外无六经之形证"，"中经者，现出六经形证"，"如中风无汗恶寒……如中风有汗恶风……以上二证皆太阳经中风也。如中风有汗，身热不恶寒……如中风有汗，身热不恶风……以上二证皆阳明中风。如中风无汗身热……此太阴经中风也。如中风有汗无热……此少阴经中风也"。尤怡在《金匮翼·中风统论》中又提出了"络病、经病、中腑、中脏"理论，认为"口眼歪斜，络病也，其邪浅而易治；手足不遂，身体重痛，经病也，邪差深矣……卒中昏厥，语言错乱，腑病也，其邪为尤深矣……至于唇缓失音、耳聋目瞀、遗尿声鼾等症，则为中脏，病之最深者也"。

经络辨证在临床中，常常与脏腑气血辨证密切联系，对中风病的病情判断、转归及其治疗指导有重要的临床意义。

三、六经辨证

宋代赵佶敕《圣济总录·中风伤寒》对伤寒中风提出"六经中风之病"，认为"阳明中风，即阳明病能食为中风，其证口苦咽干，腹满，微热恶寒，脉浮若紧，下之则腹满小便难。少阳中风，两耳无闻，目赤，胸中满而烦，不可吐，吐之则悸而惊。太阴中风，四肢烦疼，其脉阳微阴涩而长为欲愈。少阴中风，其脉阳微阴浮为欲愈。厥阴中风，其脉微浮为欲愈，不浮为未愈。凡此六经之病，其状虽异，大抵其脉皆浮，经所谓浮为风是也"。明代朱橚《普济方·伤寒门》具体总结了外风之中六经的证候，"太阳中风，发热恶风，汗出，脉缓"，"阳明中风，口苦，咽干，腹满，微喘，发热恶寒，脉浮而紧"，"少阳中风，两耳无所闻，目赤，胸中满而烦"，"太阴中风，四肢烦疼，阳微阴涩而长者"，"少阴中风，阳浮而阴沉"，"厥阴中风，脉沉"。

六经辨证在中医经典如《伤寒论》等重新盛行的今天，进一步丰富和提高了中医药对中风病的诊治内容。

四、脏腑辨证

《素问·风论》曰："风中五脏六腑之俞，亦为脏腑之风。"《华氏中藏经·风中有五生死论》明确提出："风中有五者，谓肝心脾肺肾也。"风邪入中，根据脏腑特点不同而表现为不同的证候。正如《金匮翼·中风统论》认为"中风之病，其本在肝"，"虽五脏各有中风之证，然风在他脏，则又显他脏之证矣"。许多医家对五脏中风进行了具体的描述。《风劳臌膈四大证治·中风》指出"风中五脏，其来有自。脏气先伤，后乃中之"，并记载了"此五脏之见证也"，如"肺中于风，多汗，恶风，时咳，昼瘥暮甚，口燥而喘，身运而重，冒而肿胀"，等等。《圣济总录·诸风门·中风》提出五脏中风与四季天干相关，并在《治五脏中风并一切风疾灸刺法》中论述了五脏中风的可治之候，如"肺中风者，其人偃卧而胸满短气，冒闷汗出，视目下、鼻上两边，下至口，色白者，尚可治，急灸肺俞百壮"等。明代董宿《奇效良方·五脏正治方》和《普济方·诸风门·中风》承《备急千金要方》论，也认为五脏中风与四时一致，"故以春甲乙伤于风者，为肝风；以夏丙丁伤于风者，为心风；以四季戊己伤于风者，为脾风；以秋庚辛伤于风者，为肺风；以冬壬癸伤于风者，为肾风"。再则《圣济总录》提出中风导致"五体极"的理论，"论曰筋虚极者，肝虚中风"，"论曰脉极之病，本于心包络中风"，"论曰肉极病，本于脾脏中风"，"论曰骨极之病，本于肾脏中风"。

历代医家对五脏中风论述较多，也有不少医家提出"六腑中风"的观点。《普济方·诸风门·中风》提出"贼风邪气所中，则伤于阳，外先受之，客于皮肤，传入于孙脉，孙脉满则入传于络脉，络脉满则输于大经中成病，归于六腑则为热"，其中主要论述"胃中风""大肠中风""胆中风"。《普济方·诸风门·中风》和《针灸门·中风》记载了"胃中风者，人迎与两关上脉，并浮而大……虚而中邪风，故其状，额多汗，饮食不下，隔塞不通，腹善满，失衣则䐜胀，张口肩息，心下淡淡，食寒则泻。大肠中风者，卧而肠鸣不止，灸大肠俞百壮，可服续命汤"。《针灸大成·续增治法·中风论》提出了"胃中之状，饮食不下，痰涎上壅，其色淡黄"，"胆中之状，目眼牵连，酣睡不醒，其色绿"。

脏腑辨证是目前中医内科临床的主要辨证论治方法，也是中医药辨治最重要的组成部分，与其他辨证方法交叉关联，是指导临床最常用的原则之一。

五、阴阳辨证

阴阳是辨证的总纲，明代杨继洲《针灸大成·治症总要》曰："第一，阳证，中风不语，手足瘫痪者……第二，阴证，中风，半身不遂，拘急，手足拘挛。"明代董宿《文堂集验方·中风·惟是中风一症最急而暴》也提出了"阴中"与"阳中"的证候，"阳中者面赤，牙关紧闭，目上视，身强直，手拳，掉眩。阴中者面青白，痰喘，手足冷，多汗"。清代周学海《读医随笔·证治类·中风有阴虚阳虚两大纲》认为"后静读《金匮》脉迟而紧，是阳虚之寒证也，其下系以口眼歪斜，四肢拘急，口吐涎沫诸证；脉迟而缓，是阴虚之热证也，其下系以心气不足，胸满短气，缓纵不收之证"。

阴阳是中医八纲辨证的总领，既往多在证候及病证方面描述较多，尚缺乏对实际诊治方面的实际指导作用。

六、其他辨证

对于中风的辨证，历代医家还从寒热、七情、气血、五极、闭脱、虚实等方面进行辨证，但都因没有成为比较系统的辨证方法而记载相对较少，如《素问·风论》云："风之伤人也，或为寒热，或为热中，或为寒中。"明代朱橚《普济方·诸风门·中风》提到："凡中风，脉无不大者，非热也，是风脉也。中风有冷热，阳病则热，阴病则冷，冷则用温风药，热则用凉风药，不可一概用也。"明代杨继洲《针灸大成·续增治法·中风论》认为"五脏六腑形证各有名，先须察其源"，中风与情志密切相关，"无汗恶寒，其色青，名曰怒中""多汗怕惊，其色赤，名曰思虑中""多汗身热，其色黄，名曰喜中""多汗恶风，其色白，名曰气中""多汗身冷，其色黄，名曰气劳中""目眼牵连，酣睡不醒，其色绿，名曰惊中"。清代钱峻《经验丹方汇编·中风》云："此皆真中风也，而有气血之分焉。气虚者，右手足不仁，用六君子加钩藤、姜汁；血虚者，左手足不仁，用四物汤加钩藤、竹沥、姜汁；气血俱虚者，左右手皆不仁，八珍汤加钩藤、竹沥、姜汁。"清代陆以湉《冷庐医话·中风》认为："中风最宜辨闭、脱二证。闭证口噤目张，两手握固，痰气壅塞，语言謇涩，宜用开窍通络、清火豁痰之剂，如稀涎散、至宝丹之类。脱证口张目合，手撒遗尿，身僵神昏，宜用大补之剂，如参附汤、地黄饮子之类。"日本丹波元简引《寿世保元》曰："中风手足软弱不能举动，外证自汗者，虚中风也。若手足强急，口眼㖞斜，伸缩痛者，实中风也。"

无论是"真中"，还是"类中"，无论是"伤寒中风"，还是"内伤中风"等，虽然由于中医历史原因导致了历代医家对疾病理解和定义的不统一，但这些都是先贤们在临床中总结出的各种适合专病辨证的临床方法，对我们后世的病证及治疗认识均有参考价值。

七、现代临床辨证

现代中风病明确了疾病的病理生理，中风病与"中风"，甚至"真中""类中""伤寒中风""内伤中风"等可能存在有共同的证候群，上述的辨证方法可能为后世中风病专病的辨证研究提供了思路启迪与方法学依据。

近几十年，从最初的中医教材到专科论著，临床辨证要点多强调"辨中经络和中脏腑""辨闭证与脱证"[1]。同时，临床工作者也针对中风病的辨证进行了探讨，主要集中在分型辨证的角度上。刘茂甫指出：脑中风病病机为阴虚阳亢，气虚血瘀……临床所见脑中风证应分急、缓两种类型[2]。郭谦亨认为：气虚血瘀、痹阻脉络为缺血中风的主要病机……分风痰痹阻型、痰热腑实型、阴虚风动型；出血性脑卒中以阳亢风动、血溢脉道为其主要病机……分风痰上扰、横窜经络型，阳亢热盛、痰闭清窍型，正气败脱型[3]。张琪认为：辨治中风，一般先审明疾病病理分期，继而按病情的轻重，以脏腑经络分清证类，再详审疾病的证候，辨析所属证候分型，以便具体施治[4]。武月萍等从气（阳热风动、气虚生风）、血（血瘀生风、血虚生风）、津（津停生风、津燥生风）、精（水不涵木、阳亢生风、肾阳虚损、元气败脱）四个方面辨析人体内部产生"气温差"与"气压差"，最终导致"内风"上犯脑腑而发为中风的机理[5]。

20世纪80年代以来，许多学者根据微观辨证和中医理论"离经之血便是瘀"提出，急性出血中风属中医血证，瘀血阻滞是出血中风急性期最基本的病机，是治疗的关键所在。亦有学者从内生热毒来论述出血中风的病变机制。林亚明认为：出血性中风病发后，瘀血、痰浊、热邪偏盛，壅滞于体内不得外泄，则化为毒邪[6]。我们在国家"九五""十五"国家攻关中风病研究中发现，出血中风发病本为肝肾阴虚，气血衰少，标为风火相煽，痰湿壅盛，瘀血阻滞，气血逆乱。其是指出血中风阳类证而言，实际亦然，临床上出血中风阳类证占80%以上。这些作者提出了脑出血的辨治观点，提供了一定的思路方法，都有待于进行循证医学方法及流行病学方法的检验。

国家和行业学会对中风病进行了大规模的证候研究，但主要针对典型证候进行辨证时所采用的辨证方法，则取各家之长，熔经络辨证、脏腑辨证、气血津液辨证等为一炉。1986年，中华全国中医学会内科学会公布中风病9个证型：中经络5个证类，即肝阳暴亢、风火上扰证，风痰瘀血、痹阻脉络证，痰热腑实、风痰上扰证，气虚血瘀证，阴虚风动证；中脏腑4个证类，分为风火上扰清窍证、痰湿蒙塞心神证、痰热内闭心窍证、元气败脱心神散乱证。1990年，国家中医药管理局医政司印发《中医内科急症诊疗规范》指出：中风病限定脑血管病，病性分为出血性中风和缺血性中风。"八五"国家攻关研究后于1996年公布了试行标准《中风病证候诊断标准》，其中提出了7个证型：风痰火亢证、风火上扰证、痰热腑实证、风痰瘀阻证、痰湿蒙神证、气虚血瘀证、阴虚风动证，以及历代版本的《中医内科学》教科书都编入了分证标准。而后中华中医药学会通过国家中医药管理局标准化专项研究，于2011年发布了《脑出血中医诊疗指南》，指出：风证、火证、痰证、阴虚证为出血性中风急性期的基本证候，风证为发病的启动因素，急性期以火证最为明显，而瘀证贯穿于疾病的始终。其中分型基本在原有（国标、行业等）诸多中风病的分型基础上，分有肝阳暴亢、风火上扰证，风痰瘀血、痹阻脉络证，痰热腑实、风痰上扰证，痰热内闭心窍证，痰湿蒙塞心神证，元气败脱心神散乱证及气虚血瘀证（说明此证型多见于恢复期）。

以上众多的辨证分型或标准，是针对临床表现总结出的典型证候分型，但尚未在辨证方法学上得到进一步拓宽，没有一个完善而独立的临床辨证思维方法的创新，都只是多种辨证方法的沿袭或交叉组合。

第三节　脑出血临床类证

脑出血为临床一大类综合病证，其临床表现复杂、危重，病机特点也反映了一定的共性规律，其发生、发展及各种转机均始终体现为具有相似证候的共质性，即具有共通类证的各自临床特点。

一、中医类证

关于"类"，《说文解字》曰："种类相似。"《实用古汉语大辞典》曰："类似，象。""类证"，顾名思义指一类相似的证候。"类证"一词常常在古籍书名中出现，如宋代朱肱《伤寒类证活人书》、宋代许叔微《类证普济本事方》、明代王玺《医林类证集要》、明代熊宗立《名方类证医书大全》、清代医家林珮琴《类证治裁》、近代秦伯未《内经类证》等，都提到"类证"两字，表明了从证出发，寻找中医疾病的治疗方法。以"证"为出发点，是中医辨证论治的关键。然而中医学亦有"病"的概念，中医学大多数的病仍以临床表现而命名，比如头晕归属于"眩晕"，疼痛归属于"痹病"。相对于西医疾病来讲，中医很多病名缺少真正完整的疾病发生、发展、转归的过程。

随着现代疾病对传统疾病的定义，中西医结合专家沈自尹院士提出"同病类证"的概念，类证[7, 8]是指比较相似甚至相同的证，只是在临床表现或兼夹证候方面有所不同的一类证候的统称。古今对类证的认识，可以认为有三方面：一是脏腑气血阴阳类证，即类似而相关的证候，如肝风内动与肝风上冒、肝风入络，肝阴不足、风阳偏亢与肝阳化风、风阳上亢等；二为主症类证，如《类证治裁》中头痛、眩晕、偏瘫、失语的分类等；三是动态大类证候，即相同或不同疾病有核心病机、动态阴阳变化，我们认为，脑出血临床类证即属于此类，包括有阴阳类证、痰瘀类证、腑实类证、血瘀类证等。沈自尹亦认为，同病类证的病证关系理论则将同病异证和辨证微观化紧密结合，通过对发病机制的认识来挖掘中医的核心病机，通过对基本病变的分析来辨析中医的主证[9]。或可认为以多个有着相似病机或临床表现的证候为基础的证，当其针对患同一疾病的患者时，称之为"同病类证"。"同病类证"的提出为西医疾病的中医治疗提供了一种探索道路。西医的病名明确了疾病的发生、发展和转归。中医的证为疾病某一阶段临床表现的综合，因而有一大类相关相似的"证"组成了疾病整个过程。类证的提出，在原有证的基础上更进一步阐述了疾病的本质，阐释了疾病发生的关键病机（即核心病机），决定着疾病的发生、发展和转归等特征。

二、脑出血的临床类证

现代中医将中风分为缺血中风与出血中风，脑出血属于中医学"出血中风"的范畴。脑出血是一个复杂的疾病，也往往被认为是一个综合征。脑出血的辨证往往有很多基于病因的单因素证候，其临床有着自身疾病固有的常见证，如风证、火热证、痰证、气虚证、瘀血证、腑实证等，但这些证候在脑出血的不同时期往往并非完全出现。那么在脑出血的各个时期，如何整合这些单因素证候，就要求进行类证分析，使得临床辨证更加准确符合疾病的中医核心病机，即讨论脑出血的类证分析目的是为研究如何抓住病机的类证，从而达到简便快速精准的中医治疗。最常见的是按意识水平清醒程度，分为中经络与中脏腑，这是最常见也是实用的类证分法，因为有中脏腑之类证，故醒脑开窍法成为一种必需。再则闭证与脱证，《医宗必读》曰："如牙关紧闭，两手握固，即是闭证。若口开心绝，手撒脾绝，眼合肝绝，遗尿肾绝，声如鼾肺绝，即是脱证。"脑出血亦然，分为闭证与脱证，治疗方法上闭应开、脱应固。只有抓住类证特点，才能有效进行中医治疗，这些就体现了类证辨治的普遍性和稳定性。

对于中风病证候特点及其病类的研究，王顺道等在国家"八五"攻关中提出中风病始发态证候的含义，指出：始发态证候是疾病发生时病因、病理、病位、病势的综合表现，研究中风病始发态证候，对探讨中风病之病因学、发病学和提高临床辨证治疗水平，具有重要的理论意义和实用价值[10]。王顺道等以全国脑病急症协作组第六次会议通过的《中风病辨证诊断标准（试行）》设立风证、火热证、痰湿证、血瘀证、气虚证、阴虚阳亢证等 6 个基本证候为标准，对 1663 例经 CT 或 MRI 确诊的中风病（脑出血 610 例，脑梗死 996 例，混合中风 57 例）住院患者进行了中风病始发态证候的发生与组合规律研究，结果显示中风病始发态证候以二证组合、三证组合为主要形式（占 62.84%）。按照指标聚类树图显示，对 6 个基本证候进行聚类：如果分五类，首先合并火热证和阴虚阳亢证；分四类，再合并气虚证和痰湿证；如果仅分为两大类，则风证、火热证、阴虚阳亢证为一大类，气虚证、痰湿证、血瘀证为一大类。以上大宗病例的证候研究，为深入认识（出血）中风病病因病机和证候聚类提供了依据[10]。

刘茂才在 20 世纪 70 年代开始带领团队进行中风病研究，经数十年的临床观察和延续研究，归纳总结脑出血急性期病机关键在于风、火、痰、瘀交互为患，痰瘀类证闭阻神明清窍是疾病的本质；并根据中风发病体质及病理基础之阴阳动态变化，又有阳类证与阴类证之分，只是对阴类证而言，其邪实标盛的表现没有阳类证突出，临床常以正虚为表现，痰瘀互阻神明清窍是其关键病机。脑出血不同时期，其临床核心类证病机多以痰瘀证、腑实为基础，根据是否有火热证等区分阳类证与阴类证。恢复期及后遗症期的病机变化，也在此基础上，分别具有阴阳属性以及痰瘀类证相关的不同特点等性质。在脑出血急性期，对于中风病辨证分类中的肝阳暴亢、风火上扰证，痰热腑实、风痰上扰证，阴虚风动证，风火上扰清窍证，痰热内闭心窍证等可归属于阳类证；风痰瘀血、痹阻脉络证，气虚血瘀证，痰湿蒙塞心神证等可归属于阴类证。中华中医药学会发布的《脑出血中医诊疗指南》中的证型分类中的肝阳暴亢、风火上扰证，痰热腑实、风痰上扰证，阴虚风动证，痰热内闭心窍证，以及痰湿蒙塞心神证等（尚有气虚血瘀证分类，标明多见于恢复期），也可参照此归类。而王顺道等 1663 例中风病（其中脑出血 610 例）聚类结果显示，如果仅分为两大类，则风证、火热证、阴虚阳亢证为一大类，气虚证、痰湿证、血瘀证为一大类[10]，与我们的阳类证、阴类证分类性质和特点基本一致。因此，我们通过专家文件咨询和调查研究，拟定中风病阳类证、阴类证诊断标准：阳类证可见面赤身热、烦躁不安、口苦咽干、舌质红、舌苔黄、脉数等，阴类证可见面唇晦暗或苍白、静卧不烦、口咽不干苦、舌质淡、舌苔白、脉迟缓或沉细等证舌脉等表现（如符合三个以上证舌脉，即考虑诊断相关类证）。以此指导中风病临床类证辨识，执简驭繁，简洁可行，临床通过大规模的多中心临床验证及推广应用。

参考文献

[1] 田德禄.中医内科学 [M].北京：人民卫生出版社，2002.

[2] 郭教礼，刘永惠.刘茂甫中医世家经验辑要 [M].陕西：陕西科学技术出版社，2002.

[3] 郭冠英，郭谦亨.中医世家经验辑要 [M].陕西：陕西科学技术出版社，2002.

[4] 张佩青，朱永志，迟继铭.中医临床家·张琪 [M].北京：中国中医药出版社，2003.

[5] 武月萍，田金洲，时晶.气血津液辨证论治中风 [J].中国中医急症，2006，15（3）：270–271.

[6] 林亚明.出血性中风的内生毒邪说 [J].北京中医学院学报，1991，14（1）：18–20.

[7] 王文健.重视同病类证和同病类治的研究 [J].中西医结合学报，2008，6（5）：441–445.

[8] 邢玉瑞.中医辨证思维之类证鉴别 [J].陕西中医学院学报，2011，34（1）：6–7.

[9] 王文健，沈自尹.从"同病异证"到"同病类证" [J].中国中西医结合杂志，2014，34（1）：9–12.

[10] 王顺道，任占利，杜梦华，等.中风病始发态证候发生与组合规律的临床研究 [J].中国医药学报，1996，11（3）：17–21.

（刘晓俊　缪晓路　卢明　刘文琛）

第二章　脑出血的阴阳类证辨识

　　阴阳概念从一开始就被自然而然地引入中医学领域，广泛应用于《内经》的生理病理、诊断治疗和养生等学说体系中，成为中医学构建理论体系最基本的概念和思维模式之一，是中医学最高的立论基础和思维法则。阴阳辨证是临床病机类证识别即辨证论治的核心，无论八纲辨证抑或脏腑气血辨证，均不离乎阴阳。各种以阴阳为本的临床辨证思维方法历经数千年的历程，可谓层出不穷、蓬勃发展。脑出血的病机复杂多变，在其疾病的发生发展及转变等过程中，既有其阴阳体质等属性相关性，复杂的病机病理因素（风、火、痰、瘀等）变化，亦呈现阴阳基本病机的类证相对稳定性特点。因此，在其临床辨治中，可以抓住其阴阳各自病证的临床共性，以阴类证、阳类证进行类证辨治，可望对脑出血的临床辨治应用提供新的思路与方法。

第一节　阴阳与八纲

　　中医阴阳两纲是中医证候分类的总纲，《素问·阴阳应象大论》："阴阳者，天地之道也，万物之纲纪……治病必求于本。"《类经·阴阳类》曰："人之疾病……必有所本，故或本于阴，或本于阳，病变虽多，其本则一。"《素问·生气通天论》曰："凡阴阳之要，阳密乃固，两者不和，若春无秋，若冬无夏，因而和之，是为圣度……阴平阳秘，精神乃治，阴阳离决，精气乃绝。"说明病之本根于阴阳，阴阳失调乃是人体各种病变最基本的病机。因而调整阴阳，则是临床上治疗疾病的一条基本原则 [1]。《素问·至真要大论》说："谨察阴阳所在而调之，以平为期。"故《素问·阴阳应象大论》曰："善诊者，察色按脉，先别阴阳。"《景岳全书·传忠录》："凡诊病施治，必须先审阴阳，乃医道之纲领。阴阳无谬，治焉有差？医道虽繁，而可以一言蔽之，曰阴阳而已。"这认为阴阳可以用于一切疾病的病理分类，也是疾病最基本的分类，而且阴阳应该是任何疾病首先要区分的类别。从《内经》开始的中医阴阳学说，提出了广泛意义上的阴阳分类以及分类的价值。随着医学的延伸，逐渐完善并形成了特有的阴阳辨证方法。

中医阴阳辨证是辨证的基本大法，是依据中医阴阳两大类别进行分证辨证的方法，也是中医辨证归类的最基本纲领。中医阴阳辨证认为临床上凡见兴奋、躁动、亢进、明亮等表现的表证、热证、实证；以及症状表现于外的、向上的、容易发现的；病邪性质为阳邪致病，病情变化较快，等等，一般都可归属为阳证。凡见抑制、沉静、衰退、晦暗等表现的里证、寒证、虚证；以及症状表现于内的、向下的、不易发现的；病邪性质为阴邪致病，病情变化较慢等，可归属为阴证 [2]。可见，阴阳辨证是将疾病按照一定的规则分为互相对立的两类方面和趋势，是最基本的二分法的辨证方法。

《内经》奠定了中医阴阳辨证的基础，阐明了阴阳分类简要的标准，《素问·阴阳应象大论》曰："阴静阳躁，阳生阴长，阳杀阴藏……天地者，万物之上下也；阴阳者，血气之男女也；左右者，阴阳之道路也；水火者，阴阳之征兆也。"这一论述提供阴阳分类最基本的框架。而《伤寒杂病论》对阴阳辨证做出了进一步的发挥和应用，在《素问·热论》六经分证的启发下，结合八纲辨证，尤其是以阴阳辨证为纲，创立较为完整的六经辨证体系，为中医临证学的发展奠定了坚定的基础 [3]。

至明代《景岳全书·传忠录》中有"阴阳篇""六变篇"之称，即所谓"二纲六变"。由此逐渐演变为后世的八纲辨证：阴阳、表里、寒热、虚实，以阴阳两纲为总纲区分病证的类别，再进一步分为六纲，辨别病变的位置、病情的性质、邪正的盛衰。而"表里寒热虚实"具有阴阳对立统一的相对性，遵循阴阳学说的逻辑方法，"表里"并不是真正方位意义的表里，"寒热"也不是物理量上温度指标，"虚实"也不是评价病情轻重程度的线性尺度。"表实热"的真正内涵要从"阳"的范畴去体会，"里虚寒"要从"阴"的角度去理解[4]。可见，八纲中的其余六纲仍遵从于阴阳两纲，"阴阳"是"表里寒热虚实"真正的内涵属性，反过来，其余六纲成为阴阳两纲的外延定义，"表热实"为阳，"里虚寒"为阴。

现代医学仍一直在追求阴阳真正内涵，从不同的角度寻求微观的阴阳"定义"，期望能阐明阴阳的微观物质基础。但目前科学的微观始终解释不了宏观，因此研究总在某些不同的角度或层次上近似地进行二分法的分类。20世纪70年代Gleidl认为核苷酸具有阴阳类似的属性，以环磷酸腺苷（cAMP）和环磷酸鸟苷（cGMP）的比值作为指标，不同患者中，阳虚比值低，阴虚比值高。"甲减"为阳虚，"甲亢"为阴虚，甲减的cAMP/cGMP比值是低的，甲亢的cAMP/cGMP比值是高的[5]，表明在一定程度上建立了阴阳在宏观与微观上的对应联系。

阴阳学说在哲学及中医学中的特性和地位不言而喻。既然后世大多中医药学的理论和临床均受《内经》的影响，沿袭了《内经》的基本思辨方法，那么在根源上也就必然与阴阳学说有着密不可分的关系。因此，阴阳学说也是指导我们进行相关理论和临床研究的重要依据。

第二节　阴阳辨证的回归

中医学将人看成一个整体，首先提出元气论、精气学说，这是中医的一元论观点，认为元气、精气是人体的本源，是人体赖以生存的生命之本。疾病是由于各种内外因素的作用，导致人体元气受损、精气受扰，正邪相争，而出现不同的临床征象。依据对临床征象进一步分析的要求，在一元论的基础上区分不同的类别，于是产生了辨证。中医辨证就是根据望、闻、问、切四诊采集的临床症状和体征，明确疾病的病因、病性、病位等，从而确定某一个证。这样，从不同角度、在不同的阶段看待疾病，就可能出现不同的辨证结果；针对不同疾病相同的病理征象，也可能出现类似的辨证结果，即所谓"同病异治""异病同治"，这也是中医辨证的精华所在。

阴阳辨证是中医学最基本、最简单、也是最复杂的辨证方法。阴阳辨证基于中医的阴阳学说。在这些纷繁的中医理论中只有一个核心，即"阴阳"学说，而其他的理论学说都是阴阳学说的发展，或称另一种模式的阴阳学说[6]。阴阳辨证将疾病分为阳证和阴证两种类型，是一分为二的辨证思维。表面上是简单的、基本的分类方法，其本身的内容却非常丰富，如有阴虚证、阳虚证、亡阴证、亡阳证、阴阳真假等。阴阳辨证发展为八纲辨证，是在临床应用中对疾病的病位、病性、邪正盛衰的研究基础上总结出更为具体的辨证方法。八纲，即阴、阳、表、里、寒、热、虚、实，疾病的表现尽管复杂，但均可用八纲概括。如疾病的类别，可分阴证与阳证；病位的深浅，可分表证与里证；疾病的性质，可分寒证与热证；邪正的盛衰，可分为实证与虚证。其中阴阳两纲又可概括其他六纲，即表、热、实证为阳证；里、寒、虚证属于阴证。八纲辨证是阴阳辨证直接发展的结果，是中医辨证论治的基础，是贯穿在各种辨证模式之始终[7]。中医辨证方法由阴阳演变到八纲，是阴阳辨证的系统与完善，是中医学术的发展和进步，是古人睿智的体现[8]。

脏腑辨证是指以脏腑为纲，对疾病发生的部位和属性进行辨别的辨证方法，是整个中医辨证体系的核心内容。在认识脏腑生理、病理的基础上，将四诊所收集的症状、体征等有关病情资料，进行综合分析，从而判断疾病所在的脏腑部位、病因、病性等。脏腑辨证依托中医五行生化承制理论分析脏腑之间的相互关系，其主要仍在于分辨病变脏腑表里、寒热、虚实关系，以说明脏腑的阴阳属性。可见，脏腑辨证是在阴阳五行学说的基础上发展起来的，是人体脏腑的具体八纲分属。

进而深入探究中医辨证的其他辨证方法，病因辨证、六经辨证、经络辨证、气血津液辨证、三焦辨证、卫气营血辨证等，可以看出都是在脏腑辨证的基础上建立起来的。因为无论上述辨证方法如何建立辨证规则，最终都是要联系到脏腑的表里、寒热、虚实和阴阳，可以认为其他辨证方法是脏腑辨证的不同角度和层次上的衍生。衍生的辨证方法一般可分为两大类，一类属于横向辨证，基本上可应用于各种不同的疾病，如病因辨证、经络辨证、气血津液辨证是一类；一类属于纵向辨证，是在对某类疾病的选择性应用，如六经辨证、三焦辨证、卫气营血辨证。这些辨证方法的创立都是古人真知灼见的结果。为后世辨证法创新的基础，也是方法创新的源泉。

后世医家在传统辨证方法的基础上，根据自身临证经验以及理论的研究，也不断创造出新的辨证方法以及辨证体系，可分为如下三类。第一类是以综合、归纳的方法，对传统辨证方法进一步完善，建立更规范、更实用的普适性辨证方法。如秦伯未列风、寒、暑、湿、燥、火、疫、痰、食、虫、精、神、气、血"十四纲辨证"[9]。王琦将辨体、辨病、辨证相结合，建立了"辨体—辨病—辨证诊疗模式"，认为可以拓展临床思维空间，适应多元复杂的临床要求[10]，等等。第二类是以演绎、细化的方法，将辨病与辨证的结合，在现代医学明确的生理病理条件下，吸收传统辨证方法，针对具体的疾病建立新的辨证方法，即为现代专科专病辨证方法。如朱文锋根据《秘传眼科龙木论》关于五轮学说的理论，首先提出了"五轮辨证"。即以眼的五个轮位与五脏分属的理论为依据，以"轮"辨病位为主的一种眼科辨证方法[11]。刘兰林等对六经、卫气营血及三焦辨证三种辨证方法进行论证，归并取舍及寒温融会地纳入外感热病证谱的各种证候，提出病期、病性及病位的外感热病三维辨证方法，综合分析外感热病的证候与病理，以全面适应外感热病的辨证[12]。第三类是许多专家提出"辨证一体化"的构想，建立统一的辨证新体系。如肖德馨提出的"六经统一辨证"[13]；朱文锋提出的以辨病位与辨病性为基本内容，由"症—要素—证"组成的统一辨证新方法、新体系[14]；等等。这些都是近现代各医家探索中医的辨证规律、构建新的辨证方法和辨证体系的结果，目的都在于使得辨证方法更适应临床需求，便于临床掌握与操作，提高临床辨证的反应性和准确性。

可以认为，传统中医辨证方法以阴阳辨证为雏形，以八纲辨证为基础，以脏腑辨证为核心，逐渐外延和创新。随着疾病谱的扩大和疾病的系统深入研究，不断出现新的辨证方法。传统辨证方法学的发展是一个从简单到复杂、从单一到综合、从普适到专业化的过程。而现代中医学更加注重辨证方法学的统一性和标准化。随着现代医学对疾病的认识，辨证方法又更加专病化。因而对现代专病专用的辨证方法的统一和标准化就成了今后中医辨证方法学的发展方向。

现代中医中风病与《内经》中的"偏枯""大厥""薄厥"等相似，后世与内伤杂病中的"中风"相似。直至西医学融入中医，现代医学技术造就了现代中医学，中医中风病才真正正名、规范统一。传统中医"中风"在辨证学的发展过程中，被应用了多种辨证，如阴阳辨证、脏腑辨证、病因辨证、经络辨证等，这些辨证方法可能曾经为"中风"的治疗提供了导向。

目前现代中医学对现代中风病的辨证多采用多种辨证方法的综合，甚至基于传统辨证方法提出一些新的辨证观点，但仍然在以复杂综合的辨证方法应付现代中医中风病需要早期和快捷处理的疾病。刘茂才等认为，中风病是一个体现共性与个性相结合的疾病，故对接两者的特点，提出现代中风病急性期应用阴阳为纲的辨证方法，即中风病急性期阴阳类证辨治方法。将辨证的简约和快捷有机结合，达到中风病急性期早期有效的辨证，以期望提高中风病作为一类疾病的临床疗效。

第三节 阴阳类证辨识沿革

在几千年中医治疗中风的历程中，历代医家总结出了各种辨证的方法，如病因辨证、脏腑辨证、经络辨证、六经辨证、阴阳辨证等，这些辨证方法在不同的角度对中风进行了临床思辨，而阴阳辨证是基本的辨证大法。阴阳辨证适用于任何一种疾病的辨证思维，但确实不是任何疾病都可以单单以阴阳辨证真正直接指导治疗的。中风阴阳分证的辨证方法随着中医辨证史的发展，尤其是中风病证候研究的深入及应用，逐渐确立了其直接指导临床中风病辨证的地位。

一、中风病阴阳证辨治沿革

阴阳是中医学最基础的构成元素，《灵枢·邪气脏腑病形》提出"邪之中人，或中于阴，或中于阳"。阴阳是邪气侵袭人体的最基本的二分法则，故《素问·阴阳应象大论》曰："善诊者，察色按脉，先别阴阳。"明确提出中医辨证首要分别阴阳两证。《素问·阴阳应象大论》又言："阴阳者，血气之男女也；左右者，阴阳之道路也；水火者，阴阳之征兆也；阴阳者，万物之能始也。"表明阴阳有其具体属性，也为阴阳分证在具体思维中打开辨证的思路。《素问·风论》云：“风之伤人也，或为寒热，或为热中，或为寒中……风者，善行而数变，腠理开则洒然寒，闭则热而闷。其寒也，则衰食饮。其热也，则消肌肉。故使人怢栗而不能食，名曰寒热。”《内经》以风邪伤人而分寒热，寒为阴，热为阳，并提出了寒热的不同病理改变，或为“衰饮食”，或为“消肌肉”，为后世中风病阴阳分证的建立奠定了理论和临床证候的基础。

唐代杰出的医学家孙思邈指出，中风病情变化多端，对当时盛行的“风冷说”颇持异议，批评时人不能分别寒热，提出但执其要者，或为寒中，或为热中，最是要紧。其在《备急千金要方·诸风》中强调：“论曰，古人立方，皆准病根冷热制之，今人临急造次，寻之即用，故多不验。所以欲用方者，先定其冷热，乃可检方，用无不效也。汤酒既尔，丸散亦然。凡此风之发也，必由热盛，故有竹沥、葛汁等冷药焉。后之学者，不能仔细识其方意，故有兹论，具而述之。”虽未提出“阴阳”二字，但进一步肯定了中风寒热之分的重要意义。

“寒热”与“阴阳”的对应关系显而易见，水为寒属阴，火为热属阳。“水火者，阴阳之征兆也。”中风的寒热之分成为其阴阳分证的标志，也成为阴阳分证施治的纲领，正如现代浙南牟老中医再次重申的“阴寒阳热可以说为中医辨治的精髓”[15]。元代危亦林《世医得效方·中风要说》就中风病的阴阳寒热认为：“中风有冷热，阳病则热，阴病则冷，冷则用温风药，热则用凉风药，不可一概用也。”明代朱橚《普济方·诸风门·中风》亦同样肯定了寒（冷）热对阴阳分证的重要性。宋代王日韦《续易简方脉论》及元代李仲南《永类钤方》都更明确了“阴中”“阳中”和“寒中”“热中”的关系，其曰“六脉沉伏或指下浮盛二脉，正有阴中阳中之分，正经谓之寒中、热中是也”，并提出了相关的症状“若脉见沉急，颜青脸白，如懈如怠，此为寒中。脉见浮洪而急，颧赤脸赭，如醉如怒，此为热中”[16]。

明清是中医发展的鼎盛时期，明清两代对中风阴阳辨证的逐步完善，主要体现在阴阳分证的证候与方药研究。明代董宿提出了中风“阴中”与“阳中”，其在《文堂集验方·中风·惟是中风一症最急而暴》总结了中风阴阳不同的证候表现，“阳中者面赤，牙关紧闭，目上视，身强直，手拳掉眩；阴中者面青白，痰喘，手足冷，多汗”。杨继洲精通中风的针灸治疗，其在《针灸大成》明确提出中风的阳证和阴证两大类，《针灸大成·治证总要》曰："第一，阳证，中风不语，手足瘫痪者……第二，阴证，中风，半身不遂，拘急，手足拘挛，此是阴证也。"并认为阴阳两证的治疗是有区别的，阳证者以"灸令祛逐风气自疮口出"为泻法，而阴证者"亦依法治之，但先补后泻"。王肯堂进一步强调中风应阴阳分证，《证治准绳·杂病》谓："中风要分阴阳：阴中颜青脸白，痰厥喘塞，昏乱眩晕，㖞斜不遂，或手足厥冷不知人，多汗。阳中脸赤如醉怒，牙关紧急，上视，强直掉眩。"其提出的"阴中"与"阳中"的临床证候群，也表明"寒热"（"脸白"与"脸赤如醉怒"）在阴阳辨证中的重要性。并区分了两种完全不同的治法，"有热盛生风而为卒仆偏枯者，以麻桂乌投之则殆"，"治法，先以降心火为主"，而"有元气素弱，或过于劳役，或伤于嗜欲，而卒然厥仆状类中风者，手必撒，口必开，非大剂参、芪用至斤许，岂能回元气于无何有之乡哉"。清代张志聪更加肯定了阴阳辨证的重要性，其在《侣山堂类辩·中风论》曰："风有六气之化，邪袭于阳，则为热化；中于阴，则为阴寒。"并认为"是以河间谓中风主于火，丹溪谓之于痰，东垣谓主于气……此皆未明阴阳气化之道也"，将阴阳对中风的辨证提到一个很高的地位。

在阴阳辨证中，寒（水）为阴，热（火）为阳，阴虚则热，阳虚则寒，故阴虚为阳，阳虚则为阴，阴虚与阳虚之分证是中风阴阳辨证的又一种表述，也是另一个侧面的体现。如清代陈廷儒《诊余举隅录·中风阴阳虚实证》以典型病例为切入点，提出了中风阳虚及阴虚与阴阳的关系，并提供了对应药物性味，曰："卒中于阴……此皆阳虚，以阳药效者也，然又有阴虚，当以阴药效者。"明清后的医家对中风的"阴虚（水虚）"与"阳虚（火虚）"分证进行了深入研究，从发病机制、临床证候、治法方药等方面系统阐述了中风阴虚与阳虚的辨证论治及遣方用药。

赵献可在《医贯·中风论》认为"不及真阴，不能无遗弊于后世焉"，而"阴虚有二，有阴中之水虚，有阴中之火虚"。即相对应于"阴虚"与"阳虚"。其进一步深入研究了中风的病理机制，提出了中风的"根本之论"。其曰："然所谓气血之根本者何？盖火为阳气之根，水为阴气之根，而火与水之总根，两肾间动气是也。此五脏六腑之本，十二经之源，呼吸之门，三焦之根，又曰守邪之神。"他认为中风发病的根在于

"肾间动气"，发病的根本由于"今人纵情嗜欲，以致肾气虚衰，根先绝矣"，故"治中风，又当以真阴虚为本"。在此基础上，根据水（阴）火（阳）虚不同给予分证治疗，认为"阴中之火虚"为"一或内伤劳役，或六淫七情，少有所触，皆能卒中，此阴虚阳暴绝也"，应"须以参、附大剂峻补其阳，继以地黄丸、十补丸之类，填实真阴"。"阴中水虚"为"又有心火暴甚，肾水虚衰，兼之五志过极，以致心神昏闷，卒倒无知，其手足牵掣，口眼㖞斜，乃水不能营，筋急而纵也"，"须以河间地黄饮子峻补其阴，继以人参、麦门冬、五味之类滋其化源"。故认为上述所言，才真正为中风阴阳之分治的根本，"此根阳根阴之至论也"。

明代名医张介宾在《景岳全书》中对中风"非风"论的阴阳分证进行了深入阐述。他认为"人于中年之后，多有此证，其衰可知"，"所谓根本者，即真阴也"，肯定中风的根本病机在于"阴虚唯一"，进而提出分证的特点及病位，"阴虚有二，如阴中之水虚，则多热多燥，而病在精血；阴中之火虚，则多寒多滞，而病在神气"，这与赵献可的观点基本一致。而且张氏进一步明确了"非风"的"阴证"与"阳证"的定义，提出了两类证型的治法、方药，并且提出要分不同病情轻重程度给予不同的治疗。张氏认为"非风有火盛而病者，即阳证也"，治应"火盛者，宜专治其火，以徙薪饮、抽薪饮、白虎汤之类，酌而用之。火微者，宜兼补其阴，以一阴煎、二阴煎，或加减一阴煎之类主之"。张氏认为"非风有寒盛而病者，即阴证也"，治以"专宜益火"，"寒微者，宜温胃饮、八味地黄丸之类主之。寒甚者，宜右归饮、回阳饮、理中汤、四逆汤之类主之"。可见张氏明确肯定了阴阳分证和水火分证的关系。"水虚"即"火盛"，为"阳证"；"火虚"即"寒盛"，为"阴证"。从而为"非风"病的阴阳分证要点（寒水热火）奠定了基础。

清代医家周学海认为，中风的发病"由正气大虚，转运无权无以自主，而猝为时令升降敛散之气所变乱，以失其常度也"。其深入研究《金匮》，得出了"察脉审证，施治之法"，并肯定了"阳虚"与"寒"及"阴虚"与"热"的相关性。在《读医随笔·证治类·中风有阴虚阳虚两大纲》曰："后静读《金匮》脉迟而紧，是阳虚之寒也，其下系以口眼歪斜，四肢拘急，口吐涎沫诸证；脉迟而缓，是阴虚之热证也，其下系以心气不足，胸满短气，缓纵不收之证。"其总结提出中风阴虚与阳虚的病理机制及时令的相关性，"阳虚者，遇寒冷之令，其阳气不胜天气之敛抑，故多病于秋冬。阴虚者，遇温热之令，其阴气不胜天气之发越，故多病于春夏"。故认为"知阴虚阳虚为中风两大关键"，进而认为"所尤当辨者，阳虚有阴盛，有阴不盛；阴虚有阳盛，有阳不盛"，因而在治疗上，"大抵阳虚之治，药取其气，气重在辛；阴虚主治，药取其味，味重在酸。而总须重佐活血"。然而，活血的原因和治法又有阴虚和阳虚的不同，"阳虚血必凝，非此无以拨其机；阴虚血必滞，非此无以通其道"。故其更加肯定了中风阴虚与阳虚辨证分类在临床的价值和应用[17]。

近代医家任应秋老先生也认为："阴虚与阳虚，实为中风辨证的两大关键，至于什么真中、类中风的区分，这在辨证上没有多大意义。"并论述了阴虚和阳虚的证候，"凡阳虚证多见突然口眼歪斜，皮肤麻木，言语失利，口角流涎，半身不遂，甚卒然昏厥，不省人事，目合口张，汗出肢冷，呼吸微弱。凡阴虚证多见头晕耳鸣，目眩少寐，突然舌强言謇，口眼歪斜，半身不遂，两手握固，肢体强直，时有抽搐，面赤身热，烦躁不宁，甚则昏迷，言语失利，尿闭、便秘等"。而且立制豨莶至阳汤，以治中风的阳虚证，"方以九制豨莶合芪附汤扶先天之阳气为主，再以细辛领天南星、白附子、僵蚕行气分以息风，川芎引红花、苏木、牛膝行血分以息风，则三阴三阳诸经气血调畅"，制豨莶至阴汤治中风阴虚证，"可用豨莶草合大补阴丸以滋养肾脏亏损之阴精为主，并以当归、枸杞、牛膝温养阴经外泄之气，赤芍、郁金、丹参、甘菊花以活血平肝，庶几阴精复，阳气固，火自宁，风可息矣"。其进一步肯定了周学海的阴阳分治理论，并在方药上补充完善了周氏有论无方的不足[18]。

无论"阴病"和"阳病"，"阴中"和"阳中"，"中于阴"和"中于阳"，还是"阴虚"和"阳虚"，都是中风阴阳辨证的不同表述，但其内在深层次的内涵是基本一致的，都体现了从阴和阳两方面对中风辨证治疗起到指导作用。

二、脑出血阴阳类证辨治的形成

中风病证候的探讨历代医家多有论述，由于对病因病机认识的不同，对该病证候的认识也是各有侧重，难以统一。就中风病急性期的证候而言，组合形式、形态是动态变化的，而其复杂证候又是相对稳定的，即具有共通证候本质特征的类证。对于中风病证候特点的研究，王顺道等在国家"八五"攻关中提出中风病始发态证候的含义，指出：始发态证候是疾病发生时病因、病理、病位、病势的综合表现，研究中风病始发态证候，对探讨中风病之病因学、发病学和提高临床辨证治疗水平，具有重要的理论意义和实用价值[19]。王顺道等对 1663 例中风病住院患者（脑出血 610 例，脑梗死 996 例，混合中风 57 例；发病至调查时间 < 72 小时、调查前未用药或未正规用药，无药物对证候的干扰及无显著伴发疾病和既往疾病对证候的干扰）进行了中风病始发态证候的发生与组合规律研究，结果显示中风病始发态证候以二证组合、三证组合为主要形式（占 62.84%）。而证候相关系数短阵表明，证候相关系数较高的次序是火热证和阴虚阳亢证、风证和火热证、气虚证和痰湿证、气虚证和血瘀证，呈现负相关的是火热证和气虚证、痰湿证和阴虚阳亢证、火热证和血瘀证。对六个基本证候进行聚类：如果分五类，首先合并火热证和阴虚阳亢证；分四类再合并气虚证和痰湿证；如果仅分为两大类，则风证、火热证、阴虚阳亢证为一大类，气虚证、痰湿证、血瘀证为一大类。以上大宗病例的证候研究为深入认识中风病病因病机和证候聚类提供了依据[19]。我们认为此聚类分析中的结果，正说明了作者研究初衷，即中风病始发证候是疾病发生时病因、病理、病位、病势的综合表现，在疾病证候的各个阶段和层次均体现中医学之根本属性即阴阳的基本特征，对探讨中风病之病因学、发病学和提高临床辨证治疗水平，具有重要的理论意义和实用价值[19]。

现代脑血管病在明确分为出血与缺血后，中风的类证辨证进入了西医辨病、中医辨证的类证辨证体系。脑出血作为中医"中风"的一个分支疾病，同样是一种急性病或一大临床综合征。对于如何有效快速地进行中医辨证论治，刘茂才团队提出，出血中风临床辨治以痰瘀类证为核心病机的阴阳类证辨证体系，进行快捷、简易、可行、有效的中医辨证论治方法。出血中风素体阳盛者，多发为阳类证，其病因病机本虚为肝肾不足（阴虚），标实为风、火（热）、痰、瘀（尚包括腑实），乃风火痰瘀交阻脑髓、闭阻神明清窍；素体阴盛者，多发为阴类证，其病因病机本虚为气（阳）不足，标实为风、痰（湿）、瘀，总属致风痰（湿）瘀胶结，闭阻脑络清窍。急性期中经络、中脏腑则是正邪相争、病情轻重的表现，病证分型可相互转化。教科书中常用的"脉络空虚风邪入中"及中脏腑之阴闭证可归属阴类证，而肝肾阴虚风阳上扰、痰热腑实风痰上扰及中脏腑之阳闭证可归属于阳类证。急性期各证型亦常相互转化，观察发现阴虚风动、肝阳暴亢风火上扰、痰热腑实风痰上扰、风火上扰清窍、痰热内闭心窍可归属于阳类证范畴，气虚血瘀、风痰瘀血痹阻脉络以及痰湿蒙塞心神、元气败脱心神散乱则归属于阴类证范畴。

因而，有必要在既往证候研究的基础上，重视共性与个性相结合，探索发现共同的规律，由繁入简，制定出可重复性强，且简便易行的脑出血急性期阳类证、阴类证证候诊断标准，为中风病急性期病与证的规范化和计量化研究提供理论依据，为中风病"证"的实质、方证对应研究及辨证现代化提供新思路，为中风病急性期临床辨证论治、多中心协作研究、综合治疗方案的疗效评价、新药开发和应用等奠定基础。

参考文献

[1] 邓铁涛，吴弥漫 . 中医基本理论 [M]. 北京：科学技术出版社，2012.

[2] 朱文锋 . 中医诊断学 [M]. 上海：上海科学技术出版社，1995.

[3] 徐亚民 .《伤寒论》阴阳概念运用浅谈 [J]. 河南中医，2004，24（7）：5-6.

[4] 刘庚祥，于恒 . 中医阴阳辨证方法的系统发展 [J]. 医学与哲学，1999，20（2）：40-41.

[5] 邝安堃 . 阴阳学说的研究 [J]. 医学研究通讯，1979（6）：9-10.

[6] 秦旭华，金沈锐 . 试论中医理论研究的核心和难点 [J]. 中医研究，2005，18（7）：1-2.

[7] 盛增秀，潘毓红，施红潮 . 中国百年百名中医临床家丛书•中医临床家•潘澄濂 [M]. 北京：中国中医药出版社，2003.

[8] 刘庚祥，于恒 . 中医阴阳辨证方法的系统发展 [J]. 医学与哲学，1999，20（2）：40-41.

[9] 秦伯未 . 秦伯未医文集 [M]. 北京：人民卫生出版社，1980.

[10] 靳琦 . 王琦"辨体－辨病－辨证诊疗模式"的理论要素与临床应用 [J]. 北京中医药大学学报，2006，29（1）：41-45.

[11] 朱文锋，黄惠勇 . 略论专科辨证与建立五官科辨证框架 [J]. 中国医药学报，1997，12（3）：4-6.

[12] 刘兰林，杨进，倪媛媛.构建外感热病辨证体系的探讨 [J].中华中医药杂志，2005，20（1）：20-22.

[13] 肖德馨.六经辨证纲要——关于统一六经、卫气营血、三焦辨证之我见 [J].北京中医学院学报，1981（3）：1.

[14] 朱文锋.创立统一额辨证方法和体系 [J].湖南中医药导报，2003，9（1）：7-10.

[15] 牟允方.再谈阴阳与寒热 [J].浙江中医学院学报，2002，26（2）：8-9.

[16] 日本·丹波元简.杂病广要 [M].北京：中医古籍出版社，2002.

[17] 周学海.读医随笔 [M].南京：江苏科学技术出版社，1983.

[18] 刘强，王维澎.名老中医医话 [M].重庆：科学文献出版社重庆分社，1985.

[19] 王顺道，任占利，杜梦华，等.中风病始发态证候发生与组合规律的临床研究 [J].中国医药学报，1996，11（3）：17-21.

（缪晓路　卢明　刘茂才　刘文琛）

第三章　脑出血的痰瘀类证辨识

　　无论是作为病因还是病理因素，痰和瘀在多种疾病的各阶段中，均有重要的作用和地位。对于痰瘀的证因证治，历代医家、著作多有应用和记载，对后世产生重要的影响。中风病作为临床一大病症和中医学四大难症之一，其发病体质、发生、发展、转机等与痰、瘀或（和）痰瘀均有密切的相关。因体质阴阳寒热属性有别，故痰瘀临床证候、类证特点等在中风病的不同时期（包括先兆期、急性期以及恢复期后等）也呈现痰瘀类证共性下的阴阳属性等区别。在应用痰瘀类证的前提下，其治疗处方也应根据其寒热阴阳类证属性的不同而选择相应的药物。

第一节　痰瘀证治沿革

　　"怪病多瘀""怪病多痰"，由于痰瘀证不仅是临床各科的常见病、多发病，又是导致很多疑难杂症、根结不化的致病因素，故历来为各家各派所重。中医痰瘀相关学说萌芽于先秦，发端于晋唐，兴盛于宋元，深化于明清，即至近代也仍不乏可观的进展。

一、《内经》时代

　　在《内经》中，对痰瘀相关的理论和治疗已有论述。《灵枢·痈疽》中说："津液和调，变化而赤为血。"在生理上阐明了津血同源的相互关系。而《灵枢·百病始生》曰："凝血蕴里而不散，津液涩渗，著而不去，而积皆成矣。"即论述了痰饮与瘀血在病理上的相关性。两者说明了津液与血瘀相互影响的生理病理过程。此外，《内经》中记载的去菀陈莝法，是痰瘀同治的具体应用法则之一，仍为后世相关治法的起源，可见痰瘀相关学说在《内经》中已初见端倪。

二、仲景时代

"痰饮""瘀血"的病名由东汉张仲景在《伤寒杂病论》中首先提出，且将痰瘀兼化之治辨证地运用于临证。如《金匮要略·胸痹心痛短气病脉证治》中论述了九首用于治疗胸痹的方剂，其中瓜蒌薤白白酒汤、瓜蒌薤白半夏汤和瓜蒌薤白桂枝汤三方被后世医家统称为"瓜蒌薤白剂"，并成为古今用于治疗胸痹的经典名方。其中虽未明确提出"痰瘀同治"一词，然其意已蕴含于方药之中。除此之外，张仲景还创立了大黄牡丹汤、鳖甲煎丸、桂枝茯苓丸、当归贝母苦参丸、大黄甘遂汤等痰瘀同治的方剂，至今更是广泛应用于临床，尤其在疑难杂症的治疗方面，发挥着重要作用。

三、隋唐时期

隋代巢元方在《诸病源候论》中，对痰病的病因病机及其发展、变化进行了全面、系统的论述。《诸病源候论·痰饮病诸候》中云："诸痰者，此由血脉壅塞，饮水积聚而不消散，故成痰也，或冷……故云诸痰。"既表明了血瘀可以成痰，又指出痰可生百病。唐代孙思邈《备急千金要方》《千金翼方》及王焘《外台秘要》，汇集、保存了东汉至唐代大量重要的医论、医方等内容，从中可窥见痰瘀同治之法已经被医家广泛应用。

四、宋金元时期

南宋陈言在《三因极一病证方论》中云："津液流润，营血之常，失常则为痰涎，咳嗽吐痰，气血已乱矣。"明确提出了津液与营血之间的联系，提出痰的产生乃气血逆乱所致。严用和在《济生方》中说"人之气道贵乎顺，顺则津液流通，决无痰饮之患。（若）调摄失宜，气道闭塞，水饮停于胸膈，结而成痰，其为病也，症状非一"，进而提出治痰"顺气为先"。两者从不同角度指出了气、血与津液之间的相互依存关系，同时强调气滞则血瘀，气病则饮停，血病则痰生，痰瘀必气滞的因果关系，提出治疗痰饮瘀血以调气为先的治疗大法。

朱丹溪对痰瘀证的病因病机已经有了深刻的认识。朱丹溪临床上非常重视气血相关的理论，认为"人之所以借以为生者，血与气也"；"气血冲和，万病不生，一有怫郁，诸病生焉"。痰瘀形成的原因，或因于气，或因于邪，或因于伤，寒、热、湿、痰诸邪均可导致痰瘀互结。朱丹溪从病机上首先提出了"痰夹瘀血，遂成窠囊"的观点，生理上"津血同源"，病理上"痰瘀同源"，任何病因引起的津液循行失常都可产生痰浊，痰阻血脉，脉道不利，遂成血瘀。《丹溪心法》中同时指出："百病中多有兼痰者，世所不知也。"根据朱丹溪的上述论述，后人在临床辨证论治时，要根据痰的病因、病性、病位不同，辨证求因，在治疗上根据痰邪的性质，分别应用温化寒痰、清热化痰、燥湿化痰、搜风祛痰、开结化痰、消导化痰等方法。

五、明清时期

至明清时期，诸多医家已经普遍认识到痰浊致病的问题，尤其在痰证病机与脏腑的关系以及治疗方面有了更为系统的论述。

张介宾在《景岳全书·杂证谟》云："五脏之病，虽俱能生痰，然无不由乎脾肾。盖脾主湿，湿动则为痰；肾主水，水泛亦为痰。故痰之化无不在脾，而痰之本无不在肾。"指出了脾肾为生痰之源，治疗上主张治痰求本，健脾补肾。此外，关于脾肾生痰的机制，张介宾认为："痰即人之津液，无非水谷之所化……而痰涎本皆血气，若化失其正，则脏腑病，津液败，而血气即成痰涎。"

龚廷贤对痰病之证论述十分丰富，而对痰血互结、血从痰化者，也常常治痰而兼活血行血。如治麻木用二陈汤合桃红四物汤加白芥子，并入竹沥、姜汁同服。如治瘿瘤创制消瘤五海散以化痰软坚、破血祛瘀。此外竹沥化痰丸、沉香化滞丸等，均化痰与祛瘀并举，实为痰瘀同治之良方。

清代名医叶天士将众多疑难、缠绵久愈之疾称为络病，首先提出"久病入络"学说，认为久病入络，须考虑痰瘀互结。在治疗上，善用虫类药物，以疏经剔络，疏通沉积之气血，涤荡凝痰败瘀血；且将痰瘀同治法广泛地应用于痛证、郁病、痹证、积聚、癥瘕等多种病证。叶天士的这些论述和实践，对后世痰瘀相关学说的发展进行了补充。

清代林珮琴对朱丹溪的"痰夹瘀血，遂成窠囊"及叶天士的"久病入络"之说十分认同。林氏十分重视标本缓急，对痰瘀为病紧急之患，则大刀阔斧，专主攻逐，如治痰夹死血，随气攻注，取控涎丹加桃仁、胡椒；治痰血蒙蔽心窍之癫狂，用白金丸等。

清代唐容川所著的《血证论》中云"血积既久，亦能化为痰水"，"瘀血流注，亦发肿胀者，乃血变成水之证"。进一步明确地提出瘀血、痰水相互胶结为害的病理机制。王孟英认为"痰饮者，本水谷之悍气"，若气滞则可致饮停，水饮留滞亦可致气阻，"气既阻痹"则血运行失常而"积以为瘀"，详细地阐述了痰、气、瘀的相互影响。

六、近现代

至近现代，很多医家对痰瘀证的治疗提出了更为具体的治则方药，积累了更丰富的临床经验。如张锡纯认为"痰之标在脾，痰之本源在肾"，强调辨治痰证应以调补脾肾为根本。丁甘仁对中风病与痰瘀的关系，有着全面深刻的论述，认为中风病的主要病因病机是因痰浊痹阻清窍、络脉不通，在中风病的治疗上要注重豁痰醒神，活血通络。冉雪峰认为胸痹心痛，辨证多为"痰热内阻，夹有瘀血"。现代国医大师及各大名家对痰瘀理论均有深刻的认识，并在临床各科中有丰富的应用经验，进一步拓展了痰瘀理论及实践的临床应用。周仲瑛十分重视痰瘀同病，认为在病变过程中痰、瘀常互为因果，致痰瘀互结，形成恶性循环；从而诊治疑难病，每从"怪症多痰，久病多瘀"着手，特别重视痰瘀同治。邓铁涛就提出了本虚标实、由痰致瘀、痰瘀相关的病机，认为痰是瘀的初级阶段，瘀是痰浊的进一步发展。朱良春则认为怪病由痰作祟，顽疾必兼痰和瘀，在治疗神经精神疾患时，主要抓住痰、瘀两端，提出"治痰要治血，血活则痰化"的观点。

总之，痰瘀学说的理论源于《内经》，形成于《伤寒杂病论》，分岭于金元时期，成熟于明清两代，其中病因学的认识是其发展的关键。近年来对痰瘀理论的病因病机学说有了更进一步的研究，在临床各科的病因病机、治法方药等各方面的认识逐步趋于统一和完善。

第二节　脑出血与痰瘀类证

近现代医家对中风病的病因病机有诸多认识，但其共识的病理因素为风、火、痰、瘀、虚，痰、瘀两大致病因素导致的痰瘀互结是大部分医家及临床工作者所认可的，也是主要病机关键即核心病机，而发病仍取决于人体正气的虚衰。脑出血急性期后，在病机演变过程中，随着正气的盛衰、邪气的消长以及各种治疗等的影响，其病情可出现多种转归，或由深出浅，或由轻渐重。其中病情加重者，病机多为风邪横逆，凝津成痰，血滞为瘀。此时不仅痰瘀不化，且又易生新的痰瘀，每每互相胶结、阻遏气血，变生诸症。因此，痰瘀互阻是脑出血急性期的主要病机。

一、中风与痰之病因证候

痰，中医学有狭义和广义两种含义，狭义的痰是指肺部渗出物和呼吸道的分泌物，或咳嗽而出，或恶心呕吐而出；广义的痰是指由于机体气机郁滞或阳气衰微，或情志失常导致津液不能正常运化，使水液停聚而缓慢形成，包括痰、饮、水、湿四种形态，是津液代谢异常、水湿停聚、津液不归正化的病理产物。痰的描述，最早见于《金匮要略·痰饮咳嗽病脉证并治》："膈上病痰，满喘咳吐。"痰饮合称，张仲景将痰列为四饮证之一。李中梓的《医宗必读·痰饮》明确提出"稠浊者为痰，清稀者为饮"，并详述痰病的形成和临床表现。隋唐至宋代，开始将痰独立病证为"痰证"。至清代，对于痰的理论进一步深入，"百病多由痰作祟""痰生百病"已成为众多医家之共识。

中风之病，多先有伏痰存在。古人每谓"肥人多中风"，肥人之所以多中风，多谓由于其素质气虚而多痰。然而，当今临床瘦人中风者，亦屡见不鲜。此等中风之人，亦往往有痰。因为中风之病，多以中年之后而发。《素问·阴阳应象大论》云："年四十而阴气自半也。"古代医家亦谓"年逾四旬，气衰之际"而"多有此疾"。因为年逾四旬之人，脏腑气血渐渐衰弱，元气逐渐不足，每致痰浊内生。如肺主布津液，肺气虚弱则水津通调输布失常，而停聚成痰；脾主运化水液，脾气虚弱，中阳不振，运化不力，则水湿不行，可化为痰；或久嗜酒肉肥甘多湿之品，则湿聚不化，也可化成痰；肾主蒸化水液，肾阳不足则蒸化无力，水气不化也可聚而上泛，演变为痰；或由于肾阴不足，或肝肾阴虚，而阴虚生热，或肝郁化火，火热上炎，火热不仅可以生风、伤阴动血，而且可炼熬津液而至生痰的病变，等等。《丹溪心法》指出："痰之为物，随气升降，无处不到。"其在肺者可随咳嗽而咯出；其阻塞喉间气道，则见痰声辘辘；在胃者，可随呕吐而出；在肠者，可因药物攻下随大便而排出；在某些肌体浅表部位者，可因局部有肿块硬结而扪及，这种痰有形可见而易知。然而其在脑髓脉络或其他深在部位者，则伏而不见，并在一定情况下可以不显现痰的证候，故可称之为伏痰。而与中风关系比较直接的，乃潜伏于脑髓脉络之伏痰，这种痰发展到一定程度，并在某种因素的激发下，即可构成中风证候。

中风病发多因平素脏腑气血亏虚，或阴阳失去平衡，加上某些诱因而发，致风、火、痰、虚、瘀等因素有侧重地交错为患，而形成中风各证。然单纯风、火或虚，虽可致昏仆，但尚难构成比较持续性的半身不遂各证，持续性的半身不遂诸证的形成，尚需痰或瘀等有形物质因素参与病理过程，才能形成。有如风火相煽成风阳牵动伏痰，窜扰神明，蒙蔽清窍，则神志不清，流窜脉络，闭阻脉道，则肢体瘫痪、口眼歪斜等，故痰为重要因素之一。

当今之中风，乃以突然昏仆不省人事，或口眼歪斜、语言不利、半身不遂为主症，以证候立病名。病人卒中暴厥神志不清，多见有呕吐痰涎或喉间有痰声，其有痰显见。《证治要诀》云："中风之证，卒然晕倒，昏不知人……皆痰也。"《景岳全书》云："此正时人所谓卒倒暴仆之中风，亦即痰火上壅之中风。"一般来说，病情愈重，或不省人事时间愈长，其喉间痰鸣等可见之痰证愈多，但这种阻塞喉间气道之痰，多属新生之痰，为病之标；而蒙蔽清窍或闭阻脉络之痰多属伏痰被引动而作，这种伏痰所致之痰证，可加重气血运行障碍，从而又可促进新生之痰的产生，甚至造成恶性循环。但临床更多的中风病者，只有短暂的不同程度的眩晕作闷，随后呈现持续的语言不利、口眼歪斜、半身不遂，而无昏仆不省人事，无呕吐痰涎，无喉间痰鸣，此等中风貌似无痰，但从其素质、发病年龄、病机皆可责之为有痰，况且临床所见。这类病者往往有痰的其他辅证存在：如舌苔厚腻，或舌边有齿印，脉象弦滑，或眩晕作闷，或有脾虚失运的其他病症存在，或平素嗜好膏粱厚味，等等。故《丹溪心法》云："半身不遂，大率多痰。"明代陈文治在《诸证提纲》中亦指出："若左瘫右痪，乃气血虚而痰邪流注也。"所以不论有无昏仆，有无痰声，其有痰者仍占多数。

二、出血中风与瘀血

瘀的含义最为广泛，东汉许慎即指出"瘀，积血也"，泛指血液运行不畅、停滞不行、留着瘀积于局部的病变特点。不仅包括血液病变，还涉及血管病变，以及各种病理产物的综合性病变。瘀包括血瘀和瘀血，血瘀指的是血液循行迟缓、血流不畅及局部不通的一种状态；瘀血则是指导致疾病产生的一种病理产物。《诸病源候论·落床损瘀候》指出："血之在身，随气而行，常无停积。若因堕落损伤，即血行失度，随伤损之处即停积。若流入腹内，亦积聚不散，皆成瘀血。"这指出了外伤导致的血行不畅而形成瘀血。但是，在疾病发生、发展过程中，两者又常相互影响互为病因。两者都是人体内血液运行不畅和离经之血着而不去的病理产物。

中风病多发生于中老年人，在气血内虚、脏腑阴阳偏盛的基础上，遇有劳倦内伤、忧思恼怒、嗜食厚味、烟酒等诱因，进而引起脏腑阴阳气血错乱，直冲犯脑，痹阻脑脉，或血溢脉外，形成清窍失宣而见神昏、口舌歪斜、不语或言语謇涩、偏身麻木不遂诸候。其具体发病为在气血内虚、脏腑阴阳偏盛的基础上，如情绪过急、用力过猛，从而引起"身中阳气之变动"，阴阳错乱，失去平衡而出现气血逆乱，"致血之与气并走于上""血菀于上"的病理变化，气血上逆，脑脉血液盛极，充而再充，致迫血妄行；或气不摄血而见络破血溢，瘀积脑髓，形成出血中风之证候；而缺血中风，本已气血内虚，又积损正衰，或他病缠身致气虚气滞，血行无力或脉道不畅，致气滞血瘀，气虚血瘀导致脑脉瘀滞不通而见诸症。至于混合性中风，在活动状态下起病者，多为阳气上逆，血之与气并走于上，血随气逆，直冲犯脑，致"满脉去形"血溢脉外之出血中风之候；并由于中风病发随即因情志之抑郁而气滞血瘀，或由于血溢脉外致脑脉周流不畅，产生新的瘀证而相继出现缺血中风之候。血气上逆或未致"满脉去形"之境，却由于气血逆上而血瘀于上，脑脉充盈而郁积不散，气结血凝，脑脉痹阻，出现缺血中风之候；随之因中风病发而惊恐，情志变动，加重气血之搏击，从而相继出现出血中风之候。同时，由于平素脑脉中痰瘀郁积内蕴和滞阻脉络程度之差异，以及各脑脉间受上逆之气搏击程度的不同，因而在同一次气血上逆过程中，便可同时有出血与缺血之可能。在安静状态下起病者，多为气虚而不能统血或气滞而血瘀，脉络痹阻，出现缺血中风；然瘀又可致出血，瘀血阻塞脉络，壅塞气道使血不循经而外溢脉外，致出血中风；或缺血中风病发后，由于情志变化，激发身中之阳气变动，引发气血上逆，直冲犯脑，相继出现出血中风。

对于中风的发病机制在于气血病变的认识，《素问·生气通天论》曰："阳气者，大怒则形气绝，而血菀于上，使人薄厥。"《素问·调经论》："血之与气并走于上，则为大厥，厥则暴死，气复反则生，不反则死。"当时已认识到血气的异常变化导致中风的发生，尚无对瘀血中风的明确论述。到了宋、金、元、明时期，随着实践的不断深入，一些医家对中风病机提出了创新认识。如刘河间明确提出中风的病机："人卒中则气血不通，而偏枯也。"此包含了对血瘀在中风发病过程中所起作用的认识。《丹溪心法·中风》曰："中风……半身不遂，大率多痰，在左属死血瘀血，在右属痰有热，并气虚。"明确了血瘀在中风病发病中的这一要素，把它们视为导致中风的两种独立因素。

至清代王清任即对中风病以"元气亏损，瘀血阻滞"立论，创补阳还五汤，可以说是对中风病的瘀血理论及活血化瘀法治疗中风之经典方论，自此逐渐发展形成了活血化瘀学术流派。随着西学东渐，近代医家张锡纯、张伯龙、张山雷等人均不同程度地丰富、论证和发展了血瘀和出血中风发病的关系。20世纪80年代以来，许多学者根据微观辨证和中医理论，认为脑出血即出血中风，亦属中医"血证"范畴，病机上"离经之血便是瘀"，瘀血阻滞是出血中风急性期最基本的病机，是治疗的关键所在。2011年，基于国家中医药管理局中医药标准化专题的《脑出血中医诊疗指南》发表，指出"瘀证"贯穿于脑出血的始终，而各分型的治法中，虽未明列"活血化瘀"等相关词条，但在方药应用及加减中大多使用了活血化瘀之类，并选择了具有活血化瘀功效的中成药注射剂，也是对"瘀证"贯穿于脑出血始终的呼应。

三、出血中风与痰瘀类证

（一）中风发病与痰瘀

痰瘀理论学说源于中医学的津血同源理论，痰和瘀是两种不同物质和致病因素，痰是人体津液不化或水液代谢失常而形成的病理产物，瘀是人体血行不畅、污秽之血或离经之血着而不去的病理表现。但刘茂才认为，"痰瘀同源""痰瘀同病""痰瘀互患"古有渊源，且有实际的临床意义。前已论述瘀、痰在中风发病中的机理，其实，痰瘀共患，在中风的发病始终存在，二者可共患，亦可转化，由瘀转化为痰，即瘀血转化为痰水；而痰转化为瘀，即痰阻而致血瘀，终致痰瘀互阻，脑髓脉络不通畅之病变。故《明医杂著》指出"所以古人论中风偏枯、麻木、酸痛、不举诸症，以血虚、死血、痰饮为言"，"此血病、痰病为本"，"用血药而无行痰、开经络、达肌表之药以佐之，血药属阴，性颇凝滞，焉能流通经络、驱逐病邪以成功也"。《血证论》记载："古称妇人错经而肿者，为水化为血。"津液代谢紊乱，痰浊内生，而阻滞经络气血，此谓因痰致瘀。巢元方有云："诸痰者，此由血脉壅塞，饮水积聚而不消散，故成痰也。"血行不畅，阻滞脉络，致气机不利，无权推动津液正常运化，郁而生痰，此谓因瘀致痰。

中风的病位在脑，与肝、心、脾、肾等有关，痰瘀是中风发病的基础。脏腑功能失常，或感受外邪，致内生痰瘀，阻塞脑脉，而发中风。平日喜食肥甘，伤及脾胃，运化失职，则内生痰浊，痰阻血瘀；或情志不疏，肝郁气滞，气升降出入不畅，则津液、血脉不通，滞而不行，化为痰瘀；或肝阳上亢，化风化火，阳盛则热，炼灼津血，生痰致瘀；或年老体虚，内伤劳倦，气血虚弱，津液耗损，气血津液不足，痰瘀内生。因此，痰瘀是中风的主要致病因素，中风已发，又可复生痰浊，痰瘀始终贯穿于中风的整个病程。

脑部血管阻塞或破裂出血，导致脑血液循环障碍，不论是局部还是全脑，不论是出血还是梗死，基本病理变化都是脑组织的缺氧和缺血。

这种缺氧和缺血，急性期必然产生局部或全部的组织水肿，甚至导致颅内压增高，这在某种意义上，可视为痰瘀交结之佐证，是关键所在。脑出血之脑脉破裂，血溢于脉外而蓄积于脑髓脉络清窍之间，势必壅塞气道，痹阻脉络，此亦必然产生新的瘀证。正如《秦氏同门集》云："苟一旦血液不循常经，势必凝结成瘀，以阻其余血液之流动。"《血证论》亦云："既是离经之血，虽清血鲜血，亦是瘀血。"混合性中风病发，脑脉痹阻或血溢脑脉之外，致清阳之气不得舒展，气血不得流通，津液气血不循常道，津血渗泄为痰为饮（脑水肿）。正如《景岳全书》指出："而津凝血败，皆化为痰耳。"所以痰瘀互结是中风病发后的主要矛盾之一，是关键所在。

刘茂才等结合多年临床经验指出，痰、瘀单独致病者较少，临床上往往以痰浊、血瘀互为病因，相互转化，协同致病。因此，在中风临床中每将祛瘀涤痰通络作为中风治则之一。

（二）中风病痰瘀证候之寒热阴阳

八纲辨证，即是辨病证之阴阳、寒热、虚实、表里。我们在辨识出血中风时，常以八纲辨证为原则，辨痰瘀的性质以指导治疗。刘茂才认为，阴阳乃八纲辨证之总纲，其余六纲都可囊括于阴阳之中。所以刘茂才常说，凡治病必先分阴阳，疾病的病因、病变性质、临床表现等，都可归于阴或阳的范畴。正如张景岳有云："凡治病施治，必须先审阴阳，乃为医道之纲领。"这指出阴阳辨证是辨证论治的基本。

通常意义下，寒属阴，热属阳，虚属阴，实属阳，里属阴，表属阳。疾病的病因、证候往往错综复杂，临床表现各异，阴阳辨证时不可拘泥于简单意义的寒热、虚实、表里的笼统概念，在辨证和辨病时应取其侧重点。疾病的阴阳属性最早应在其寒热变化中体现，因此辨证辨病时应首察病候之寒热，有热或将有化热之象者属阳，无热及无化热之象者属阴，此即为"寒者为阴，热者为阳"之谓。痰瘀既是出血中风的致病因素，又为其病理产物。在临床上治疗出血中风时，由于病人体质以及致病因素的不同，痰瘀常可出现寒热的转化，因此在防治出血中风时，以有无痰瘀证候的热化或寒化来辨别病变的阴阳属性。

痰瘀即成，或劳伤久病，素体虚衰，气血津液俱衰；或内有积热，暗耗津血；或有顽痰积瘀，久而化火，耗伤津液；或肝阳偏亢，动风化火，气阴两伤；或痰瘀已成，初有伤阴耗气之象；以上诸证可致气虚、阴虚或血虚等证。《证治准绳》有言："若夫饮食劳倦，为内伤元气，此则真阳下陷，内生虚热……内伤真阴，阴血既伤，则阳气偏胜，而变为火矣。"《明医杂著》则谓："阴血虚，阳无所依，而浮散于外，故多发热。"在痰浊的基础上，兼有气血津液亏虚，虚而生热，则进一步出现痰瘀的热化甚至火化，此为痰瘀之阳证。临床表现除偏身运动障碍，肢体感觉异常，神志昏蒙，言语不利或失语，口舌歪斜等主症外，还可表现出气虚、血虚证候，如面色苍白、气短无力、自汗出，或表现出阴虚证候，如手足心热、咽干口燥、舌红少苔，或表现为阳亢化热化风证候，如烦躁易怒、肢体强急、口中痰多而黏，或表现为痰瘀化火证候，如神志昏迷、呼吸气粗、痰或痰多、腹胀便干便秘。总之，痰瘀阳类证者，病性属"热"，临床表现以热象为主，除舌脉以外，其具有代表性临床表现为大便干或大便几日未解。

在体内痰浊即成的病理基础上，或久病脾胃虚弱，使脾之运化及胃之受纳功能受损，则水谷精微不能正常被人体吸收。正常情况下，食物经过胃肠道腐熟后，其营养物质即水谷精微被小肠所吸收，食物残渣和部分水液通过大肠和膀胱排出体外，这就是脾胃的分清泌浊功能。脾胃虚弱，失于运化，则清浊不分，水谷精微不能被机体吸收而上归于脾，水液不下而化为湿。或痰瘀已成，复受寒湿之邪，则痰瘀趋于湿化、寒化。或痰瘀初成，而尚未见痰瘀化热化火之象。以上皆为痰瘀之阴类证。临床表现除中风病以上主症外，还可表现出寒湿证候如神志昏蒙、喉中痰鸣、全身湿冷、二便自遗，或表现为痰瘀初起未见化热之象证候如口中痰多、黏而不易咳出、舌质淡暗、舌苔薄白或白腻、脉象弦滑。痰瘀阴类证者，病性属"寒湿"，临床表现以痰湿为主，而无热象，其具有代表性的临床表现为大便溏泻、大便软或大便量多。

（三）中风病各期与痰瘀证候

1. 中风先兆期：中风先兆的病证论述可散见于各古医集，早在《素问·调经论》中即有记载："形有余则腹胀，泾溲不利。不足则四肢不用，血气未并，五脏安定，肌肉蠕动，命曰微风。"金代刘完素《素问病机气宜保命集》中也提到："故中风者，俱有先兆之证。凡人如初觉大拇指及次指麻木不仁，或手足不用，或肌肉蠕动者，三年内必有大风之至。"元代罗天益《卫生宝鉴》谓："凡人初觉大指次指麻木不仁或不用者，三年内必有中风之疾也。"《症因脉治》曰："一年半载，又复举发，三四发作，其病渐重。"《景岳全书·杂证谟·眩运》曰："至于中年之外，多见眩仆卒倒等证，亦人所常有之事……卒倒而不醒者，人必谓之中风中痰。不知忽止者，以气血未败，故旋见而旋止，即小中风也。"以上种种描述，提出了中风先兆证部分临床表现、病因病机及病名等。而较为详尽的论述，则见于清代沈金鳌《杂病源流犀烛·中风》，其曰："又有小中，小中者何？其风之中人，不至如脏腑血脉之甚，止及手足者是也。"《杂病源流犀烛》又云："若风病既愈，而根株未能悉拔，隔一二年，或数年，必再发，发则必加重。"这些论述不仅描述了中风先兆的病证特点，同时说明了中风先兆证是中风的信号，指明了中风先兆证的预后。

中风病的发病与年龄、体质、饮食、情志劳逸、遗传等因素有关，上述因素相互作用导致阴阳气血失调，气血运行一过性逆乱，正虚与火、风、痰、瘀相互夹杂为患，风动夹痰浊、瘀血上扰清窍，脑络运行障碍，甚则横窜经遂，表现为眩晕欲仆、肢麻、偏身瘫软等症状。此时人体的正气充旺尚可抗邪，机体功能尚能恢复，故在临床上表现为中风先兆证的症状。如果病因不除，脏腑功能紊乱至极，风动持续，风夹痰浊、瘀血愈来愈重，则可上蒙清窍，横窜经遂，邪气久留不去，则发为中风。

2. 中风病急性期：中风病多起病急骤，来势凶险；病因病机复杂，病程漫长，疾病的整个发展过程可以根据病程长短分为急性期、恢复期、后遗症期三期。急性期多为发病前2周，而病情严重者可以延长至1月，其间病症多发展迅速，起病的前3～5天可见症状逐渐加重，此期的病机以标实为主，风、火、痰、瘀错综复杂，乘阳明脉络空虚侵袭而入，表现为猝然昏仆，肢体偏枯，口舌歪斜。若邪气亢盛，闭阻神窍，发为昏不知人，双侧瞳孔大小不等，项强或抽搐，呃逆频繁等，辨证属中脏腑之证，病情危重，若不及时抢救往往会出现生命危险。临证治疗时，刘茂才强调需与辨证施治相结合，根据患者的主要症状表现及体征，审清标本缓急，而采用相应的救治原则。

首先，从出血中风发病的因素看，老年人气血亏虚正气不足，为中风病的发病打下了基础。七情之肝郁化火，炼津成痰，饮食不节，痰热内生，若中虚生痰再有外邪相加就可以造成气血逆乱，阴阳不相维系而发中风，可见其主要病理基础是年老体虚及痰瘀阻滞。

其次，从发病年龄和体质看，中风多在中年以后而发病，究其原因不外乎年老所致脏腑气血衰败，容易生痰生瘀；或由肝肾阴虚、精血不足，导致肝阳亢盛、肝风内动；这两方面因素相加，在外界诱因作用下气血逆乱而中风。随着人们生活水平的提高，饮食结构也发生了改变，现代社会中营养过剩的"肥贵人"越来越多。临床观察也发现中风病患者以体质肥胖者多见，原因是平素饮食不节，多食肥甘厚腻而致使脾胃运化失司，水液停聚为痰。痰既是病理产物又是新的病因，可以使经络阻滞，血行不畅，筋骨肌肉失养，故发生半身偏枯诸候。

最后，从痰、瘀相互作用看，痰本于津，瘀本于血，津血在生理上同源，痰瘀在病理上相关，两者常相互转化，相兼为病。痰浊产生后可以上蒙清窍而发失语、神志不清等症，也可阻塞经络而导致口眼歪斜、半身不遂。瘀血既是病理产物也是新的病因，瘀血阻络，导致经脉痹阻，同时又可妨害新血生成使机体失去濡养。津血同源可以濡养机体，而当津液化为痰，血液化为瘀，又可相互转化，痰瘀同源，痰浊凝结可致瘀血，瘀血停留气机不畅可生痰湿，使经脉痹阻，筋失所养而发病。

可见痰和瘀是中风病贯穿始终的致病因素，其急性期病机转化决定于病理产物等邪气与人体正气的消长，正气内虚，无力抗邪，痰瘀等实邪交互作用，鼓荡气血，逆气上冲，血随气涌，上犯于脑，堵塞神明出入之路，造成神机受损，神气伏匿不出而为患。急性期中风患者以标实为主，对于痰饮瘀血所致病机，应用涤痰祛瘀是至关重要的。

3. 中风病恢复期及后遗症期：中风恢复期为发病 2 周，或 1 个月后到半年内，其主要病机为虚实夹杂，气血亏虚为本虚之要，痰瘀阻络乃标实的关键。该类患者病机主要以本虚为主，兼以标实。所谓本虚，即元气耗损，气血不足，肝肾阴精亏虚。气血不足，肝肾阴精亏虚则脑脉失养，髓海空虚，肢体功能活动障碍。脑髓之盈虚，与肢体功能、耳目聪明及一切精神活动有关。《素问·灵兰秘典论》："肾者，作强之官，伎巧出焉。"《素问·阴阳应象大论》："肾生骨髓。"《灵枢·海论》："髓海有余，则轻劲多力，自过其度；髓海不足，则脑转耳鸣，胫酸眩冒，目无所见，懈怠安卧。"《素问·经脉别论》："食气入胃，散精于肝，淫气于筋。"肝血不足，筋脉失养则肢体动作笨拙，活动不灵，其则筋挛拘急。所谓标实，即痰浊、瘀血阻滞脑窍脉络，而痰浊瘀血又为正气亏虚所致，"气行则血行"，气虚则运血无力，血流不畅而成瘀，水液不化而成痰。因此，根据"急则治标，缓则治本"治疗原则，又根据"肾主骨，生髓，诸髓皆属于脑"的理论，结合当今中风之病，其病在脑，瘫痪诸证为痰瘀痹阻脑脉所致。出血中风恢复期的治疗，在活血、化痰治标实之证方面，应根据个体体质的不同，予以对应的扶正补虚治疗。

中风病后遗症期是指经过急性期的危急重症，病情逐渐趋于平稳，患者意识逐渐恢复，神智渐清，痰火渐平，尚可进食，但仍伴有半身不遂、活动不利、口眼歪斜、言语失调等遗留症状。其病变过程为气顺痰消、瘀去新生，但遗留症状的关键问题是仍有痰瘀留于脉络之中，阻滞气血流通。因此，此阶段必须重视活血化痰，同时还需注意久瘀必虚、久痰必滞的原理，结合补益气血、滋养肝肾、调和脾胃的方法，这样才有助于机体恢复至阴阳平和的状态。

（四）中风病之痰瘀临床类证

痰瘀在中风病中的重要因素和发病作用，受到现代大多脑病专家的重视和认同。王永炎院士认为：痰瘀二证贯穿中风病的整个过程，痰瘀互阻是中风急症的主要病机。他进一步结合西医学对中风疾病发病机制的研究，提出了新的"毒损脑络"学说，认为中风发病是由于毒邪损伤脑络，脉络破损，血液瘀阻，或脉络拘挛疾闭，气血渗漏失常，导致脑神失养，神机失用，神明失主，形成神昏厥闭、半身不遂的状态。大量的临床资料表明，痰证、瘀证在中风发病中占有重要地位，是中风病急性期的主要病因病机之一。"中风病证候学与临床诊断的研究"科研协作组通过 1085 例中风病患者的研究资料表明，痰瘀二证几乎贯穿整个病程，始终占有很高的比例和动态证候的符合率（痰证 89.24%，瘀证 84.48%），成为中风病机的主线；痰湿证在发病 3 天后其均值和发生率均占第 1 位，认为痰湿是中风病急性期的主要病因病机，痰湿证候贯穿整个急性期，是辨证论治的关键；而血瘀证是中风病的基本证候之一，病程对血瘀证的影响不如其他证候明显。我们早期 221 例中风病（出血中风 67 例，缺血中风 154 例）证候研究显示，当中风诸证组合时，痰、瘀证是最基本的证候，认为在中风急性期辨证上应设置痰瘀互结证等类证。

中风病发生，乃因痰瘀互结，蕴久化热，热极则化火生风，风火相煽，则耗伤气血，造成气血逆乱，或阻滞脉络，气血运行受阻；或损伤脑脉，血溢脉外，而成中风。我们在中风病各期证候分析中发现，1418例中风病（其中出血中风455例，中脏腑221例、中经络234例，急性期321例，恢复期120例，后遗症期14例）中，痰瘀贯穿疾病（急性期、恢复期、后遗症期）始终；急性期血瘀证537例（73.9%），痰证514例（70.7%），痰瘀并见483例（66.4%）；恢复期血瘀证343例（82.7%），痰证323例（77.8%），痰瘀并见285例（68.7%）；后遗症期血瘀证205例（74.3%），痰证178例（64.5%），痰瘀并见169例（61.2%）。由此可见，血瘀证和痰证在中风患者证候分布中占有重要地位，是脑出血的两大主要病理因素；瘀血证和痰证常相兼为患，痰瘀互结是脑出血的基本病机，并贯穿疾病的始终，脑出血的治疗应重视痰瘀同治，可取得较好的临床疗效。

因此，气血失调、痰瘀为患是脑出血的主要矛盾之一，是病机关键所在，痰瘀共患是脑出血的常见病机及证候。痰、瘀在中风病的基础、发生、发展、后遗阶段都起着重要的作用。因此，在中风病的各个阶段的治疗，均需要重视痰瘀之治。

第三节　痰瘀同治及其经验方药

脑出血的发生及病机转变，均与痰瘀有密切的关系，在不同的阶段也有着主次轻重的不同表现，在痰瘀类证及其痰瘀同治的指导下，各阶段均重视治痰、治瘀和痰瘀同治，进行针对性立法及处方。

一、脑出血的痰瘀同治

中风治痰，虽有所论，但历来对于卒中见昏仆、不省人事、痰声辘辘提及治痰者多，而对无明显痰声，尤其是对于卒中之后遗留半身不遂等症重视治痰者少，更有《景岳全书》谓"凡形证已定而痰气不甚，则万勿治痰"，治痰与否，使人狐疑不决。中风昏仆不省人事、痰声辘辘，固然要治痰，无明显痰声，或遗留之半身不遂诸证，亦同样要重视治痰。《景岳全书》谓："此所以痰必因病而生，非病之因痰而致也。故《内经》之不言痰者，正以痰非病之本，乃病之标耳。"诚然，痰必因病而生，然痰又是致病因素之一。痰是一种病理产物，由外感或内伤作用于机体，致使脏腑气血等功能失常而影响津液的正常敷布而产生。但痰产生之后，可随气流行，外而筋骨，内而脏腑，上下左右无处不到，影响机体脏腑气机的升降和气血的运行，又总是作为一种致病因素与原始病因或其他因素共同参与机体病理过程，而形成各种各样痰的病变。有如痰迷心窍而神志不清，痰浊中阻而眩晕呕吐，闭阻清窍脑络而语言不利、肢体瘫痪等，此等证候之痰，乃作为致病因素之一而参与病理过程。古人见有中风先兆之证，便告诫屏除膏粱厚味，时服搜风顺气涤痰之品，以防中风暴病，显然把痰作为一个中风的致病因素来看待。

对于出血中风患者，有痰除痰，无痰防止内痰的形成。从病者的素质与发病年龄看，出血中风之病，多先有伏痰存在，出血中风之脑血液循环障碍，导致缺氧和缺血，产生脑水肿，甚或颅内高压，在某种意义上，可视为痰瘀交结之佐证。出血中风中脏腑闭证病发，血溢脑脉之外，致清阳之气不得舒展，气血不得流通，津液气血不循常道，津血渗泄为痰为饮（脑水肿）。正如《景岳全书》指出："何痰之有？惟是元阳亏损，神机耗败，则水中无气，而津凝血败，皆化为痰耳。"痰阻气道与痰阻脉络之治法不同，治痰之法，治标治本，可视病情而定。痰阻气道，喉间痰鸣，可降气除痰，以治其标；若久而不愈，或体质素虚，则可针对其生痰之因而治其本，抑或标本兼治。但痰阻脉络而闭塞脉道者，需直攻其痰，脉道始得畅通，气血才能流通，半身不遂才能得到恢复。这有如瘀血闭阻脉道，其瘀不去，脉道不通一样，此乃"闭者决之"之意。其体质虚弱者可加扶正之品，但闭阻脉道之痰必须攻之、疏导之。有如《明医杂著》指出："若中风偏枯麻木证之痰，必用南星、半夏也。"

出血中风急性期治疗的关键在于能解除血肿对周围组织的压迫效应，缓和以致消除血肿周围的不能代偿的组织水肿，改善神经组织的缺血、缺氧及坏死状况。活血化瘀是祛除瘀血流通血脉的方法，可改善血液循环，有止血和促进溢血的吸收，消肿、消炎，改善神经营养的作用等。脑出血之证，所溢于脉外之血，已不能复返故道，以及由此而引起的气血郁滞（脑组织之充血、水肿等），须通过祛瘀活血加之疏导，使其消散与吸收，从而使脑脉流通，清阳之气舒展，达到祛瘀生新的目的。唐宗川指出："既有瘀血，便有瘀血之证。"部分活血化瘀药物具有活血止血双向调节作用，而大多脑出血并非由于出凝血机制障碍所致。脑出血病发后，只要上逆之气复返，气复平顺而不上逆，并无明显出血倾向，就可以即时用活血化瘀治疗，以促进脑的血液循环，恢复各项功能，提高疗效。急性脑出血用活血化瘀治疗，在医学界一直担心会加重出血，或引起再出血，而心有余悸，因而往往将脑出血作为活血化瘀的禁区。近十多年来，运用活血化瘀治疗急性脑出血，从临床疗效、各项理化检查，乃至动物实验疗效机制的探讨等各方面资料看，初步显示了活血化瘀治疗急性脑出血的可行性、安全性和有效性。

脑出血急性期，痰瘀为患、痰瘀互阻清窍的主要病机越来越受到人们的重视。脑出血用活血化瘀的禁区正在被突破，活血化瘀疗法正在成为脑出血新的有效治疗措施。研究表明，活血化瘀可抗脑水肿、加速血肿吸收，对保护脑组织、恢复神经功能有积极作用，我们在"毛冬青甲素治疗高血压急性脑出血的临床与实验研究"也证实了这点。多数临床报道也比较满意，但是对较大量的脑出血该治法方药目前尚不能迅速解除血肿占位效应，因而疗效受到影响。

正如上述，中风多瘀，其有瘀者，缺血中风脉络闭塞，气血不通，故而有瘀；出血中风，乃属血证，血证则往往有瘀，如唐容川《血证论》指出："然既是离经之血，虽清血鲜血，亦是瘀血。"《丹溪心法》亦指出"中风大率主血虚有痰"，"半身不遂，大率多痰，在左属死血瘀血，在右属痰有热，并气虚"，以左右分痰和瘀，虽无意义，但其已指出半身不遂与痰、瘀有关。故《明医杂著》指出"所以古人论中风偏枯、麻木、酸痛、不举诸症，以血虚、死血、痰饮为言"，"是血病、痰病为本"。而混合性中风痰瘀阻滞脑脉是其主要病理基础，痰瘀交结是急性期的主要矛盾。早期根据不同证型，在辨证基础上涤痰常选用胆南星、牛黄粉、天竺黄、海藻、石菖蒲等，祛瘀则常选用水蛭、三七、土鳖虫、毛冬青、丹参、益母草等。恢复期之后的治疗，根据"肾主骨，生髓，诸髓皆属于脑"的理论，结合当今中风之病"其病在脑，瘫痪诸证乃为痰瘀痹阻脑脉"所致，在活血、化痰治标实之证，应根据个体体质的不同，予以对应的扶正补虚治疗。后遗症期关键在于仍有痰瘀留于脉络之中，阻滞气血流通，此阶段必须重视活血化痰，同时还需注意久瘀必虚、久痰必滞的原理，结合补益气血、滋养肝肾、调和脾胃的方法，这样才有助于机体恢复至阴阳平和的状态。

因此，无论痰瘀交结之出血中风危急重症，还是出血中风之后痰瘀阻络之半身不遂、言语不利、头晕头痛等，根据证候的夹杂，随证立法，辨证辨病用之。同时，要清除脉络、清窍中之痰和瘀，除给予祛瘀涤痰外，尚须辅之通窍之品作为基本治则之一。正如《明医杂著》指出："用血药而无行痰、开经络、达肌表之药以佐之，焉能流通经络，驱逐病邪以成功也，故古人以乌头为半身不遂行经络者此也。"此即《内经》"佐以所利，和以所宜"之意。窍隧开，血流推荡之，则痰、瘀易去，脉络得以调和，诸症消除。所以，刘茂才在临床治疗出血中风，往往注意选用具有开窍或通络之品，如石菖蒲、细辛、蜈蚣、川芎、地龙之类，临床收到较好疗效。

二、中风病临床经验方药

经过多年的临床经验积累，根据中风病痰瘀贯穿始终及痰瘀同治的临床思维，逐步形成多种经验方药诊治中风病，包括益脑康胶囊、益脑脉胶囊、通腑醒神胶囊、复方北芪口服液等，在包括多中心临床试验的各种临床应用中，均取得良好的效果。

益脑康胶囊，原名脑脉Ⅰ号口服液/胶囊，方药由黄芪、川芎、法半夏等组成，功能益气活血、涤痰通络，主治气虚痰瘀、痹阻脉络之阴类证，如中风、语言不利、肢体麻木、瘫痪、头晕、头痛等。

益脑脉胶囊，原名脑脉Ⅱ号口服液/胶囊，方药由人工牛黄粉、水牛角、虎杖、益母草等组成，功能清肝息风、涤痰活血，主治风火或痰热上扰清窍之阳类证，症见昏仆、肢体偏瘫、麻木、语言不利以及头晕、头痛、痰涎壅盛等。

益脑健胶囊，原名脑脉Ⅲ号口服液/胶囊，方药由黄芪、川芎、天麻、石菖蒲等组成，功能益气活血、息风涤痰、活血通络，主治气滞血瘀、风痰上扰之中风、肢体麻痹、歪僻不遂等。

通腑醒神胶囊，方药由番泻叶、人工牛黄粉、瓜蒌仁等组成，功能通腑泻下、涤痰活血、醒神开窍，主治中风病各期，见痰邪瘀热积滞以及腑气不通之证。

复方北芪口服液，方药由黄芪、何首乌、龟甲胶等组成，功能补气血、益肝肾为主，以达到祛瘀涤痰通脉、强壮脑髓之目的，主治中风恢复 / 后遗症期，证属气血亏虚、肝肾不足，兼痰瘀阻络之证者。

（卢明　翁銮坤　刘文琛　刘茂才）

第四章 脑出血的类证同治

脑出血作为中风病的主要病证之一，其临床病机复杂，通过大量的临床研究发现，其病机在动态变化基础上，呈现一定的临床共性规律。我们在传统中风病辨证论治的基础上，通过对脑出血病机证候的分析，以阴阳类证辨治为纲、痰瘀同治贯穿的类证同治方法，辨治脑出血，总结出清热、平肝、破瘀、涤痰、通腑、醒神、益气（温阳）、通脉等相应的同病类证治法原则，指导脑出血临床类证辨治。对于有手术适应证的脑出血病证，也提出其围手术期的相应类证诊治方法。

第一节 临床病证同治异治方法

中医学的发展必然使得临床辨治方法得到充实和丰富，而作为中医学精华之一的辨证论治，是诸多临床方法中应用最广泛的一项。后世医家及广大临床工作者在辨证论治的基础上，根据临床病证的内在共质联系及异质性，扩充了"同病异治"及"异病同治"的应用，而近来随着对病证本质认识的深入，"类证同治"的概念和内容被提出并得到研究和应用。

一、辨证施治

辨证施治，又称辨证论治，是中医鲜明的临床特点，也是其认识疾病和治疗疾病的基本原则。证，是机体在疾病发展过程中的某一阶段的病理概括，它包括了病变的部位、八纲性质以及邪正关系，反映出疾病发展过程中某一阶段的病理变化的本质。辨证，就是把望诊、闻诊、问诊、切诊中医四诊所收集的资料、症状和体征，通过分析、综合，单一或综合应用各种不同的辨证方法，辨清疾病的病因、性质、部位以及邪正之间的关系，最终概括、判断为某种性质的证。论治就是根据辨证的结果，确定相应的治疗方法。可见，辨证是决定治疗的前提和依据，而论治是治疗疾病的手段和方法。

目前临床常用的辨证方法大概有：八纲辨证、六经辨证、气血津液辨证、经络辨证、脏腑辨证、卫气营血辨证、三焦辨证等，而在实际临床中，应用者多是将以上数种方法综合分析使用的。

二、同病异治与异病同治

中医诊治疾病，不仅看"病"而且辨"证"。"病"与"证"之间，中医更加关注"证"的鉴别。虽然"病"有着自身固有的诱因、发生、发展、转归过程，但中医更精确通过对不同阶段、不同时期"证"的认识来认识"病"的内在规律，因而在病的过程表现出不同而连续"证"的变化。针对同一疾病中，不同阶段或时期的不同"证"自然采用不同的论治方法，即"同病异治"。例如，在某一出血中风病例，早期以风火、痰热为主，中期以火热、痰浊、瘀血为主，后期可能以气虚、瘀血为主，故早期宜息风化痰、清热泻火为法，中期宜清热化痰祛瘀为法，后期宜益气活血祛瘀为法，体现了在同一"病"中采用不同的针对"证"的治疗方法。再则，在中医很多疾病中，虽然疾病的发生、发展、转归不同，但在疾病的某个阶段、某个时期，可能存在相同的"证"，那么其对应的施治法则应该是一致的，即所谓的"异病同治"。然而虽然"同治"，主要指的是治疗法则，并不代表方剂、药物及药量的选择。例如出血中风与眩晕，在疾病的早期，都有风证、痰证、瘀血证等证候，那么治疗方法上都可以采用息风化痰、活血祛瘀的方法治疗，这就是体现了在不同疾病的某一个阶段具有相同或相类似的"证"，而导致得出相同的治法。从"同病异治"与"异病同治"的内涵来看，其核心的问题在于对"证"的认识。

三、同病类证同治

对于现代疾病来说，往往存在多个复杂的"证"群，这便给中医辨证过程带来一定的困难，因此需要有更简便的辨证方法去帮我们应对复杂疾病中"证"的认识，而这种辨证方法必须能够体现疾病的核心病机，并且可以更加有效地进行临床论治。我们非常赞同"同病类证同治"的理念，有了类证的概念，能够方便我们理解现代疾病的中医治疗理念。刘茂才认为，复杂的现代疾病的过程，不能完全逐一辨析每一个证，只有抓住疾病内在的核心病机，挖掘内在的固有类证，以类证为基线进行类证同治与辨证论治，才能更深刻更快速地掌握疾病诊治的精髓，在临床上既易于学习和实施，又可抓住事物的主要矛盾，不偏离疾病发生的本质和方向。

第二节　类证同治的形成

对于脑出血这一临床急危重症的辨治，在对其病理生理深入理解的基础上，临床方法必须准、简、快，才能取得比较好的疗效。因而，我们提出了"辨证回归"的构想，将中医整体辨证与早期快捷的要求有机地整合，总结并提出脑出血急性期阴阳分证的辨证思维——阴阳类证辨治方法。

一、阴阳类证辨证方法在脑出血急性期应用的证候学基础

近几十年对中风病证候的研究取得了很大的成绩，特别是在风证、痰（湿）证、血瘀证、阳亢（火热）证、虚证等证候积分标准的建立等方面，以及对中风病腑实证、体质因素等的认识和重视，为脑出血的病证辨识起到重要的指导作用。中风病阴阳辨证有悠久的历史，脑出血阴阳类证辨识是建立在以上中风病阴阳辨证方法的基础上的临床新方法应用。

（一）风证

《素问·风论》曰："风者，善行而数变。"出血中风往往发病急，变

化快，合乎"风"的特点，故认为中风中的"风"是一种发病的特点。通常有两方面含义，一方面，出血中风常突然发病，昏仆、半身不遂等临床症状发生在一刹那、一瞬间；另一方面，出血中风在发病的过程中病情复杂多变、并发症多，都具有"数变"的特点。其次，出血中风以"风"作为一种症状特点，与自然界中的"风"具有使物体动摇的特性相似。正如《素问·阴阳应象大论》曰"风胜则动"，故认为具有类似动摇的症状都属于风的表现。因此，临床出血中风中出现的突然昏仆、头晕、头昏、抽搐、拘急等都归于风的范畴。然而临床上许多卒中患者，一触即发后的中医四诊分析就常无"风"证可循。这些"风"只是一种病机的外在征象。另一方面，风具有"善行"的特点，"善动不居，易行而无定处"。故在出血中风发病过程中，出现的肢体麻木、瘙痒、游走性疼痛等感觉的异常也属归于"风"的范畴。这些虽无真正的"风"存在，但有类似的"风"。上述两者都不是中医病因中的"风"，而只是所谓的"类风"。因此，出血中风的发病过程中，"风"可以只作为病情的特点，而没有实质性的"风"存在。

出血中风中的"风"亦作为伴发病理因素，即所谓的真正病因的"风"。从《内经》开始就认识到中风为风邪侵袭人体所导致的疾患。《素问·风论》曰："风之伤人也，或为寒热，或为热中，或为寒中，或为疠风，或为偏枯，或为风也，其病各异，其名不同。"隋代巢元方《诸病源候论》曰："中风者，风气中于人也。"外风为自然界的六淫之一，"故风者，百病之长也"（《素问·风论》），风邪常常为其他病邪的先导，"有邪者，病由乎经，即风寒湿三气之外侵也"（《景岳全书·非风》）。而对现代的出血中风来说，基本否定了外感致中的病机，"外风"只是出血中风伴发疾病，似乎包含了出血中风中"真中"的部分，但只是成为发病的诱因，或者出现在出血中风的过程中。在临床上可发现，出血中风发病前或其发展过程中可出现有"风"的征象，突然的外感或发热成为"风"证的标识。现代西医学也认为，肺系感染可以是脑卒中的诱发因素，也可以是脑卒中最容易伴发的疾病。因此对于现代出血中风而言，这种"风"只是诱发或伴发的征象，不能成为出血中风内在的病理基础。

临床的证候研究说明，"风"与急性中风病密切相关。王顺道建立了证候诊断软件，通过查阅历代文献和现代中医学对中风辨证的论述，对

298 例中风病例进行逐级线性回归分析，筛选出证候因子 121 个，设立回归方程，进行统计学处理，认为初发病时，以风证为主，占 86.16%[1]。其又在对 733 例中风病人进行的急性期追踪调查中，发现风证时中风病发病时的主证候其均值和发生概率均占第 1 位，说明风是中风病发病时的主要病因病机，中风病病情数变，在 1 周内表现最为突出 [2]。

但上述研究可以看出，所谓的"风证"只是证候外在表现，并不是真正出血中风的"风"，只是一种"类风"。所谓没有"风"何谓之"中风"，这种"风"只是内在病理因素的外在表现。就对于出血中风的治疗方面也印证这种"非风"之论，平肝以息风、清热凉营以息风、血行风自灭，等等。所以，我们认为"风证"并不是出血中风的生理病理基础，是作为出血中风该疾病病机的特点和外候而存在。

（二）痰（湿）证

"痰"和"湿"常常相合为患，聚湿而成痰。关于"痰"与中风的论述，可追溯到朱丹溪。《丹溪心法·中风》："半身不遂，大率多痰。"痰（湿）是机体水液代谢障碍所形成的病理产物，又作为一种新的致病因素作用于机体，可导致脏腑功能失调继而引起各种复杂的病理变化。痰有两种，一种直接视之可见，触之可及，闻之有声，如咳嗽之咯痰、喘息之痰鸣等，另一种只有通过辨证求因的方法才能明确，如头晕目眩、胸闷心悸等。上述两种情况在出血中风中经常出现。另外，出血中风病气血逆乱，不能正常行津载液，津液化湿，聚而成痰，一则痰湿随逆乱之气机上蒙清窍，出现头晕昏蒙、眩晕欲仆。正如《医学传心录》认为："中风痰厥，昏迷卒倒不省人事……半身不遂名曰瘫痪，大抵多是痰涎流注。"二则痰湿积而化热化火，火热生风，上扰清窍，出现头痛头胀、神昏跌仆，正为丹溪所谓"湿土生痰，痰生热，热生风也"。张山雷《中风斠诠》亦认为："以富贵家肥甘太过，酿痰蕴湿，积热生风，致为暴仆偏枯，猝然而发。"

现代医学对中风痰湿证进行了大量研究，认为痰湿证在中风病急性期与内分泌和血脂变化有一定关系。如丁萍等研究发现，中风病痰湿证组促肾上腺皮质激素（ACTH）、皮质醇（CS）较非痰湿证组高，两组比较有统计学意义（$P < 0.05$），认为缺血中风痰湿证与 ACTH、CS 有密切关系，可作为该病早期微观辨证分型参考指标 [3]。林信富等研究发

现，中风病患者血清总甘油三酯（TG）、总胆固醇（TC）、低密度脂蛋白（LDL-C）水平，均较正常对照组显著升高（$P < 0.01$）；痰证组血清 TG、TC、LDL-C 水平较非痰证组明显升高，差异显著（$P < 0.05$，$P < 0.01$）[4]。

在临床证候研究中，大多数研究一致认为"痰"在出血中风急性期具有重要的地位，痰证是出血中风急性期主要证候之一。如王顺道等研究认为，痰湿证在发病 3 天后其均值和发生概率上升为第 1 位，在急性期逐阶存在概率和新生概率虽然随病程逐渐下降，但下降幅度不如其他证候明显，始终处于最高水平，分别平均为 80.66% 和 10.90%，认为痰湿证作为主证候贯穿整个急性期，是辨证论治的关键[2]。

因而，我们认为痰是出血中风急性期内在的病理因素，痰证不仅是主要的临床外在证候表现，而且是急性期最基本的证候之一。

（三）血瘀证

"瘀"字最早出于《楚辞》："形销铄而瘀伤。"《说文解字》曰："瘀，积血也。从疒于声。"《内经》中有血凝泣、恶血、留血、坏血、血菀、凝血、着血、石瘕等名；张仲景称瘀血、蓄血、瘀热、血结、干血、癥瘕、疟母等；《备急千金要方》又有血瘕、黑血；《诸病源候论》有结血；《证治准绳》有污血；《普济方》有血症；《医林改错》有血瘀；《血证论》有败血、旧血、离经之血、紫血；《儒门事亲》有瘀症；《名医别录》有老血；《温热论》有宿血；《医宗必读》有死血等称谓。尽管中医学对瘀血的说法很多，但大致可以归纳为如下两种含义：一是停积之血，如积血、蓄血、留血等；二是污败之血，如离经之血、衄血、恶血、干血、死血等。以上含义及其原称，其共性可用"静止之血"来表示，如积、蓄、留均为静止之意；"污血"及"败血"虽然没有静止之意，但从实验结果来看，"污秽之血"其后果也造成血液流动缓慢。至于离开血液循环之血，由于失去了心脏的推动力及离开血管，且在血管周围瘀积，因此"静止之血"是中医学各种瘀血的共同特征。总的来说，瘀血是指体内血液停积而形成的病理产物，包括体内瘀积的离经之血，以及因血液运行不畅，停滞于经脉或脏腑组织内的血液。瘀血既是疾病过程中形成的病理产物，又是具有致病作用的"死血"。

出血中风之发生，病因病机极为复杂，病因多责之于风、火、痰、气、虚、瘀六端，临床高血压动脉硬化病人，六个方面各有侧重，相互影响，逐渐形成中风前痰瘀滞阻脑脉的重要病理基础。一旦有了这种基础，在某些诱因诱发下，如情绪过激、用力过猛等，引起"身中阳气之变动"，阴阳错乱，失去平衡而出现气血逆乱，致"血之与气，并走于上""血菀于上"的局面，气血上逆，脑脉血液盛极，充而再充，致气迫血走，或气不能摄血而络破血溢，出现出血中风之候。

瘀血形成有以下几方面：首先，离经之血，便是瘀血。出血中风病发，络破血溢，离经之血，本身就是瘀血。唐容川《血证论》云："既是离经之血，虽清血鲜血，亦是瘀血。"这种瘀血不但失去其生理作用，而且又将成为一个致病因素而作用于机体，因为这种离经之血，必然阻滞清窍之脉络，影响脑髓气血之流通，而形成新的瘀血。《秦氏同门集》云："一旦血液不循常经，势必凝结成瘀，以阻其余血液之流动。"其次，津凝血败，为痰为饮。离经之血，郁积脑髓，致清阳之气不得舒展，而津凝血败，为痰为饮（脑水肿、颅脑水瘀、颅内高压等）；或痰瘀郁积而化热，产生热毒、瘀毒、痰毒等，出现发热，毒损神机，神机失统，致五脏六腑、十二经脉诸病丛生。其他血瘀因素尚有如中风病发，头痛或头晕呕吐，或神志障碍，摄纳不足，或加发热，或通泻过度，津液耗伤；防治脑水肿脱水过度，津液耗伤；卧床不动，亦可气血郁滞等。

从临床上看，出血中风瘀血常见证候有：头痛剧烈，痛有定处；双瞳孔散大或缩小如针尖或两侧不等大，面色暗滞，甚则唇甲青紫，舌质暗或有瘀点，脉弦或涩或结代；血液处于浓、黏、凝、聚状态；颅脑 CT 所显示的高密度阴影，以及其周围低密度半暗带，乃至出血半球肿胀、充血、中线移位等，皆可作为瘀之佐证。

所以，尽管中风病发后矛盾繁多，病机复杂，但瘀阻脉络，气滞而血瘀，使元神之府清阳之气不能舒展，为其主要矛盾，为脑出血急性期的关键所在。

（四）阳亢（火热）证

从"火为热之极，热为火之渐"与"阴阳者，水火之征兆也"可以看出，火、热其实是同一范畴的内容，热是阳性的标志。因此，广义的阳热证还可以包括阳亢之象、火热之象，甚至热毒、火毒也应包括在内。这些表述可以说是在"热"的程度上不同而已。出血中风由热致中，五脏中多与肝有关。肝肾不足，水不涵木，肝阳偏亢，一旦阳热亢奋，阳亢化风，肝风上扰；五志不遂，肝气不舒，气郁化火，肝火上逆，皆导致气血逆乱，血溢于脉外则发为出血中风。

刘完素确立了"热"在中风中的病机和地位，其在《素问玄机原病式·六气为病·火类》中曰："凡人风病，多因热甚……所以中风瘫痪者……则阴虚阳实，而热气怫郁，心神昏冒，筋骨不用，而卒倒无所知也。"这一名论被认为是"划清了内外风的界限，是中风病机由外向内的重要转折点"[5]。刘完素认为："多因喜怒思悲恐之五志，有所过极而卒中者，由五志过极皆为热甚故也。"朱丹溪也同样认为中风与情志有关，《丹溪心法附余·中风》言："又予尝见中风之证多是老年因怒而成……适因怒动肝火，火无所制，得以上升。心火得助，邪热暴甚，所以僵仆不知人事也。"因此，朱丹溪提出清热泻火平肝之法治疗中风。现代中医学进一步提出了"热毒"的概念，中风发生学具有鲜明的"热毒"色彩，进而提出"中风热毒论"假说。因而，清热解毒法理应成为息风之关键[6]。我们认为阳热是中风病内在病理基础，阳热证也是临床最基本的证候之一。

（五）虚证

根据现代中医中风病的病因病机概念，中风病是在人体气血内虚的基础上发病的，其中主要一大病因为积损正衰。"高年之体，阴气自半，气血亏虚，或见消渴等大病久病之后，元气耗伤，脏腑阴阳失调"[7]，说明虚证也是出血中风发病的前提条件和物质基础。正如王清任《医林改错》认为："若元气一亏，经络自然空虚，有空虚之隙，难免其气向一边归并……无气则不能动，不能动名曰半身不遂。"

关于虚证对急性病的意义，早在20世纪80年代，天津急性病研究所就提出了急性虚证的概念，认为急性虚证与中医一般的虚证不同，是疾病急性过程中存在的必须给以积极治疗、会影响着疾病转归的病证[8]。中风病是在人体正虚的基础上起病的，因此虚证对中风病急性期有重要的辨证价值。中医理论认为血液以流通为顺，是以血液的充盈、脉管系统的完整而通畅、脏腑功能（气）的正常为条件。可以看出诸虚证中，血虚、阴虚等虚证没有直接特别影响血液运行的意义，而气虚对中风病急性期更有临床意义。中医气血理论认为血液的正常循行需要气的推动力和固摄力,"气能行血",气虚推动乏力,故见血行不畅而成瘀。"气能统血",气虚统摄乏力,故血不循常道而溢于脉外。故在理论上,出血中风中气虚不能统血,脑脉不固,血溢于脑脉之外而成出血中风。虽然在理论而言,气虚对缺血中风和出血中风具有同等的可能性,但我们在临床证候研究中发现,气虚对中风病两种类型的意义不同。(气)虚是中风病发病的内在病理基础,气虚证是重要的外在证候表现,但对于出血中风占有的比例较少。

(六)腑实证

"腑"主要指六腑中胃和大小肠,"实"指不通,"腑实"主要指出血中风急性期出现的腑气不通,在临床上主要表现为大便干燥、秘结、不通等,也可表现为大便不畅、大便先干后烂、腹胀腹痛等。中风病急性气血逆乱,气机升降失常,脾胃升降枢纽失职,中土不运,脾气不升,胃气不降,肠胃气机失常,常发生腑气不通。在中医病理来讲,寒热虚实都可以导致腑气不通,寒则气结,热则津伤,气虚则推动乏力,阳虚则温运不足,阴血虚则津血亏少,上述皆可导致胃肠气机不畅、肠道失润、温运乏力,出现腑气不通,而常表现为大便性状的改变。而腑气不通反过来又影响着气机升降,加重气血逆乱,进一步加重病情,延缓康复进程。临床上也发现相当一部分患者由于大便秘结,用力大便时突然出血中风发作,说明大便不通是诱发脑卒中的一个常见原因。

脑出血后患者由于下丘脑自主神经中枢受损,使自主神经功能紊乱,尤其胃肠蠕动受到抑制,胃肠分泌液减少,再者病后卧床不动或过度脱水治疗,肠道缺水导致便秘。便秘不仅影响消化吸收功能,又使胃肠道有毒物质蓄积,吸收入血,进一步损害脑组织;便秘还可使腹压增高,加重血压和颅内压的升高,这些均可加重病情[9]。现代药理研究表明,急性脑出血采用通腑法,可排出肠内容物,清除肠源性内毒素,增加腹腔气血流量,使胃肠功能得以恢复,并改善新陈代谢,保证机体能量来源,使自主神经功能紊乱得以调整,应激反应能力得以加强。而且通腑攻下可减低腹压和稳定血压,使颅内压升高和脑水肿得以纠正,对改善脑细胞缺血缺氧十分有利[10]。

因此,腑实是中风病诱发或加重的因素,并不是发病的内在病理基础,腑实证是出血中风急性期的常见证候。

（七）体质因素

人类体质是人群及人群中的个体在遗传的基础上，在环境的影响下，在其生长、发育和衰老过程中形成的代谢、机能与结构上相对稳定的特殊状态。这种特殊状态往往决定着他对某种致病因子的易感性及其所产生的病变类型的倾向性[11]。疾病的发生与体质有这种密切关系，故周氏提出"体质证候"的概念，并认为体质证候可以说是辨证论治的重点。从某种意义上讲，治病求本就是通过改善体质证候来达到根本治疗疾病的目的[12]。中医学十分注重体质的研究，体质就是中医学中研究的"禀赋"概念。《内经》一书就将人分为阴阳25人，即25种类型。朱文锋在《中医诊断学》中提出，目前一般主张将人的体质分为阴脏人、阳脏人、阴阳和平之人三种类型[13]。现代中医家王琦提出人体体质分为七种类型——正常质、阴虚质、阳虚质、痰湿质、湿热质、气虚质、瘀血质。每一种体质类型都具有其独特的解剖和生理特点及其形成原因和用药宜忌[14]。在中风病方面，清代医家张聿青在《张聿青医案》中把易患中风者归纳为"气虚多湿之体""高年精血亏虚之人""痰湿素盛之人"等不同的类型。袁兆荣等将中风病人划为两类，认为瘦人多火多阴虚，发病以中脏腑为多；肥人多痰湿多气虚，中风以中经络为多[15]。可见，疾病出现的不同证候类证与体质因素密切相关，体质因素使得疾病发生具有很大的倾向性，体质的差异是出血中风发病证候不同类型的内在原因。

综上所述，在出血中风急性期发病中，体质是疾病类型取向的物质基础。风证只是一种表现形式，而痰证、瘀证、阳热证是中风病最基本的内在类证。而腑实证是各证候之间兼杂的证候类型，是出血中风加重的常见因素，也常常是治疗的转折点。

二、出血中风急性期阴阳类证辨证方法的理论形成

根据对出血中风基础理论和证候学的探讨，我们提出"辨证回归"的构想，认为中医出血中风采用阴阳分证的辨证方法直接指导临床治疗是顺应辨证发展的规律，即谓建立之出血中风急性期阴阳类证的辨证方法。此方法主要取决于中医出血中风急性期有其特殊的生理病理的特点，即出血中风是一个体现共性与个性相结合的疾病。共性为辨证治疗的统一基础，从出血中风本身特殊的生理病理的特点来看，风作为中风病疾

病本身的特点，风证是疾病本身特有的证候，是多种生理病理条件下形成的证候表象。治疗中，治风主要针对治本之法，故风证不是治疗的目标。血瘀是中风病最基本的生理病理基础，血瘀证是最基本的证候要素；痰是津液代谢产生的一种病理产物，"血不利则为水"，水湿不化则聚而成痰。痰饮流注，阻塞脉道，进一步加重血液流通不畅，故痰瘀互结成为出血中风最常见的病理组合，瘀血证和痰证常相兼为患，痰瘀互结是中风病的基本病机，并贯穿疾病的始终。另一方面，腑气不通是出血中风常见的临床表现，表现为大便不通。寒热虚实都可以影响到中焦胃肠气机的升降失常，而因在临床常常可以伴随出现，腑实证可作为一个独立于出血中风而又与出血中风密切相关的证候——腑实为常候。因而，刘茂才提出"痰瘀互结，腑实为常候"为出血中风急性期的总纲。这样的总纲上，出血中风急性发病表现出两大类个性的特点，由于体质因素不同，发病出现普遍类化或从化的规律：素体阴虚阳盛者，机能相对亢奋，病邪作用机体多从热化、从阳化；素体阳虚阴盛者，机体机能相对减弱，在致病因子影响下多从寒化、从阴化。因而，辨证的分水岭在于区分寒热或热与不热。而且在出血中风急性期，出血中风火热之象明显，以阳类证为多。

对于中风病复杂病机的归类辨证思路，国家"八五"攻关中风病组的中风病病因病机和证候聚类提供了依据，王顺道等对1663例经CT或MRI确诊的中风病（脑出血610例）住院患者进行了中风病始发态证候的发生与组合规律研究，对6个基本证候（风证、火热证、痰湿证、血瘀证、气虚证、阴虚阳亢证）进行聚类：如果分五类，首先合并火热证和阴虚阳亢证；分四类再合并气虚证和痰湿证；如果仅分为两大类，则风证、火热证、阴虚阳亢证为一大类，气虚证、痰湿证、血瘀证为一大类。

可见，急性出血中风以总纲为主线，以体质为发病物质基础，按其发病时表现出的主要症状为依据，表现出特殊的两类分类，即为共性与个性的结合。这种辨证方法可直接导出中医出血中风急性期针对性的治疗方法，"化痰活血，兼以通腑"为纲，阴类证者以"益气温阳（或平补平泻）"，阳类证者以"清热（泻火、解毒）凉肝"为大法。因此，出血中风阴阳类证辨证是在总纲的基础上，依据从化和类化的理论归纳的一种辨证方法。这种方法使得中医出血中风的辨证更加简约化，有利于快捷的辨证施治，有利于掌握和推广，以达到中医出血中风急性期速效的救治目的。

基于上述研习的结果，刘茂才带领中风研究团队，广泛征求专家意见，依据降维降阶的思路，提出（出血）中风急性期阴阳类证辨证方法，认为中医出血中风以阳类证多见，并参照《中医诊断学》关于阴证、阳证的鉴别以及《实用中医内科学》关于中风病阴闭证、阳闭证的临床表现，初步制订了出血中风急性期阳类证、阴类证辨证标准。阳类证：面赤身热、烦躁不安、口咽干苦、舌质红、舌苔黄、脉数，见以上症状三项或以上者可诊断；阴类证：面唇晦暗／苍白、静卧不烦、口咽不干苦、舌质淡、舌苔白、脉迟缓或沉细，见以上症状三项或以上者可诊断。这种辨证标准通过"九五""十五""十一五"国家科技攻关多项连续性多中心临床试验等研究验证和推广应用。

第三节　类证同治法则

出血中风为临床一大病类，其急性期病机复杂多变，多数学者对中风病因病机的共识是：风（肝风、外风）、火（肝火、心火）、痰（风痰、湿痰）、气（气逆）、血（血瘀）、虚（阴虚、气虚）六端，在一定条件下相互影响、相互作用。

从简着手，易于实施，以阴阳两类分之。《类经·阴阳类》说："人之疾病……必有所本，故或本乎阴，或本乎阳，病变虽多，其本则一。"这指出了证候虽然复杂多变，但总不外阴阳两大类别，而诊病之要也必须首先辨明其属阴属阳。阳证是反映了人体功能亢进，能量代谢增高的反应状态；阴证是反映了人体功能不足，能量代谢低下的反应状态。因此，在临床运用八纲辨证时，一般对阳证的概念主要是指实热证；阴证的概念主要是指虚寒证。对中风病证，根据它们的不同特点，也可分别归属于阴阳两类证候之中。诚然，阴阳是可以转化的，阴阳类证也是可以随着病情的发展而变化的。

出血中风关键在于风、火、痰、瘀交互为患，痰瘀类证闭阻神明清窍是疾病的本质；对阴类证而言，其邪实标盛的表现没有阳类证突出。临床常以正虚为表现，痰瘀互阻神明清窍是其关键病机。临床救治应以共性为基础，与个性相结合，以同病类证同治为原则，病类同治，即痰瘀共患需破瘀、涤痰，兼顾腑实常候需通腑、醒神等。阳类证以风、火突出，临床证候以猝发神志不清、鼾声呼吸、喉中痰鸣、牙关紧闭、面赤身热、躁扰不宁、气粗口臭、肢体强痉、大小便闭等为特点。临床证候以邪实为主，急则治标，以清热、平肝为统领，立法治则为清热、平肝、破瘀、涤痰、通腑、醒神。阴类证以虚（气虚）突出，临床证候以猝发神志不清，半身不遂，而肢体松懈瘫软不温，甚则四肢逆冷，面色苍白，痰浊壅盛，静卧不烦等为特点。临床证候以邪实正虚为主，法当标本兼顾，祛邪安正，立法治则为益气、通脉、破瘀、涤痰、通腑、醒神。以共通的病因病机为基础，进行立法，类证同治与个性相结合，各有侧重，并在可能的情况下与个性相结合。之后根据不同的病情表现，不同的个体素质各治则可有所侧重，进行组方用药，体现个体化治疗。

一、清热法

热与火同属温性，但有程度轻重之差异。火乃热所化，热清火自熄，血自宁，气复顺，促进神机宣通神明复用。清热可防止热从火化成毒，治已变防未变，达到防止再次脑出血及并发症，如肺部感染、上消化道出血。清热在某种意义上能起到清火、泻火、解毒、凉血、息风、化痰、通腑等作用。作为中风本病来说，其热当以肝火、心火为主，但中风为复合病种，并且中风病发，或可外邪侵袭（肺、泌尿感染、褥疮等），甚或中风本身之痰瘀郁积化热而产生痰毒、瘀毒等显现阳热之象。清热可根据临床热象病况，可分别侧重给予清热解毒，或清热泻火，或清热凉血等清热之品（安宫牛黄丸、紫雪丹、清开灵、黄连解毒汤、犀角地黄汤等）。

二、平肝法

平肝法是指平调肝之阴阳之意，使肝气如常疏泄、不亢不逆。临证可根据风阳的实际情况分别侧重予镇肝息风、平肝息风、平肝潜阳、滋阴平肝等不同的调肝之品（天麻钩藤饮、羚角钩藤汤、龙胆泻肝汤等）。

三、破瘀法

破瘀：使用祛瘀药中比较峻烈的药物，达到祛瘀的目的。如大黄、桃仁、红花、水蛭、蟅虫等。所谓"破瘀"者，有消除瘀血、逐邪外出寓活血化瘀之意，其力猛峻。破瘀临证可根据病者血气盛衰或寒热等之差异，而选择不同程度的破血逐瘀之品（血府逐瘀汤、通窍活血汤、补阳还五汤、脑血康口服液或胶囊或滴丸、灯盏细辛注射液、复方丹参注射液、盐酸川芎嗪注射剂），混合性中风或脑梗抗聚抗凝致颅内出血（已经表明有凝血机制障碍者）选用偏中性治疗（破瘀力相对较弱，或双向作用比较好的活血化瘀药如三七、益母草、赤芍、牡丹皮，或加强益气固摄）。

四、涤痰法

涤，有荡涤、涤除之意。涤痰法是祛除痰涎、消除内停痰浊、软坚散结的方法。对出血中风患者，有痰除痰，无痰防止内痰的形成。据证予化痰、消痰、涤痰之品。涤痰之法，临证有痰可给予化痰、消痰、涤痰等法祛之，无形之痰或防痰产生可健脾以治之（选用温胆汤、导痰汤、半夏白术天麻汤、涤痰汤等）。

五、通腑法

通腑法即是八法中之下法，有称通腑泻热法，通泻大便以清除里热的治法。寒下、增液、泻下等法皆是。通腑法在某种意义上含攻下与利水（或）逐水之意。临证据证施予峻下、缓下，或寒下、温下、润下，或予利水等不同之品。按理，阳证属热属实，予泻热通腑，已无异议；阴证属虚属寒，理应予温通润下。但中风急症，已是阴阳气血逆乱，加之中风病发，患者与家属情绪紧张、惊恐（气机郁滞）；或病者卧床，气血郁滞，胃肠移动下降；或饮食改变（纤维素的减少）；或因水分补充不足；或因脱水利尿降颅压，阴液亏损；或因外邪入侵，有如痰热困肺，证向阳类证转化；或因中风之痰瘀郁积化热，证可向阳类证转化等。中风之病，变化多端，既为腑气不通，温通润下，远水救不了近火，急则治标，速予通下，一经宣通，腑气下降，随即改为缓下，以保持腑气顺畅。

六、醒神法

醒神之治，除宣窍通关（宣窍），使用治疗神昏窍闭证之相关药物（如麝香、冰片、石菖蒲、苏合香、安宫牛黄丸、紫雪丹、至宝丹、苏合香丸、醒脑静注射剂等）或治疗手段（如针灸、推拿等）外，尚配合使用各种血肿清除术、血管瘤的处置术、介入溶栓或取栓术、动脉内支架成形术等，抑或选用清热、平肝、破瘀、涤痰、通腑等法，通过祛邪扶正以益脑髓，以促进受损神机功能的恢复和保护未损脑髓神机之功能。我们抢救治疗的目的就在于醒神，在于力求恢复各种大脑功能。当然，一旦病情稳定，情况许可，就要加强益气通脉、调补肝肾以益脑髓。

七、益气（回阳）法

益气法，当以补气为主，以黄芪为代表，具大补元气之功，使脑气得养，气阳舒展，神明得用；并使气旺血行，血脉通畅。气与血，阴阳相随，气之于血，有温煦、化生、推动、统摄的作用。气虚宜补之、助之，参、术、黄芪、糯米之属。临床气虚不能帅血而血脉痹阻，或气虚不能统摄而血溢脉外，皆可重用参、芪之属，以推动或统摄血脉，如若元气败脱，则急用参附汤之类以益气回阳救脱。

八、通脉法

通脉法，是疏通脉道，使之气血畅通的治法，寓于补气养血、活血化瘀、涤痰通络之中，以恢复脉道畅通或促其脉络之新生。亦可随证选用三七通舒胶囊、复方丹参注射液、盐酸川芎嗪、金钠多、刺五加注射液、碟脉灵（苦碟子注射液）、灯盏细辛、灯盏生脉胶囊、复方北芪口服液、益脑康等。

以上出血中风阴阳类证治疗之治则，共计八个治则。这八大治则并非是要开八个处方，亦不都是八大方面的等同组合。而是根据实际的病情表现、不同的个体素质，各治则可有所侧重，进行组方用药，构建综合临床医案，尽可能体现个体化治疗。一般各法都将同时兼顾施用，包含各治则的含义，只是各法轻重不同而已。当然，如果病情较为复杂，或者某一治则需要特别突显，在综合处方不能涵盖或涵盖分量不足，力量过于薄弱，还可以配合一些单方、成药、针剂或其他医疗措施，包括手术等现代处置措施。

第四节　围手术期的类证论治

高血压脑出血是病死率和致残率都较高的疾病，占所有卒中患者的10% ～ 20%，但早期病死率可高达 49.4%，仅不足半数预后良好。长期以来，我国脑出血患者较欧美国家高发，随着人口老龄化，其发病率将逐年提高。目前对中大量高血压脑出血的治疗主要有内科保守、外科治疗两种手段，但遗憾的是，到目前还没有足够的临床随机试验来证明外科治疗的疗效。外科治疗长期疗效不佳的原因，除了这些临床研究的设计存在争议外，尚与围手术期（术前、术中、术后三个阶段）等许多与治疗和恢复相关的因素有关。因此，除手术适应证和操作应合理、正确外，围手术期的各种并发症也影响到手术治疗的近期和远期疗效，而中医药在该领域具有良好的应用前景，值得我们进一步深入研究和分析。

一、影响中大量脑出血外科治疗围手术期疗效的因素

尽管手术治疗高血压脑出血到目前为止仍有很大的分歧，但在德国和日本有 50% 以上的脑出血患者行手术治疗，而在其他地区则为3% ～ 20%。从理论上说，手术治疗不但能清除血肿、预防脑出血早期阶段血肿进一步扩大造成的脑组织直接损伤，而且还可以预防血肿自身释放的各种毒性物质引起脑水肿所造成的间接损伤，降低脑出血的病死率和致残率。

随着我国各种微侵袭手术方法的开展及推广，外科手术治疗脑出血的时间缩短，创伤减轻。但是，术前手术时机及术式的选择，手术过程对机体的创伤；术后血压和颅内压的波动，部分患者合并有心脑血管疾

病、肾损害和糖尿病；脑出血后导致昏迷，呼吸困难、血糖升高、胰岛素抵抗以及应激性消化道出血、感染、水电解质紊乱等各种各样并发症的存在，常使患者难以度过围手术危险期。因此，中大量高血压性脑出血治疗不仅需要微侵袭的手术方法，而且围手术期积极的病理生理学、病原学、营养和对症治疗，对危重患者能否获得较长的生存时间和一定的生存质量至关重要。

二、中大量脑出血围手术期中西医结合现状

近年来，中西医结合治疗在腹部外科手术围手术期、肝脏手术围手术期、骨科手术围手术期的应用较多，脑出血围手术期的中医、中西医结合治疗研究报道相对较少。

我们在"九五"国家科技攻关"高血压性中大量脑出血血肿清除术和中医药治疗的研究"，共纳入 201 例基底节区出血量大于 30mL 的患者，根据具体情况选用开颅术或微创手术治疗，在术前、术后以中医整体观念、辨证论治为原则，以清热平肝、破瘀涤痰、通腑醒神为法，据阳闭、阴闭证，选用不同中成药治疗 28 天。结果表明中医药干预后，可明显降低颅内压，减少肺部感染，降低急性期病死率、致残率。这是目前为止中医药干预中大量脑出血围手术期最大样本的随机对照临床试验，对脑出血围手术期中医药治疗做了有益的探索。

从中大量脑出血围手术期中医药研究的现状看，资料相对有限，缺乏从中医学理论到临床系统阐述其病因病机演变、治则方药选择的研究。这些问题缺乏前人经验借鉴，需要我们在理论与实践中进一步探讨。例如，如何从中医角度认识脑出血围手术期的各种术式、并发症？术前、术中、术后中医证候演变有何规律？如何辨证论治？中医药干预的时机、作用的靶点、不同剂型、不同给药途径的疗效如何？如何评判中医药干预脑出血手术患者的远期疗效？这些临床问题需要去面对及注意解决。

三、脑出血围手术期中医的认识与处理

由于历史条件的限制，传统中医学不可能对脑出血采取手术治疗，对其病因、病机、治疗的认识局限于中风范畴。现代中医则吸取了医学影像、神经科学的研究成果，认识到瘀血在脑出血发病、防治中的重要

地位，从而使中医在理论、临床上与现代神经科学的有机结合成为可能，这也是中医干预脑出血围手术期各阶段的切入点。

但是，脑出血手术期中医证候转变较快，术前、术中、术后病机重点有所侧重，中医药治疗不可执一法一方以期解决全部问题，必须以中医整体观念、辨证论治为指导，抓住不同时期主要病机，以个性与共性相结合，下面从脑出血术前、术中、术后三方面谈谈中医的认识及处理原则。

（一）中医药干预的总体原则

1. 综合救治：面对多因素所致的脑出血急危重症患者，必须采取多环节、多水平、多靶点的治疗及相应的综合措施，发挥综合效能，才能取得最好的疗效。正如 Silver 等在加拿大《医学邮报》中指出：当今多学科合作是现代卒中治疗的标志，多学科脑卒中联合医疗组的成立符合现代医疗方式的要求。并且，多学科联合医疗部的卒中患者与内科病房患者比较，其住院时间缩短，病死率降低 22% ～ 30%。综合救治是高血压性中大量脑出血的基本有效模式。

2. 中西医结合，取长补短：中西医各有长处和优势，必须相互为用，取长补短，以发挥更好的救治效果。尤其要发挥现代医学对急危重症患者的应急能力（如脑出血的各种血肿清除术解除占位效应、降低颅内压等）和微观处置（如针对水电解质、酸碱失衡的对症处理）的长处，发挥中医药辨证论治整体调控的优势。

3. 保持中医药辨证论治特色，发挥复方的整体调控优势，提高疗效：中医药通过辨证分型进行治疗，扶正或祛邪，或攻补兼施，发挥复方的整体调控优势，才能更好地提高疗效。

4. 抓住根本，以共性为基础，与个性相结合：高血压性中大量脑出血病因病机极为复杂，立法处方历来多种多样，五花八门，不利于把握和交流。临床辨治中，必须抓住根本，以共通的病因病机为基础，进行立法，并在可能的情况下与个性相结合。

（二）中医对脑出血围手术期不同阶段的认识和处理

1. 术前——痰瘀互结、神明闭塞为基本病机

根据"时间就是大脑"的基本准则，可以推测血肿清除手术开展得越早，越可能降低病死率和致残率，最大限度改善缺损的神经系统功能，

但其主要难度在于如何控制急性期活动性出血和术后再出血。已有研究表明，使用血小板因子Ⅶa可控制早期活动性出血，阻止血肿扩大。因此，在止血保证安全的情况下，早期行手术或（和）微创介入治疗，有可能很大程度上减少血肿的毒性损伤作用，改善疗效。这为中医药术前干预提供了依据。

中大量高血压脑出血患者发病即出现意识障碍，多为中风中脏腑闭证，以痰瘀互阻交结、闭阻神明清窍为基本病机。阳闭类证以风、火、痰、瘀为主要病因，临床证候以猝发神志不清，鼾声呼吸，喉中痰鸣，牙关紧闭，面赤身热，躁扰不宁，气粗口臭，肢体强痉，大小便闭等为特点；阴闭类证以邪实正虚为其主要病机特点，其临床证候以猝发神志不清，半身不遂，而肢体松懈瘫软不温，甚则四肢逆冷、面色苍白、痰浊壅盛、静卧不烦等为特点。

术前中医药干预的目的在于控制血压、急性期活动性出血，防止血肿扩大，保证手术的安全性。阳闭类证与阴闭类证各有特点，但急性期都以邪实为主，以急则治其标为原则。两证都可用破瘀、涤痰、通腑、醒神诸法。阳闭类证除以上诸法外还使用清热、平肝等法，阴闭类证则配合使用益气等法。

具体选药上，阳闭类证当选用清开灵、醒脑静注射液等静滴，并鼻饲安宫牛黄丸、紫雪丹；阴闭类证可用静滴川芎嗪、复方丹参注射液，并鼻饲苏合香丸等中成药，同时均可加服中药汤剂（止血药），如三七、大蓟、小蓟、白茅根、生蒲黄、五灵脂、益母草等药；对辨证属脱证者，可立即以参麦注射液、生脉注射液、参附注射液、黄芪注射液等静滴，以益气固脱、回阳救逆。

2. 术中——顾护元气、益气摄血为本

血肿清除手术相当于中医的"祛瘀法"，目的在于清除有形的瘀血痰浊（脑内的血肿），属于中医的消法，且直截了当，是传统中药无法比拟的。然而从中医学理论来讲，脑为髓海，为元神之府，清灵至纯，最忌外邪干扰。手术无一例外损伤了脑髓元气、精血，加之脑络本身已受损，传输失职，瘀血一除，脑络骤通，大量气血涌入，难免运行紊乱，随之大量代谢废物不能及时排出，致毒邪内生，又损害脑络，并发术中出血、血管痉挛等术中并发症。

术中中医干预的目的在于止血，减轻手术本身对脑组织的损害。故除了充分进行术前准备、术式改进外，在阳闭类证、阴闭类证治疗基础上，可静滴有止血散瘀作用的三七类中药制剂，并据中医"无形之气所当急固"的原则，加用以补益元气的中药静脉注射剂如黄芪注射液、生脉注射液、参附注射液等，减轻术中出血、增强机体对手术的抵抗力。

3. 术后——痰浊瘀血未尽祛、脑髓受损为特点

血肿清除后，以瘀血痰浊内阻脑络为主。一方面，血不利则为水，水瘀互结于脑，与痰浊相夹，日久化生毒邪，进一步害络损髓，发为颅脑水瘀证，表现为神明失司、肢体偏瘫、言语不清等。另一方面，瘀血不去，新血不生，脑中血海不足，加之手术创伤较大，脑之元神、髓海失养，五脏功能失调，除神经功能缺损症状外，易并发术后营卫不和而发热，肺失宣降，痰浊壅肺而咳喘，肝肾阴虚而阳亢等证。故出血性脑血管病术后，病机以瘀血痰浊内阻脑络为主，脑之元气、精髓受损为次。

治疗目的——防止血压波动、继续出血，降低颅内压，防止各种并发症。中医应以祛瘀利水、化痰通络为主，并据脏腑功能偏盛偏衰，佐以平肝、息风、清热、通腑、益气、滋阴等法。具体选药，可以选用血栓通、血塞通、疏血通、七叶皂苷钠、川芎嗪注射液等活血化瘀、利水；清开灵、醒脑静、天麻素、痰热清等静滴清热化痰开窍。中药汤剂可选用活血利水方药，并加用止血药，如三七、大蓟、小蓟、白茅根、生蒲黄、益母草等药祛瘀利水、止血散瘀。并注意同时顾护正气，以防祛瘀化痰利水药损伤正气。若痰浊瘀血经中西医治疗，得以消退，则当以益气、养阴为主，首选补阳还五汤、地黄饮子、大定风珠等方为主，佐以化痰祛瘀药。

在术后，应强调中医多种疗法的综合应用，除药物、针灸疗法外，可使用中医的按摩推拿、中药外洗等方法，尽快促进神经功能康复。

四、结语

我们认为，采用血肿清除术，迅速解除血肿占位效应，降低颅内压，缓解症状，为发挥其他综合救治措施争得了时间。通过辨证论治，破瘀、涤痰、通腑、醒神为其共同治法，阳闭类证并以清热、平肝，阴闭类证并以益气、活血。选用辨证之中成药，运用复方进行整体调理，其药理

作用具有多效性，同时存在多个有效成分，作用于多个部位，从而更有效地纠正机体的各种不平衡状态，减少并发症和降低病死率。

总之，要提高脑出血围手术期的中医疗效，论证并推广中医药疗法，首先要在辨治理论上有所突破，关键在于抓住脑出血术前、术中、术后的中医病机演变规律，在此基础上确定中医辨证治疗原则，进一步据此选方用药。以上所谈的脑出血围手术期的中医认识及治疗，仅是我们的一点体会，尚须在临床实践中进一步完善和提高。

参考文献

[1] 王顺道，司志国，黄宜兴等.中风病证候的初步研究 [J].中国中医急症，1995，4（2）：85–88.

[2] 王顺道，杜梦华，解庆凡等.中风病急性期证候演变规律的研究 [J].中国中医急症，1996，5（3）：121–124.

[3] 丁萍，谌剑飞，关少侠.中风病痰湿证与垂体—肾上腺激素水平关系的探讨 [J].放射免疫学杂志，2000，13（5）：265–266.

[4] 林信富，朱亨熘，雷惠新.中风病痰证与血脂代谢关系的临床观察 [J].福建中医学院学报，2005，15（2）：4–5.

[5] 李聪甫，刘炳凡.金元四大医家学术思想之研究 [M].北京：人民卫生出版社，1983.

[6] 魏江磊.中风热毒论 [J].北京中医药大学学报，2003，26（1）：7–12.

[7] 王永炎，鲁兆麟.中医内科学·中风 [M].北京：人民卫生出版社，1999.

[8] 岑永庄.中风急性虚证的诊治及其意义 [J].中国中医药信息杂志，1998，5（7）：8–9.

[9] 邹忆怀.王永炎教授应用化痰通腑法治疗急性期中风病的经验探讨 [J].北京中医药大学学报，1999，21（4）：40–42.

[10] 肖琳.急下通腑法在中风病急性期的应用体会 [J].中医药学刊，2005，23（9）：1736.

[11] 匡调元.中医体质病理学 [M].上海：上海科学普及出版社，1996.

[12] 周小军，田道法.中医体质证候概念及其意义 [J].山东中医药大学学报，2000，24（5）：331–333.

[13] 朱文锋.中医诊断学 [M].上海：上海科学技术出版社，1995.

[14] 王琦，王前奔. 中医体质学说 [J]. 科技导报，1994（5）：38-39.

[15] 袁兆荣，袁杰. 老年中风发病与体质因素的关系 [J]. 山东中医杂志，1997，16（6）：245-246.

（缪晓路　刘晓俊　刘茂才　卢明）

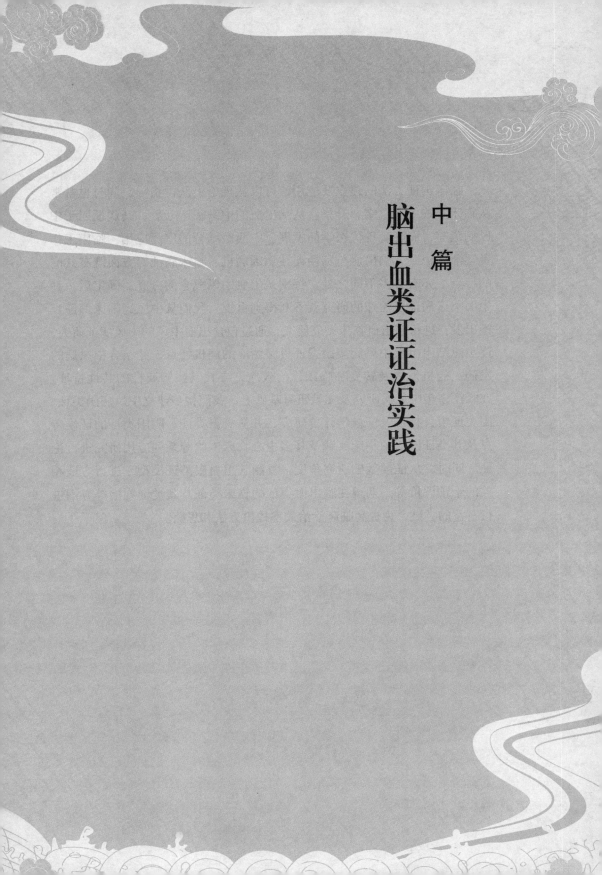

中 篇

脑出血类证证治实践

临床辨证方法的建立及应用，可以从理论上获得指导，同时也常常从临床实践中去总结、升华。从脑出血的中医临床来看，其病证属于中风病范畴，而随着现代医学的发展、中西医结合的广泛应用，临床工作者逐渐认识到，脑出血与脑梗死在病因病机、临床病证等方面既有共同的特点，亦有许多不同之处，特别是出血中风概念的分立、确定后，其中医临床病证及治疗的研究就不断得到重视。我们从中风病临床病证观察出发，进行脑出血临床类证研究，通过包含出血中风的中风病证研究，逐步总结出出血中风病痰瘀类证贯穿始终的病机特点，并结合中风病的发病、病机发展及转变和临床诊治效应，寻找其阴阳属性的共性特征。在既往多年中风病研究及文献研习基础上，我们初步建立中风病阴类证、阳类证辨证标准及证候学评价研究，并从痰瘀类证、阴阳类证的证候特点及其类证同治的临床实践及其多中心临床试验等系列应用研究进行论证。同时，从证候基础研究角度，复制脑出血阳类证模型，进行方证相关的干预评价等。期望在脑出血类证的临床类证及其类证同治等方面进行有益的尝试，为提高临床诊治效率提供方法和思路。

第五章　脑出血痰瘀类证临床证治初探

中风病的病因病机复杂多样，痰瘀既是致病之因，往往又是病后之果，形成因果循环，贯穿始终。我们对出血中风痰瘀病证的认识和应用，最初是从中风病的共同研究中得来的，而后通过临床到理论再认识，去指导证候观察等。随着对现代医学认识的提高，特别是影像学的临床应用，从而逐步形成较为系统的脑出血痰瘀类证辨治共性特征的归纳和总结。

第一节　临床辨治及痰瘀同治的初步探讨

在我们早期从事中风病中医药临床辨治工作中，结合了多年的临床认识去观察中风病与痰瘀的相关性，并在辨证论治的基础上，着重使用痰瘀同治的方法，分别对中风病（包括脑梗死、脑出血、混合性中风及其恢复期等）施行痰瘀同治的探讨，并逐步认识脑出血痰瘀同治的共同临床证治特点。

一、中风病临床分型论治及痰瘀同治应用

（一）中风病临床辨证分型的初步认识

20世纪80年代，我们通过多年的临床观察，根据中风病临床病证特点，主要按照以下三个证候特点对中风病进行分类。

1. 阳亢型：平素性情急躁，面色潮红，常有头晕失眠；多于激动、

用力、饱餐或饮酒后急骤起病；突然昏仆或不省人事；头项强痛，头疼较剧或伴有呕吐；卒中期可表现为瘛疭、抽搐或小便失禁；舌红苔黄，脉弦或弦紧有力。

2.血瘀型：发病前有思虑、烦劳过度或精神抑郁或受凉史；多于安静、睡眠状态下逐渐起病；面色苍白或暗滞；可有偏头痛；患侧肢体麻木酸痛；舌质暗红或有瘀点、瘀斑，脉弦细或涩或结代。

3.痰浊内阻型：素体肥胖或嗜食肥腻或有嗜烟史；面色垢腻，神志昏蒙或头晕头重；舌强语謇；胸腹痞满或喉中痰鸣或呕吐痰涎；舌淡红或红，苔腻浊，脉滑。

治疗上根据证型分别采用如下治疗：①阳亢型：治宜镇肝息风、育阴潜阳、通络止痛，方选羚角钩藤汤、天麻钩藤汤、镇肝熄风汤等。②血瘀型：治宜益气活血、化瘀通络，方选补阳还五汤、活络丹、人参再造丸、毛冬青注射液、川芎嗪注射液、丹参注射液、当归Ⅰ/Ⅱ号注射液、田七末等。③痰浊内阻型：治宜豁痰开窍，方选温胆汤、导痰汤、涤痰汤、解语丹等。如我们收治了178例中风病患者（出血中风42例，缺血中风136例），有高血压史130例（其中出血中风32例，缺血中风98例）。按照以上证候特点分类，单纯血瘀型为主67例（37.6%），单纯痰浊型38例（21.3%），单纯阳亢型为主17例（9.6%），其余皆阳亢、血瘀、痰浊相兼之混合型。出血中风则以阳亢兼痰浊血瘀型为多（59.5%），缺血中风多表现为血瘀型（47.1%），其次为血瘀兼阳亢型（20.6%）。结果治愈48例（26.97%），显效36例（20.20%），进步61例（34.27%），总有效率为81.46%，无效12例（6.74%），死亡21例（11.8%）。

通过临床分析，中风病主要表现于风、火、痰、瘀、虚这五个方面，而饮食不节、起居无常或七情所伤等发病，无论缺血中风或出血中风，病后呈现一系列阳亢、血瘀、痰浊等邪实之候，故急性期主要矛盾在于邪实、痰瘀，但整个过程贯穿着本虚邪实。

资料来源

[1] 刘茂才，张壮战，黄培新.中风临床分型及治疗的初步探讨——附178例小结[J].天津中医，1985，6：9-10.

（二）中风病辨证结合痰瘀同治的研究分析

在临床工作中，行业学会组织专家对中风病进行研究，并制定公布了相关标准。1992—1994年，我们共收治中风病患者248例，均以CT确诊。其中脑出血69例（基底节45例、丘脑6例、脑叶18例，出血量5～58mL），脑梗死179例。根据不同证型辨证论治给予汤药，并选用1～2种药物静脉点滴（其中一种为活血化瘀药）、中风病经验方制剂（脑脉2号口服液/脑脉1号口服液/通腑醒神口服液）或其他上市中成药2～3种。如血压增高者，适当给予复方罗布麻片、硝苯地平等。如颅内压增高者，适当予以甘露醇脱水。2周为1个疗程，共观察2个疗程。

经4周治疗观察，基本痊愈87例（脑出血24例、脑梗死63例），显效62例（脑出血16例、脑梗死46例），有效60例（脑出血20例、脑梗死40例），无效20例（脑出血4例、脑梗死16例），恶化19例（脑出血5例、脑梗死14例）。治疗前后血液流变学比较，脑梗死及脑出血各项指标均有明显改善。脑出血69例全部复查CT，均未见新鲜出血病灶，血肿病灶均不同程度缩小，脑水肿明显消退。

在中医辨证论治的基础上，口服中成药及静脉滴注活血化瘀针剂以加强活血化瘀、涤痰通络这一治疗法则，取得了较好的临床疗效，总有效率为84.27%（脑出血86.95%，脑梗死83.24%）。活血化瘀、涤痰通络法也适用于出血中风的治疗。

资料来源

[1] 黄培新，黄燕，杨志敏，等.辨证治疗中风病248例临床分析[J].中国中医急症，1997（01）：8-9.

（三）重用涤痰祛瘀剂辨治混合性中风观察

混合性中风是指在一次中风过程中，脑部同时或相继发生出血与梗死两类不同性质的一类急性脑血管疾病。随着CT与MRI在临床上的广泛应用，混合性中风病不断增多并得到证实。20世纪90年代，我们在辨证用药基础上，重用涤痰祛瘀剂治疗急性混合性中风20例病程1周内病人，全部经CT检查均发现新鲜出血灶和梗死灶并存（脑出血：基底节区 12 例、颞叶 2 例、额叶 2 例、小脑 4 例，出血量 5～42mL，合并脑梗死同侧 15 例、对侧 4 例、双侧脑梗死 1 例，梗死灶在基底节区、放射冠 18 例）。

根据不同证型选用不同方药，肝阳暴亢风火上扰型以天麻钩藤饮为主，阴虚风动型以镇肝熄风汤为主，气虚血瘀型选用补阳还五汤为主，风火上扰清窍型以羚角钩藤汤为主，痰湿蒙塞心神型以涤痰汤为主，随证加减毛冬青、丹参、天竺黄、海藻、蜈蚣、全蝎之类。常规静滴毛冬青甲素注射液、脑血康口服液、藻酸双酯钠片及人工牛黄粉等。颅内压高者常规脱水降颅内压。治疗 1 个月为 1 个疗程统计，基本痊愈 13 例，显效 3 例，有效 3 例，无效 1 例，无死亡。CT 前后对比 17 例，治疗后血肿吸收。

混合性中风由于不同类型的中风在同一患者身上出现，使用止血剂或抗凝、扩张血管药物，均有可能带来梗死或出血的副作用。经多年临床观察体会，认为痰瘀在混合性中风病程中都有其重要位置，早期在辨证用药基础上，重用涤痰祛瘀剂，对提高疗效具有重要意义。

资料来源

[1] 刘茂才，黄燕，黄培新，等 . 涤痰祛瘀为主治疗混合性中风 20 例临床探讨 [J] . 广州中医药大学学报，1996（01）：25-27.

（四）辨证结合涤痰祛瘀法诊治脑出血探讨

中风起病急骤，证见多端，变化迅速，出血中风更是如此。对其急性期的合理有效救治是降低病死率和减轻致残率的关键。既往我们对中风病（包括出血中风及缺血中风）辨证论治基础上的痰瘀同治进行了探讨，同时也观察到出血中风与缺血中风的异同，而后我们转对出血中风的痰瘀同治进行观察。

全部 30 个病例均经 CT 确诊、病程在 2 周之内的高血压动脉硬化性脑出血，在辨证基础上重用痰瘀同治。中医分型属肝阳暴亢、风火上扰证 10 例，阴虚风动证 11 例，风火上扰清窍证 4 例，痰热内闭证 3 例，痰湿蒙塞心神证 1 例。出血量：30mL 以内者 26 例，30～60mL 者 4 例。病情按国家中医药管理局医政司《中医内科急症诊疗规范》分级，属轻度者 17 例，中度者 8 例，重度者 5 例。血液流变学检查异常者 20 例，其中中风预报检测（++++）者 8 例，用药前后未发现有出血倾向。

治疗方法根据辨证分型论治处方。

（1）肝阳暴亢、风火上扰型以天麻钩藤饮为主，兼有痰者加胆南星、天竺黄、川贝母；大便秘结加虎杖、大黄。

（2）阴虚风动型以镇肝熄风汤为主，烦躁失眠加珍珠、酸枣仁；手足心热加牡丹皮、知母、地骨皮。

（3）风火上扰清窍型以羚角钩藤汤为主，加黄芩、牡丹皮、山栀子；抽搐加全蝎、地龙，配合安宫牛黄丸内服。

（4）痰湿蒙塞心神型以涤痰汤为主，配合苏合香丸内服。

（5）痰热内闭心窍型以羚角钩藤汤合涤痰汤为主，配合安宫牛黄丸，发热加用紫雪丹内服。

在辨证用药基础上，重用祛瘀涤痰剂：常规使用牛黄粉 2g 冲服，2～3 次/日，脑血康口服液 1 支，2～3 次/日，或者用西黄丸 1 支，1～2 次/日，口服；并常规点滴川芎嗪或用毛冬青，每日 1 次，连续 2 周，以加强祛瘀涤痰。如头痛剧烈、呕吐，有脑疝倾向者，加用甘露醇进行脱水；合并感染发热者，加用双黄连针静脉点滴，或选用其他抗生素进行抗感染治疗。除合并有消化道等出血者，一般不使用任何中西药止血剂。一旦气血逆乱及神昏解除，表现为血压平稳，无明显高血压危象、颅内高压及出血倾向者，则及时改用补阳还五汤合涤痰汤加减，随证加入水蛭、全蝎、蜈蚣之类，并随时间推移，逐渐加大黄芪用量。对一些病情较轻者，一开始即以此法治之。治疗观察 1 个月，按国家中医药管理局医政司《中医内科急症诊疗规范》判断疗效。30 例脑出血，基本痊愈 10 例，显效 11 例，有效 7 例，无效 1 例，死亡 1 例，总有效率为 93.33%。

中风一病，临床症状错综复杂，关联各个脏器，以及气血、经络。其病机属本虚标实，治疗不能只固守某一证型，一成不变，必须坚持辨证论治并随证变化，及时改变治疗措施。临床救治单靠内服药物，难以应付，神志障碍者，更是服药不便。因此，必须充分利用各种药物剂型、各种给药途径，以及各种治疗手段结合起来，医疗护理密切配合，必要时还要结合现代医学的救治方法抢救患者。如有脑疝倾向或出现脑疝时，予脱水降颅压相结合，必要时做颅内血肿清除术，以挽救患者生命。脑出血的中医病因，主要表现在虚、风、火、痰、瘀、气这六个方面，而其根本在肝肾亏虚，其标在于风、火、痰、瘀、气。它们在本病之发病过程中经常互相影响，相互作用。其病机多表现在风阳暴张，风火相煽，血随气逆，夹痰夹瘀，上阻清窍。《血证论》云："然既是离经之血，虽清血鲜血，亦是瘀血。"出血中风病发，临床证候表现复杂，而痰瘀交结，使气血不能周流，清阳之气不得舒展，神明失司，此乃脑出血急性期的关键所在。CT检查所示颅内病灶部位之血肿及其周围水肿，可视为痰瘀交结的佐证。我们在临床每将涤痰祛瘀作为脑出血的基本治则之一，其余则根据证候的夹杂，随证立法，疗效尚属满意。

资料来源

[1] 刘茂才，黄燕．高血压脑出血急性期30例治疗体会[J]．新中医，1993（07）：33-35．

（五）扶正以祛邪痰瘀同治中风病恢复期研究

中风恢复期的病机主要以本虚为主，兼以标实。所谓本虚，即元气耗损，气血不足，肝肾阴精亏虚。《素问·灵兰秘典论》曰："肾者，作强之官，伎巧出焉。"《素问·阴阳应象大论》曰："肾生骨髓。"《灵枢·海论》曰："髓海有余，则轻劲多力，自过其度。"《素问·六节藏象论》曰："肝者……其充在筋。"《素问·经脉别论》曰："食气入胃，散精于肝，淫气于筋。"气血不足，肝肾阴精亏虚则脑脉失养，髓海空虚，可致肢体功能活动障碍。所谓标实，即痰浊、瘀血阻滞脑窍脉络，而痰浊瘀血又为正气亏虚所致，"气行则血行"，气虚则运血无力，血流不畅而成瘀，水液不化而成痰。因此，根据"急则治标，缓则治本"的治疗原则和"肾主骨，生髓，诸髓皆属于脑""其病在脑，瘫痪诸证乃为痰瘀痹阻脑脉"的理论，本着治病求本，从脾肾入手，拟补气补肾以益脑髓，达到扶正以祛邪，"寄补为通，寄补为消"之目的。

复方北芪口服液是我们中风专科研制的中风系列口服液之一，1991年开始试用于临床治疗中风恢复期，取得较好疗效。方由黄芪、何首乌、鸡血藤、龟甲胶等组成，方中重用黄芪以补气，助以健脾化痰（内痰），配何首乌、鸡血藤以益气活血通脉；用龟甲胶以滋阴潜阳，益肾健骨，配何首乌、鸡血藤以养肝肾。黄芪补气升阳，龟甲胶滋阴潜阳，共用而平调阴阳。诸药合用，阴阳平和，气血流畅，精气充足，脑髓得充，痰瘀自消。为了更客观地评价该药的疗效，采用华佗再造丸进行随机双盲对照试验评价该药治疗中风恢复期的疗效。复方北芪口服液由医院制剂室制成每支 10mL，相当于生药 1.4kg/L，批号为 960605；对照药物华佗再造丸，由广州奇星制药厂生产，批号为 960524；由本院制剂室制备与复方北芪口服液、华佗再造丸形状大小、规格、颜色基本相同的安慰丸剂、安慰口服液（成分由淀粉、色素、苦味素等组成）。两组均采用统一安慰剂治疗：① 0.9% 生理盐水 250mL，静滴，1 次 / 天，连用 10 天，停用 7 天，再用 10 天；②中药汤剂：怀山药 30g，茯苓 15g，麦芽 30g，甘草 6g，谷芽 30g，薏苡仁 30g，水煎至 150mL，1 次 / 天。在此基础上，一组加用复方北芪口服液 10mL，3 次 / 天，安慰丸剂 6g，2 次 / 天；另一组用华佗再造丸 6g，2 次 / 天，安慰口服液 10mL，3 次 / 天。若有临时情况，对症处理。

结果纳入 103 例中风恢复期，脑梗死恢复期 76 例，脑出血恢复期 27 例，采用双盲双模拟法观察，疗程 1 个月。研究揭盲结果为Ⅱ号口服液为试验药，Ⅰ号丸剂为对照药。Ⅰ组（阴虚风动 14 例、痰热腑实 5 例、气虚血瘀 18 例、风痰瘀痹阻 14 例）为华佗再造丸对照组（简称对照组），Ⅱ组（阴虚风动 12 例、痰热腑实 5 例、气虚血瘀 20 例、风痰瘀痹阻 15 例）为复方北芪口服液治疗组（简称治疗组）。结果显示，治疗组的总有效率为 94.12%，与对照组相仿（P > 0.05）；对主要症状如半身不遂、偏身麻木、舌强言謇等复常率分别为 56.86%、42.86%、16.13%。这提示复方北芪口服液对中风恢复期治疗有显著疗效，尤其是对中风半身不遂、偏身麻木的症状改善效果较突出。复方北芪口服液的总有效率与中风恢复期的三个主要症状的复常率与华佗再造丸组比较差异无显著性。在改善伴随症状方面，复方北芪口服液组在咽干口苦、心烦易怒等方面，疗效优于华佗再造丸组，差异具有显著性（P < 0.05）；在改善失眠多梦的症状方面，复方北芪口服液组复常率为 73.1%，华佗再造丸组为 28.6%；改善腹胀便秘方面，复方北芪口服液组复常率为 60%，华佗再造丸组为 22.2%。在改善患者的血液流变学指标及血中红

细胞超氧化物歧化酶（SOD）、血浆丙二醛（MDA）含量方面，两组疗效相仿（均 $P > 0.05$）；两组均未发现有心、肝、肾等脏器的损害，但对照组治疗后一些患者出现咽干口苦、心烦易怒、多梦失眠、便秘、纳差等症状，而治疗组无 1 例出现上述症状。这提示复方北芪口服液治疗中风恢复期患者与华佗再造丸疗效相仿，而对阴虚有热的患者比华佗再造丸更为合适。

按照国家中医药管理局医政司脑病急症协作组制定的辨治标准，临床分型有阴虚风动、痰热腑实、气虚血瘀、风痰瘀痹阻等，总的来看仍体现了痰瘀证候的类证共性，而恢复期中风病的病机中，本虚是主体，标实为表象，所以我们以扶正为主以祛内邪（痰瘀）的方法，亦所谓扶正以痰瘀同治之义。

资料来源

[1] 黄燕，黄培新，杨志敏，等．复方北芪口服液治疗中风恢复期的临床研究 [J]．广州中医药大学学报，1999，4：263–267．

二、脑出血的活血化瘀治疗

现代医学之影像学的应用告诉我们，脑出血是颅内血管的破裂出血，脑出血的特殊危重性质给广大的中西医临床工作者带来疑惑甚至挑战，也有人认为活血化瘀等相关中药会诱发加重出血，在脑出血中是禁区。当然，中医药诊治血证、中医对中风病认识及其活血化瘀的应用同样有数千年的历史。从 20 世纪 70 年代开始，我们在临床工作中，进行了祛瘀活血法对脑出血急性期综合治疗的探讨观察。

（一）临床资料及结果

经腰穿及/或颅脑 CT 确诊 66 例病程 14 天内（< 3 天者 50%）患者，病情轻型 15 例、中型 41 例、重型 10 例。按病情缓急分甲、乙两组进行治疗。甲组 58 例，病情相对较缓，主要用祛瘀活血治疗，不用任何止血剂，选用毛冬青甲素 20 ～ 40mg 或盐酸川芎嗪 80 ～ 160mg 静滴，每天 1 次；另用丹参注射液 4mL 肌肉注射，每天 2 次；口服制剂选用川芎嗪片、毛冬青甲素胶囊、华佗再造丸、西黄丸等，随证选用 1 ～ 2 种口服。乙组 8 例，病情相对较急，运用止血剂治疗，而不予祛瘀活血，

每天用抗血纤溶芳酸 0.2 ～ 0.4g 静滴，一般滴注 7 ～ 10 天；卡巴克洛（又名：安络血）10 ～ 20mg 肌肉注射，每日 2 次。在对症治疗方面，两组基本相同。结果：甲组 58 例治愈 15 例，显效 22 例，有效 16 例，无效 2 例，死亡 3 例；有效率为 91.39%。乙组 8 例，显效 2 例，有效 2 例，死亡 4 例，有效率为 50%。

两组病例，分组虽非随机，缺乏可比性，但从其治疗结果初步可表明：总体疗效分析运用抗血纤溶芳酸等止血剂治疗脑出血，尚不能证明用后有肯定裨益。出血急性期不用止血剂，而用毛冬青甲素等，具有抗血小板凝聚、溶解血栓作用的祛瘀活血类药物进行治疗，却未发现因此而使病情加重，或从而引起出血倾向。甲组病例祛瘀活血贯穿始终，疗效比较满意。而且显示愈早接受治疗，显效率愈高。7 例颅脑 CT 的前后对比，表明祛瘀活血疗法对脑出血病者颅内病灶周围的水肿及血肿的吸收都是有积极作用的。

资料来源

[1] 刘茂才. 中西结合治疗脑出血 66 例的体会 [J]. 广东医学，1989，10（4）：34–35.

（二）脑出血的瘀血病机与活血化瘀治法

脑出血之发生，在风、火、痰、虚、气、瘀等六个方面各有侧重，相互影响，逐渐形成中风前的痰瘀滞阻脑脉的重要病理基础。一旦有了这种基础，在某些诱因诱发下，如情绪过激、用力过猛等，从而引起"身中阳气之变动"，阴阳错乱，失去平衡而出现气血逆乱，致"血之与气，并走于上""血菀于上"的局面，气血上逆，脑脉血液盛极，充而再充，致气迫血走，或气不能摄血而络破血溢，出现出血中风之候。

1. 离经之血，便是瘀血；津凝血败，为痰为饮。一旦络破血溢，离经之血，本身就是瘀血。唐容川《血证论》云："然既是离经之血，虽清血鲜血，亦是瘀血。"这种瘀血不但失去其生理作用，而且又将成为一个致病因素而作用于机体。因为这种离经之血必然阻滞清窍之脉络，影响脑髓气血之流通，而形成新的瘀血。《秦氏同门集》云："一旦血液不循常经，势必凝结成瘀，以阻其余血液之流动。"离经之血，郁积脑髓，致清阳之气不得舒展，而津凝血败，为痰为饮（脑水肿、颅脑水瘀、颅内高压等）；或痰瘀郁积而化热，产生热毒、瘀毒、痰毒等，出现发热，毒损神机，神机失统，致五脏六腑、十二经脉诸病丛生。其他致气血瘀滞因素：中风病发，头痛或头晕呕吐，津液耗伤；中风病发，神志障碍，吸纳不足；中风病发，或加发热，津液耗伤；通泻过度，津液耗伤；防治脑水肿，脱水过度，津液耗伤；卧床不动，亦可致气血郁滞。尽管中风病发后矛盾繁多，病机复杂，但瘀阻脉络，气滞而血瘀，使元神之府清阳之气不能舒展，乃其主要矛盾，为高血压动脉硬化性脑出血急性期的关键所在。

2. 活血化瘀是治疗脑出血急性期的重要法则：活血化瘀是祛除瘀血、流通血脉的方法，具有改善血液循环、止血和促进溢血的吸收、消肿消炎、改善神经营养作用等。脑出血之证，所溢于脉外之血，已不能复返故道，以及由此而引起的气血郁滞（脑组织之充血、水肿等）需通过祛瘀活血而加以疏导，使其消散与吸收，从而使脑脉流通，清阳之气舒展，恢复各项功能，达到祛瘀生新的目的。唐容川指出："且既有瘀血，便有瘀血之证，医者按证治之，无庸畏阻。"脑出血病发后，只要上逆之气复返，气复平顺而不上逆（血压稳定而无危象等，患者无明显躁动和抽搐，通常 BP < 220/120mmHg），并无明显出血倾向（无明显凝血机制障碍、不是在服抗凝剂病者等特殊病例），无明显的肝肾功能损害，就可即时用活血化瘀治疗。

（三）脑出血急性期活血化瘀治疗的时机及安全性

脑出血急性期的界定不一，临床结果缺乏可比性。中医界通常认为，急性期：发病后两周以内，中脏腑最长至 1 个月；恢复期：发病两周或 1 个月至半年以内；后遗症期：发病半年以上。国内习惯将 4 ～ 6 小时称为超早期（有谓 0 ～ 4 小时），72 小时内是急性期（有谓 5 ～ 72 小时，亦有谓 2 ～ 7 天），8 ～ 30 天为亚急性期（有谓 4 ～ 22 天），22 天以后为慢性期。

那么，什么时候使用活血化瘀治疗是合适的呢？持中医瘀血观点者认为，高血压性脑出血的过程主要在于脑血管直接破损出血和微动脉破裂出血，在于血流动力学的问题，认为脑出血具有自止性。脑位于头颅之中，相对封闭，一般认为发病后 20 ～ 30 分钟即形成血肿，颅内压增高，当颅内压与出血处血管内压达到平衡时出血自止。CT 显示，发病 2～3 小时血肿已形成，一般不再扩大，6～7 小时仅为单纯性血肿。脑出血患者由于高血压、动脉硬化的影响，非凝血机制障碍所致。持此认识者多主张运用活血化瘀治疗，但各个学者根据患者安全的考虑和病程的需求而选择开始使用活血化瘀药物时机也不一致，差异性也很大。即时使用活血化瘀最短为病后 0.5 小时，证实是安全的。所谓即时，通常也要在病后几个小时才能接受活血化瘀治疗。我们对 201 例高血压性中大量脑出血患者采用血肿清除术加中医药治疗进行对照观察，中药含静滴清开灵或川芎嗪、内服含有水蛭等活血化瘀的中成药，取得了较好的疗效。部分病轻患者，出血量 ≤ 30mL 且病情稳定在发病后 24 小时后开始。亦有学者认为，因为出血后血液当中的凝血机制发生了局部变化，被激发的凝血因子既可诱导凝血酶原转化为凝血酶，又可激活纤溶系统清除坏死的细胞，这个平衡如果被外力打破，都可向另一方向发展。过早使用或大量使用活血药，有可能再次出血，强调 24 小时后且生命体征平稳，无上消化道出血等情况下应用。总体而言，大多数研究者都倾向于应用活血化瘀药时机宜早不宜迟。亦有学者认为，因继续出血或再出血的存在，破血逐瘀药具有类似西药抗凝作用，所以对活血化瘀持否定或慎重态度。由于担心活血化瘀治疗会增加出血量或再出血，加重病情，仍然采用止血药治疗。

脑出血后继续出血的病案较以往增多，除了人们的重视、检测手段的进步外，出血后癫痫发作、收缩压的升高、脑叶和丘脑出血、长期服用阿司匹林、有饮酒史、超早期甘露醇的使用等，都是继续出血的危险因素。虽然继续出血的病案有一定数量，但目前尚未表明这种继续出血是由于活血化瘀治疗导致的。

因此，中药活血化瘀药不能等同西药的抗凝剂或血管扩张剂，而且中药多数是辨证施治的复方制剂，属于综合治疗的一个重要组成部分。诸多活血化瘀药都具双向作用，高血压性脑出血卒中暴厥后，只要上逆之气复返，气复平顺而不上逆（血压稳定而无危象等，无明显的躁动和抽搐，通常 BP < 220/120mmHg），并无明显出血倾向（无明显凝血机制障碍、不是在服抗凝剂病者等特殊病例），无明显的肝肾功能损害，就可即时用活血化瘀药进行辨证治疗。目前围绕急性脑出血症的活血化瘀

治疗，和应用时间窗的探讨等研究，诸多学者无疑做了大量的工作，取得了很大进步，拓宽了学术视野，加深了理论深度。然而学术上尚有诸多疑点未能得到共识，学术亦无止境，所以学者尚需努力，加大前瞻性的研究。目前部分临床专家正在组织实施破血逐瘀治疗脑出血的再评估，相信其结果将会有积极意义。

三、脑出血痰瘀同治小结

在上述中风病的临床观察中，我们通过最初辨证分型发现，中风病以肝阳痰瘀为主证，出血中风与缺血中风各有特点，而后进行了辨证论治基础上加强痰瘀同治的观察，也单独对脑出血和混合性中风病的痰瘀同治进行临床观察分析，并对脑出血急性期活血化瘀治疗的安全性等进行了探讨分析，中风病急性期后的痰瘀病症，亦通过扶正祛邪指导思想，达到痰瘀自消的治疗作用。总结出痰瘀在脑出血病因病机的重要性以及痰瘀同治的有效性。

（一）痰瘀阻滞脑脉是发生中风的主要病理基础

《素问·阴阳应象大论》云"年四十，而阴气自半也"，古代医家亦谓"年逾四旬气衰之际"而"多有此疾（中风）"。年逾四旬之人，脏腑气血渐渐衰弱，元气逐渐不足，往往容易阴阳失调。一方面由于肝肾阴虚，致肝阳上亢，阳亢于上，血亦随之而上，常导致血菀于上，使气机郁滞，气滞则血瘀，因而瘀血留滞脑髓脉络之中。另一方面由于肾阳衰微，火不暖土或嗜食膏粱厚味之品，湿浊困脾，脾失运化，痰浊内生，痰瘀阻滞脑脉，逐渐形成中风前脑脉痰瘀内蕴之病理基础，加之各种诱因激发而致气血逆乱，发生中风。

在活动状态下起病者，多为阳气上逆，血之与气并走于上，血随气逆，直冲犯脑，致"满脉去形"血溢脉外之出血中风之候；并由于中风病发随即因情志之抑郁而气滞血瘀，或由于血溢脉外致脑脉周流不畅，产生新的瘀证而相继出现缺血中风之候。血气上逆或未致"满脉去形"之境，却由于气血逆上而血菀于上，脑脉充盈而郁积不散，气结血凝，脑脉痹阻，出现缺血中风之候；或随之因中风病发而惊恐，情志变动，加重气血之搏击，从而相继出现出血中风之候。同时，由于平素脑脉中痰瘀郁积内蕴和滞阻脉络程度之差异，以及各脑脉间受上逆之气搏击程度的不同，因而在同一次气血上逆过程中，便可同时有出血与缺血之可能。

在安静状态下起病者，多为气虚而不能统血或气滞而血瘀，脉络痹阻，出现缺血中风；然瘀又可致出血，瘀血阻塞脉络，壅塞气道使血不循经而外溢脉外，致出血中风；或缺血中风病发后，由于情志变化，激发身中之阳气变动，引发气血上逆，直冲犯脑，相继出现出血中风。

（二）痰瘀交结是中风发生发展的主要矛盾之一，贯穿中风病始终

无论脑部血管阻塞还是破裂出血，无论是局部还是全脑，其导致脑血液循环障碍产生的后果皆是相似的，基本病理变化均是脑组织的缺氧和缺血，而这种缺氧和缺血在急性期必然导致局部或全部的脑组织水肿，甚至导致颅内压增高。这在某种意义上，可视为痰瘀交结之佐证，是其关键和本质所在。脑梗死之后血脉痹阻，血流不通，有瘀无疑；脑出血之脑脉破裂，血溢于脉外而蓄积于脑髓脉络清窍之间，势必壅塞气道，痹阻脉络，此亦必然产生新的瘀证。正如《秦氏同门集》所云："一旦血液不循常经，势必凝结成瘀，以阻其余血液之流动。"《血证论》亦云："然既是离经之血，虽清血鲜血，亦是瘀血。"混合性中风病发，脑脉痹阻或血溢脑脉之外，致清阳之气不得舒展，气血不得流通，津液气血不循常道，津血渗泄为痰为饮（脑水肿）。正如《景岳全书》指出"而津凝血败，皆化为痰耳"。所以痰瘀交结是本病病发后的主要矛盾之一，是关键所在。中风病急性期后，即邪实渐消，正气不足为主，多为气血肝肾等不足，气郁痰凝血瘀为标。

（三）痰瘀同治是治疗中风病的重要治则

从中风临床证候可以看出，痰瘀是其主要表现，是常见的主证或兼证，常常贯穿始终，甚至互为因果循环，故涤痰祛瘀为中风之重要治则。祛瘀活血是祛除瘀血、流通血脉的方法，具有改善血液循环，有止血和促进溢血的吸收，消肿、消炎，改善神经营养的作用。脑脉痹阻或血溢脑脉之外，津液气血不循常道，由之而产生痰瘀郁积（脑组织之水肿等），必须通过涤痰祛瘀加以疏导，使其消散与吸收，从而使脑脉流通，清阳之气舒展，恢复各项功能。近年来已有不少报道，采用祛瘀活血治疗脑出血，降低病死率，减轻致残率，取得较好效果。因此，中风病之发生，无论出血或缺血，早期施以活血化瘀及痰瘀同治是可行的。并在此基础上给予综合治疗，可提高疗效，值得进一步探讨研究。而急性期后，正气亏虚，脏腑气血亏虚为本，当扶正为主，以祛邪实。

第二节　痰瘀证候临床特点研究

中医证候的认识和研究，是中医药临床和理论的重要组成部分。随着我们对中风病临床诊治经验的积累，同样对其证候特点也有了一定的认识，在行业标准等指导下，对中风病急性期及其动态的证候变化进行了较为系统的观察研究，特别是对于中风病各期痰瘀相关类证规律做了一些总结分析，分析痰瘀证候是中风病（脑出血和脑梗死）的主要病机，痰瘀类证贯穿中风病急性期、恢复期和后遗症期。

一、中风病急性期证候分布规律研究

中风病的发生往往是多种致病因素共同作用的结果，其病机复杂，证候变化急，表现多样，中医辨证较难掌握。为了使中风病的证候学和临床诊断建立在更为严谨的科学基础上，从 1992 年 9 月至 1996 年 9 月，我们对连续收治的 221 例中风病急性期的病人，进行了急性期中医证候分布规律的调查和研究。

（一）临床方法与结果

全部病例按照 1986 年中华医学会第二次全国脑血管病学术会议第三次修订标准和全国脑病急症协作组第六次会议通过的《中风病辨证诊断标准（试行）》并经 CT 或 MRI 诊断为急性脑出血、脑梗死的住院病人，病程在 72 小时以内者，按照广东省科学技术委员会的"中风中医证候特征及其规范化研究"的科研设计方案，制定统一的标准和统一的调查表，调查内容包括一般情况、既往病史、个人史和 87 个常见的症状，16 种舌体、舌态、舌质，13 种舌苔，15 种脉象，6 个基本证候以及血脂、血液流变学、血小板聚集试验及 CT 等项目。由专门的中医和神经内科医师负责，在病人就诊未用药前，立即进行辨证和有关的检查（包括 CT 或 MRI 的检查），按统一要求填写调查表格，并对调查时间、药物干扰

等影响因素进行控制。

病例共 221 例，男 149 例，女 72 例；脑出血 67 例，脑梗死 154 例；年龄最小 42 岁，最大 96 岁，平均年龄（68.60±10.13）岁。归纳了 87 个常见的症状，各有关症状均分为 0、1、2、3 等级（0：不出现，1：为轻度，2：为中度，3：为重度），87 个症状中出现频率最高的 10 个依次为：偏身麻木 176 例，占 79.6%；肢体瘫软 161 例，占 72.9%；头晕 125 例，占 56.5%；神疲乏力 117 例，占 52.9%；倦怠嗜卧 99 例，占 44.8%；少气懒言 94 例，占 42.6%；口苦咽干 85 例，占 38.5%；反应迟钝 80 例，占 36.2%；便秘 71 例，占 32.1%；头痛如掣 66 例，占 29.8%。归纳了急性期患者出现的 16 种舌体、舌态和舌质，调查结果表明出现频率最高的 5 种依次为：舌歪斜 105 例，占 47.5%；舌红 104 例，占 47.1%；舌紫暗 83 例，占 37.6%；舌背脉络瘀张青紫 70 例，占 31.7%；舌有瘀点或瘀斑 55 例，占 24.9%。出现的 13 种舌苔中其频数最多的 5 种依次为：苔黄 137 例，占 62.0%；苔腻 79 例，占 35.7%；苔白 56 例，占 25.3%；苔薄 33 例，占 14.9%；苔厚 21 例，占 9.5%。归纳的 15 种脉象中其出现频率最高的 5 种依次是：弦脉 176 例，占 79.6%；细脉 80 例，占 36.2%；滑脉 61 例，占 27.6%；数脉 35 例，占 15.8%；沉脉 12 例，占 5.4%。

研究设立风证、火热证、痰证、血瘀证、阴虚阳亢证等 6 个基本证候。对相应证候的症状、舌象和脉象等进行记分。每个证候≥ 7 分时则该证候诊断成立。记分方法及证候诊断的分值均参照文献的标准。

中风证候的组合非常复杂，其中单一证候出现有 34 例，占 15.4%；两证组合有 110 例，占 49.8%；三证组合有 54 例，占 24.4%；四证组合有 20 例，占 9.0%；五证组合有 2 例，占 0.9%；其他证候有 1 例，占 0.5%。中风患者中以单一证候出现者有 6 种类型，共 34 例，占 15.4%。其中阴虚阳亢者最多见，共有 15 例，占 44.1%；其次为火热证 9 例，占 26.4%；风证 3 例，占 8.82%；血瘀证 3 例，占 8.82%；痰证 2 例，占 5.89%；气虚证 2 例，占 5.89%。根据研究结果显示，基本证候中以两证组合者为最多见，其次为三证组合、单一证候和四证组合。至于五证组合仅有 2 例，而六证组合本次研究未有出现（表 5-1）。从上述情况可知，各个单一证候和四证及以上组合的比例都较低，而以两证组合为最多，实际上临床医师诊治中风病也是极少做出单一证候诊断的，以两种证候组合为常见，与本研究结果是吻合的。

表 5–1　中风证候分布及组合出现情况

证候组合形式	频数	%
单证	34	15.4
两证组合	110	49.8
三证组合	54	24.4
四证组合	20	9.0
五证组合	2	0.9
六证组合	0	0
不属以上证候者	1	0.5
合计	221	100.0

两证组合者是诸证组合中最多的，有13种类型，共110例，占49.8%。其中尤以痰证＋血瘀证组合证为最多，共47例，占43.1%；其余依次为：血瘀证＋气虚证组合证，共25例，占22.9%；风证＋火热证组合证，共14例，占12.8%。这说明中风急症类型分布以痰瘀互结最为多见，其次为气虚血瘀证及风火证。此外，分析痰、瘀证候与其他证组合情况，也发现单纯的痰、瘀证并不多见，而是以痰瘀互结证、痰瘀合并其他证者为最多（表5–2）。

表 5–2　痰、瘀证候与其他证组合情况

证候	例数
痰证	2
瘀证	3
痰证＋瘀证	47
痰证＋瘀证＋其他一证	32
痰证＋瘀证＋其他二证	15
痰证＋瘀证＋其他三证	2
合计	101

三证组合者有 11 种类型，共 54 例，占 24.4%。其中以痰证＋瘀证＋阴虚阳亢证组合为最多，有 16 例，占 29.6%；风证＋火热证＋痰证组合有 9 例，占 16.7%；其次为痰证＋瘀证＋气虚证组合 8 例，占 14.8%；风证＋火热证＋血瘀证组合 6 例，占 11.1%；火热证＋痰证＋血瘀证组合 5 例，占 9.26%。其余组合则相对较少见。四证组合者有 8 种类型，共 20 例，占 9.0%。其中以风证＋火热证＋痰证＋血瘀证组合为多，共 8 例，占 3.6%；其次为风证＋痰证＋瘀证＋气虚证组合，共 3 例，占 1.4%。五证组合者仅有一种类型，为风、火热、痰、瘀证及阴虚阳亢证组合，共 2 例，占 0.9%。中风证候变化十分复杂，虽然以上 6 种基本证候能将大部分中风证候归纳，但仍有极少部分中风患者的证候不符合以上 6 种基本证候的诊断标准或超出 6 种基本证候的范畴，故本研究将其归入不属以上证候者进行分析。

　　调查结果表明，6 个证候的发生频率依次为：血瘀证 67.9%，痰证 52.0%，火热证 30.3%，风证 29.4%，阴虚阳亢证 24.9%，气虚证 24.4%。各证候之间，以血瘀证与痰证发生频率为最高（表 5-3）。

表 5-3　中风中医证候分布的比较

证候	例数	%
风证	65	29.4
火热证	67	30.3
痰证	115	52.0
血瘀证	150	67.9
气虚证	54	24.4
阴虚阳亢证	55	24.9

　　221 例患者证候总得分是 9496 分，从分布情况来看，以血瘀证（33.2%）、痰证（24.6%）得分最高，其次为火热证（12.9%）、风证（11.2%）、阴虚阳亢证（9.31%）和气虚证（8.59%）。调查结果从另一个侧面也揭示了中风证候的辨证中是以血瘀证和痰证在临床上最多（表 5-4）。

表 5–4   221 例患者各证候得分分布情况

证候	得分	%
风证	1063	11.2
火热证	1230	12.9
痰证	2343	24.6
血瘀证	3159	33.2
气虚证	816	8.59
阴虚阳亢证	885	9.31
合计	9496	100.0

（二）中风病急性期证候规律

1. 症状、舌象、脉象的调查为中风的基本病机提供了依据。为较准确地了解中风病人症状、舌象、脉象的分布规律，本研究在总结前人经验的基础上，设定了 87 个症状，16 种舌质、舌体、舌态，13 种舌苔和 15 种脉象进行调查。结果表明，87 个中风症状中出现频率最高的 3 个症状依次为：偏身麻木 176 例，占 79.6%；肢体瘫软 161 例，占 72.9%；头晕 125 例，占 56.5%。16 种舌质中出现频数最高的 5 种舌质为：舌歪斜 105 例，占 47.5%；舌红 104 例，占 47.1%；舌紫暗 83 例，占 37.6%；舌背脉络瘀张青紫 70 例，占 31.7%；舌有瘀点或瘀斑 55 例，占 24.9%。13 种舌苔出现频数最高的 3 种舌苔是：苔黄 137 例，占 62.0%；苔腻 79 例，占 35.7%；苔白 56 例，占 25.3%。15 种脉象中出现频数最高的 3 种脉象为：脉弦 176 例，占 79.6%；脉细 80 例，占 36.2%；脉滑 61 例，占 27.6%。根据症状、舌象、脉象的频数分布，我们可以认为前人把中风的病因病机综合为风、火、痰、瘀、气、虚 6 类是有其基础的。实际上，本研究的结果也表明频数出现最多的症状、舌象、脉象与这 6 类病机密切相关。偏身麻木、肢体瘫软、舌歪斜是中风的基本症状；头晕是风证的表现；舌红、苔黄是火热证表现；苔腻、苔白、脉滑常见于痰证；脉细则往往为虚证表现；至于舌紫暗、舌背脉络瘀张青紫、舌有瘀点或瘀斑都认为是血瘀证的重要根据。由此可见，通过客观、定量的调查，通过严格的数理统计分析，是有可能为中风的病因病机提供可靠的依据。

2. 血瘀证和痰证是中风发病时的主要病因病机。调查结果表明，血瘀证和痰证是中风发病时的主要病因病机，其依据是：①中风证候中血瘀证和痰证发生频率最高，血瘀证是 67.5%，痰证是 52.0%，均大于 50%；②从 221 例患者证候得分的分布情况来看，也是以血瘀证（33.2%）、痰证（24.6%）得分最高；③两证组合的发生频率同样以血瘀证＋痰证最高，血瘀证＋痰证共 47 例，在两证组合中占 43.1%。痰瘀互结，阻滞脉络，或造成气血逆乱，血溢脉外，或造成气血运行不畅，血脉阻塞，所以痰瘀互结是中风发病时的主要病因病机。

3. 风证、火热证是中风诸证组合中主要的证候。调查结果表明，当中风诸证组合时，痰、瘀证是最基本的证候，而风证和火热证是主要的组合证候。三证组合者有 11 种类型，共 54 例，占 24.4%。出现频率最高为：风证＋火证＋痰证组合 9 例，占三证组合者 16.7%；其次为：风证＋火热证＋血瘀证组合 6 例，占 11.1%；四证组合者有 8 种类型，共 20 例，占 9.03%。出现频率最高的是：风证＋火热证＋痰证＋血瘀证组合 8 例，占四证组合者 40%。由此可见，在三证以上形态组合中，除痰瘀互结外，风证和火热证出现的频率最高，在各种证候组合中均占有较大比重。痰瘀互结，蕴久化热，热极则化火生风，风火相煽，则耗伤气血，造成气血逆乱，或阻滞脉络，气血运行受阻；或损伤脑脉，血溢脉外，而成中风。

4. 由于中风的病因病机十分复杂，临床证候变化多端，中医辨证较难掌握，现时医者众说纷纭，各定证型，这既不利于总结整理，影响学术交流，亦不利于医生掌握，妨碍了辨证技能及疗效的提高，所以很有必要对中风的证候辨证做进一步的规范化和系统化。

根据以上中风证候组合的研究结果，认为在中风急性期辨证上应设置以下五种证类：痰瘀互结证、气虚血瘀证、阴虚风动血瘀内停证、风火夹痰证、风火上扰痰瘀互结证。在我们的研究分析中，上述证类的覆盖率是较高的，可以作为制订中风急性期证候的参考依据，为建立中风的精确量化诊断和提高中风病的诊断水平奠定基础。

资料来源

[1] 梁伟雄，黄培新，刘茂才，等 . 中风病急性期中医证候分布规律的研究

[J]．广州中医药大学学报，1997，14（2）：71–75.

二、中风病各期痰瘀类证变化分析

中风病的病机复杂，历代医家对其论述非常丰富，但争议也多，概言之有风、火、痰、瘀、虚、毒等，研究中风的各种证候分布，探讨其演变规律，对于指导临床治疗有着重要的意义。我们对 1998—2003 年中风病患者 1418 例（包括急性期、恢复期、后遗症期）的证候特点进行了分析，发现血瘀证、痰证是最主要的两大证候，痰瘀互结是其基本病机，痰瘀类证贯穿于本病各期始终。

（一）临床方法与结果

全部病例均为广东省中医院神经内科住院和门诊经头颅 CT 或 MRI 确诊为中风的首次接诊者。病名和证类名诊断按照中华中医学会内科学会 1986 年制订的《中风病中医诊断、疗效评定标准》，分为肝阳暴亢、风火上扰证，风痰瘀血、痹阻脉络证，痰热腑实、风痰上扰证，气虚血瘀证，阴虚风动证，风火上扰清窍证，痰湿蒙塞心神证，痰热内闭心窍证，元气败脱、心神散乱证共 9 个证型。辨证诊断标准参照国家中医药管理局脑病急症科研组 1994 年制定的《中风病辨证诊断标准（试行）》，痰瘀并见者，既符合痰证诊断标准，同时也具备血瘀证诊断标准。分期标准按照中华全国中医学会内科学会 1986 年制定的《中风病中医诊断、疗效评定标准》分为三期，发病 4 周以内为急性期，4 周至 6 个月为恢复期，6 个月以上为后遗症期。共纳入 1418 例，男 806 例，女 612 例；年龄最小 38 岁，最大 102 岁，平均 72.1 岁；病程最短 5 小时，最长 12 年，4 周内 727 例，4 周至 6 个月 415 例，6 个月以上 276 例，平均 21.7 天。脑梗死 963 例（中脏腑 145 例，中经络 818 例），其中急性期 406 例、恢复期 295 例、后遗症期 262 例。脑出血 455 例（中脏腑 221 例，中经络 234 例），其中急性期 321 例、恢复期 120 例、后遗症期 14 例。

根据其临床表现和舌苔、脉象，按上述 9 个证型进行中医辨证，并按 1994 年《中风病辨证诊断标准（试行）》计算证候积分，按风证、火热证、痰证、血瘀证、气虚证、阴虚阳亢证进行分类，统计各证候出现例数，"痰瘀并见"为既符合上述标准的痰证，又符合血瘀证者。结果：肝阳暴亢、风火上扰证 136 例（9.6%），风痰瘀血、痹阻脉络证 490

例（34.6%），痰热腑实、风痰上扰证49例（3.5%），气虚血瘀证282例（19.9%），阴虚风动证95例（6.7%），风火上扰清窍证139例（9.8%），痰热内闭心窍证172例（12.1%），痰湿蒙塞心神证49例（3.5%），元气败脱、心神散乱证6例（0.4%）。其中，风痰瘀血痹阻脉络证和气虚血瘀证最多，与其他证相比，样本率两两比较用 u 检验，$P < 0.01$，有显著差异。

不同病期中医证候分布结果，急性期以血瘀证、痰证、风证为最多见，与其他证候相比有显著性差异（P 均 < 0.05），三者之间无差异（$P > 0.05$）。恢复期则以血瘀证、痰证、气虚证为主。血瘀证与其他证候相比，均有显著性差异（P 均 < 0.05）；痰证与火热证、阴虚阳亢证相比，有显著差异（P 均 < 0.01）；气虚证和火热证、阴虚阳亢证相比有显著差异（P 均 < 0.05）。后遗症期，以血瘀证、气虚证和痰证为主，血瘀证与其他证候相比，有显著差异（P 均 < 0.05），气虚证与火热证、阴虚阳亢证相比，有显著差异（P 均 < 0.01）；痰证与风证、火热证相比，有显著差异（P 均 < 0.01）。每个病期的患者中，瘀血证所占比例最高，痰证者次于瘀血证，而痰瘀并见者，亦占有较高的比例（均 $> 61\%$），且与每个证候的理论平均率（16.6%）相比，有显著差异（$P < 0.01$），见表5-5。

表5-5　中风病不同病期中医证候分布

证候	急性期（n=727）	恢复期（n=415）	后遗症期（n=276）
风证	506（69.6）**	174（41.9）	53（19.2）
火热证	327（45.0）	173（41.9）	31（11.2）
痰证	514（70.7）**	323（77.8）**	178（64.5）**
血瘀证	537（73.9）**	343（82.7）**	205（74.3）**
气虚证	181（24.9）	212（51.1）*	168（60.9）**
阴虚阳亢证	129（17.7）	130（31.3）	77（27.9）
痰瘀并见	483（66.4）	285（68.7）	169（61.2）

注：每个病期比例在前三位者分别与最后二位者相比，* 表示 $P < 0.05$，** 表示 $P < 0.01$。两样本率比较用 u 检验。

（二）结果分析

从分析的1418例中风病各期患者来看，急性期以血瘀证、风证、痰证为多；而恢复期则以血瘀证、痰证为主，气虚表现较火热为多；后遗症期风证、火热证所占比例最少，而以血瘀、气虚、痰证为主。血瘀证和痰证在每个时期均占有很高比例，居前三位。痰瘀并见者在每个病期表现亦较突出，具有重要的意义。这一证候分布和演变规律提示，瘀血和痰浊在中风病发病中占有重要地位，而且贯穿于中风病的始终。

中风病的主要病理因素有风、火、痰、瘀、毒、虚等。风有外风、内风之别，外风学说在金元前占有统治地位。至金元转从内风立论，明清时期内风说完善，认为由伤积损，肝肾不足，水不涵木，肝阳化风。民国时张山雷、张伯龙、张锡纯则结合《内经》"血之与气，并走于上，则为大厥""血菀于上，使人薄厥"，认为系阴虚于下、阳浮于上，引动血气上逆，冲激脑经，出现诸证。火热之说提倡于刘河间，认为其火由于将息失宜，心火暴甚，肾水内亏，不能济火，内热怫郁，而生内风，风火相助，故病益甚。自朱丹溪明确提出湿热生痰理论以来，痰浊为患在中风病中的作用越来越为广大医家认识和重视，其后中风诸方多有化痰之品，近来，豁痰开窍已作为中风病的治疗大法之一。瘀血之说在《丹溪心法》已有论述，自清代以来得到医家的广泛认同，活血化瘀法成为中风的主要治法之一，瘀血说在目前占主导地位。中风病诸多病理因素中，以痰、瘀最为常见，痰瘀类证贯穿本病发生、发展的始终。通过上述证候分布的研究可知，风证、火证多出现在疾病的早期，经过治疗，其风、火均能较快缓解或消失，恢复期和后遗症期则气虚表现明显。由此可见，风、火、虚皆是无形之病理因素，不能贯穿疾病的始终，贯穿始终的是瘀血和痰浊这两种有形病理因素，且痰瘀每每相兼为患，这也是中风缠绵难愈的原因之一。痰为津液停聚而成，血瘀为血液运行不畅而成。津液与血液，二者同源，可分而不能截然分开，津液行于脉外，血液行于脉中，津液渗于脉中则成血，血乃营气合津液而成，此谓"津血同源"。从痰瘀二者成分来看，是相关的；津、血为阴类，不能自行，须赖阳气推动而布散周身，得其正则为人体正气的组成部分，失其常则为内生之邪，故痰、瘀之生成，均生于气，从二者成因来看，也是相关的。掌握以上证候分布和发展规律，为我们临床制定治疗法则提供了有力的证据。治疗中风病应当重视瘀血、痰浊的重要作用和密切联系，痰瘀同治，并将这一法则贯穿于论治的始终，才能更具有针对性，从而提高疗效。

资料来源

[1] 杨利，黄燕，蔡业峰，等.1418 例中风患者痰瘀证候分布和演变规律探析[J].辽宁中医杂志，2004，31（4）：459–460.

（郭建文　卢明　刘晓俊　刘文琛）

第六章　脑出血从阴阳类证辨证临床方法

中风病属临床危急重症，而脑出血又为其中之甚，临床救治必须分秒必争，快速、准确、有效采取救治措施，方可使患者转危为安。其临床辨证规范复杂多样，临床难以把握。中医学基础的临床辨证方法是八纲辨证，而阴阳为最基本之总纲。经临床观察，中风病急性期病机组合形式是动态变化的，但又是相对稳定的，其动态证候变化的同时也体现了发病过程与体质、基础病机以及证候转变等，均存在密切的阴阳属性的相关性和连贯性。因此，我们从抓住脑出血的基本核心的共同病机，进行了其阴类证、阳类证辨证的研究探讨。

第一节　急性期阴阳类证辨证思路及临床验证

证候是中医学的基本概念，也是连接中医学基础理论与临床医疗的纽带。辨证是中医学独特的认识疾病、诊断治疗疾病的途径和方法，因此将探讨证候的实质作为对中医学进行科研的切入点，提高中医疗效的可重复性，迫切要求以辨证的标准化、客观化为基础。中医学长于宏观而略于微观变化，但在现代检测技术发展，微观辨证、影像辨证应运而生的环境下，如何使宏观辨证客观化、微观指标整体化，并将二者有机地结合起来，一直是中西医结合工作中一个值得思考的研究课题。

一、中风病证候的规范化回顾

证候的研究及其规范化自古有之，近十多年来一直是研究的热点，主要是结合流行病学、循证医学、数学、神经信息学等，更多的是证候的量化以及微观研究。而证候的研究应紧密联系实际，符合现代临床需要。中风证候是动态的、多变的、复杂的，而前贤对证的本质研究和中医临床证的研究等都是在未对中医诸证进行规范的情况下展开的。故证的称谓不尽相同，或构成同名证的症状不尽一致，证的诊断标准也有所区别，因而证的相关研究（包括基础与临床）可能出现某些差异，很难进行相互的交流与对照，这使中医界形成一种共识，即规范化建设是中医学向现代化和科学化迈进的先决条件。

中华人民共和国成立后，尤其是近十余年来，中医防治中风病研究取得了长足的进展。在理论研究领域，其成就主要是通过对中风病中医诊断、病因病机、证候学及辨治规律的深入研究，统一了中风病病名，相继制定出了初步的《中风病中医诊断、疗效评定标准》《中风病辨证诊断标准》等一系列规范化、定量化、统一的诊疗标准，对中风病的规范化研究起到了一定的积极推动作用。多年来，其证候的规范化研究大体从文献整理、专家意见等传统方法逐渐引入现代临床流行病学和多元统计分析方法的计量化研究，中风病的诊疗规范化研究取得了一些成绩。从传统中医来看，中风病是不分缺血或出血的，而实际上如果发生卒中事件，首先应当明确其出血/缺血性质，头颅 CT 等影像学是临床四诊的延伸和有益补充，目前中风病中医药临床试验基本按照出血、缺血性质的不同而进行。中华中医药学会通过国家中医药管理局标准化专项研究，于 2011 年发布了《脑出血中医诊疗指南》，其分型、治疗等在既往发布的中风病诊疗相关内容基础上有所区别。

为了使中风病的证候表述更加规范化，许多学者尝试在原有基础上增加量化的宏观指标和微观指标，以求不仅可以阐明中医理论的实质，而且为临床辨证提供更加客观的依据。近些年来，整个中医界都在思考证候研究这个问题，如何将中医学连同它本身的这一优势一起继承下来并且发扬光大，正是这种思考的关键所在。复杂性科学的引进对于我们的思考具有指导性意义。中医证候诊断系统是一个非线性的、多维多阶的、可以无限组合的复杂巨系统，用线性研究的办法则无法真正来规范它。

由于中风病的证候十分复杂，并且变化多端，证候诊断受到病种、病程、药物、医者水平、学术流派等诸多因素的影响，以及证候诊断缺乏先进的规范化、定量化诊断标准，同一个病人在不同的医疗单位或不同的医师之间，可能做出不同的证候诊断。不仅造成一些很好的临床治疗经验不能重复，也影响了学术交流和证候学的深入研究。

临床上对中风病的辨证存在着以下三种情形：一是按传统的方法进行辨证，即从四诊八纲、脏腑阴阳、气血津液、六淫等，分析病机的实质，确立证型；二是按国家行业标准中所规定的中风病 9 个证型进行辨证；三是依据全国脑病急症科研组颁布的中风病 6 个基本证候进行辨证。在全面继承中医中风病防治理论和总结现代临床经验的基础上，中华全国中医学会内科分会 1986 年通过中风病证候诊断标准，总结中经络 5 个证类：肝阳暴亢风火上扰证、风痰瘀血痹阻脉络证、痰热腑实风痰上扰证、气虚血瘀证、阴虚风动证；中脏腑 4 个证类：风火上扰清窍证、痰湿蒙塞心神证、痰热内闭心窍证、元气败脱心神散乱证。这在一定程度上推动了中风病证候的规范化，有利于临床、科研协作攻关。

然而在临床应用中，发现此前标准尚不完善。一是诊断标准缺乏可计量性、可重复性、等级可分辨性；二是由于证候诊断采用组合术语，当单证候存在或同时具有 4 个以上证候时，该标准难以准确地表述证候。后来中医专家在长春全国脑血管病学术研讨会上，提出了中风病证候诊断专家经验量表，量表筛选出 148 个证候诊断因素和 6 个基本证候（风证、火热证、痰湿证、血瘀证、气虚证、阴虚阳亢证）。其后，"中风病证候学与临床诊断标准的研究"列为"八五"国家科技攻关项目。而《中风病辨证诊断标准》经过聚类分析，筛选出风痰火亢证、风火上扰证、痰热腑实证、风痰瘀阻证、痰湿蒙神证、气虚血瘀证、阴虚风动证 7 个基本证类。定量化的、新的诊断标准为证候学的研究提供了客观基础，尤其对中风常见证候的分布、组合规范规律的研究取得了阶段性成果。

为了使中风病的证候更加规范化，需要结合一些量化的宏观指标和微观指标为临床辨证提供客观资料，并且需要从现代医学的视角对中医理论的实质进行阐释。在这方面许多学者都做了有益的探索，从不同方面探讨了中风病证候分类的客观化和规范化的可能性，这是中风病证候研究最终需要解决的问题。但从以往的研究来看，其所选的指标仍尚缺乏特异性和灵敏性。

近几年来，许多学者对中风证型与现代医学检测指标间的关系已做了有意义的研究，在某种程度上揭示了中风患者的血液流变学指标、氧自由基、甲皱微循环、血脂、免疫细胞因子、脑 CT 形态学改变与中风证型的相关性，但同时也暴露了不少问题。主要有以下两个方面的不足：一是没有进一步分析现代检测指标对中医辨证诊断价值究竟如何，只揭示了中风证型与检测指标之间的某种联系，但这些检测指标对证型的临床诊断意义尚未做深入研究，因而也就最终没有将检测指标纳入或归属到中医证型中来；二是所选用的证型表述极不规范，内涵欠清。例如，同样是研究血液流变学与中风证型的关系，而选择的中风辨证分型是不统一的，如风痰一证，有风痰阻络证、风痰瘀血痹阻脉络证、风痰瘀血证、风痰上扰证和痰湿阻络证的不同表述；又如涉及阴虚一证，有阴虚风动、阴虚阳亢、肝肾阴虚等的不同。这种证型的不确定性与不规范性，一定程度上阻碍了中风辨证现代化研究向更深层次的发展，没有统一的标准与清晰的证型表述，就谈不上中风的证型与现代检测指标之间进行相互印证与相互联系，临床试验结论的可重复性也无从谈起。这给临床研究和交流带来了困难，影响了学术的发展与提高。

二、中风病急性期阳类证、阴类证临床辨证基本思路

中医传统研究方法是构建中医理论体系的基本方法，以临床作为切入点，遵循中医固有的特点，在继承前人经验的基础上实现理论创新。所以对中风病来说，光靠经验的收集、归纳是不够的，只有在理论上大胆地设想并予以验证，才可能取得创新和突破。中风病为内科四大难证之一，首先难在复杂的疾病发生发展病理机制。因此，要提高中风病的临床疗效，首先要着眼于理论研究的重大突破。

关于中风病证候的探讨，历代医家多有论述，《金匮要略》分为中络、中经、中脏、中腑。《东垣十书》分中血脉、中腑、中脏，《医宗必读》强调中脏"最要分别闭与脱，二证明白"。《医学心悟》又将中脏分

为热闭、寒脱。历代医家对中风病证候的认识是相当丰富的，但由于对病因病机认识的不同，对该病证候的认识也是各有侧重，难以统一。就中风病急性期的证候而言，组合形式、形态是动态变化的，而其复杂证候又是相对稳定的，从目前中风病急性期主要的两个分型来说，《实用中医内科学》为代表的分型中，急性期中经络、中脏腑则是病情轻重的表现，病症分型可相互转化，其脉络空虚风邪入中及脏腑之阴闭证可归属阴类证，而肝肾阴虚风阳上扰、痰热腑实风痰上扰以及中脏腑之阳闭证可归属于阳类证。急性期各证型亦常相互转化，观察发现：阴虚风动、肝阳暴亢风火上扰、痰热腑实风痰上扰、风火上扰清窍、痰热内闭心窍可归属于阳类证；气虚血瘀、风痰瘀血痹阻脉络、痰湿蒙塞心神、元气败脱心神散乱则归属于阴类证。以上阳类证的病因病机本虚同为肝肾不足（阴虚），标实为风、火（热）、痰、瘀（尚包括腑实）；而阴类证的病因病机本虚为气（阳）不足，标实为风、痰（湿）、瘀。因而，有必要在既往证候研究的基础上，重视共性与个性相结合，探索发现共同的规律，由博入简，制定出具有可计量性、可重复性及简便易行的中风病急性期阳类证、阴类证证候诊断标准，为中风病急性期临床辨证论治、多中心协作研究、综合治疗方案的疗效评价、新药开发和应用等奠定基础，为中风病急性期病与证的规范化和计量化研究提供理论依据，为中风病"证"的实质、方证对应研究及辨证现代化提供新思路。

中风病的证候表现虽然十分复杂，但在临床经验的积累中，历代医家均对证候进行过归纳和分类，以探讨中风病患者的个体特异性（阴阳、表里、寒热、虚实）与证候及病情进退间的关系。我们观察发现出血中风素体阳盛者，多发为阳类证，乃风火痰瘀交阻脑髓、闭阻神明清窍，中经络、中脏腑是病邪不同程度的表现；素体阴盛者，多发为阴类证，总属气（阳）不足，而致风痰（湿）瘀胶结，闭阻脑络清窍。至于神昏，也是气（阳）不足，风痰（湿）瘀胶结严重程度的表现。通过文献研究和以临床实际出发，以共性为基础，将出血中风急性期分为风火痰瘀闭阻神明清窍之阳类证，以及风痰瘀血闭阻脑络清窍之阴类证，验证、制定简约可行的出血中风阳类证、阴类证分型标准，指导临床思维和实践。在既往研究的基础上，结合中风病证候研究现状，初步制定了出血中风急性期阳类证、阴类证辨证标准，即面赤身热、烦躁不安、口苦咽干、舌质红、舌苔黄、脉数，见以上症状3项或以上者可诊断为阳类证；面唇晦暗/苍白、静卧不烦、口咽不干苦、舌质淡、舌苔白、脉迟缓或沉细，见以上症状3项或以上者可诊断为阴类证。综上所述，中风病证候的研究既是难点也是热点，证候是中医学理论及临床思维的核心，它是动态的，具有时相性的。而证候的规范化是一个庞大的综合工程，是中医药规范化和现代化的重要方法之一，辨证论治是中医临床医学的精髓，然而证候相关名称与分类亟待规范。而中风病中医辨证现代化的研究方向应是在遵循一般传统辨证原则的基础上，充分把握中风发病的内在规律与本质，执简驭繁，扩大中风辨证的范围，丰富中风辨证的内涵，只有这样才能真正达到中风辨证的规范化。中风病的证候研究相对于其他病症，投入的人力物力较多，但对临床的实用价值目前尚未明显显示，对其科学性和临床有效性尚需大量的工作和较长的时间去验证和思考。

资料来源

[1] 杜侃，卢明，杜宝新，等. 对中风病证候研究的思考 [J]. 浙江中医杂志，2004，39（12）：513-515.

三、中风病急性期阴阳类证辨证代替传统辨证的临床验证

经多年对中风病的临床证候观察及类证辨治总结，我们采用专家临床辨证、临床流行病学、数理统计学相结合的方法，将中风急性期证候简括为阳类证和阴类证，制定了简洁可行的中风急性期阳类证、阴类证辨证标准（简称为"简标"），在临床上可起到执简驭繁的作用。并验证其与中华中医学会内科学会制定的九型分型标准（简称为"行标"）的一致性。

（一）临床方法及结果

临床共研究557例中风病急性期患者（病程7天以内，年龄40～80岁），西医诊断标准参照1995年中华医学会第四次全国脑血管病学术会议修订的《各类脑血管疾病诊断要点》，中医诊断标准参照1986年中华全国中医学会内科学会《中风病中医诊断、疗效评定标准》，中医证候"行标"证候诊断标准参照1986年中华全国中医学会内科学会《中风病中医诊断、疗效评定标准》，"简标"证候诊断标准：阳类证兼以下三

项或以上症状（面赤身热、烦躁甚则躁扰不宁、口苦咽干、舌质红、舌苔黄、脉弦数或滑数），阴类证兼以下三项或以上症状（面唇晦暗或苍白、静卧不烦、口淡不欲饮、舌质淡、舌苔白、脉弦细或滑）。将纳入研究的对象按照"简标"辨证标准进行辨证，同期将研究对象按照"行标"辨证标准进行辨证（由两位主治以上医师分别完成）。检验"简标"与"行标"的符合率及一致性。研究对象符合中风急性期阳类证、阴类证诊断标准中阳类证或阴类证者各记为"A""B"；在阳类证中按"行标"辨证为肝阳暴亢、风火上扰证，或痰热腑实、风痰上扰证，或阴虚风动证，或风火上扰清窍证，或痰热内闭心窍证（记为"甲类"）之一者记为"C"；在阴类证中按"行标"辨证为风痰瘀血、痹阻脉络证，或气虚血瘀证，或痰湿蒙塞（记为"乙类"）之一者记为"D"，最后将所有 A、B、C、D 分别相加。阳类证符合率 $=N_C/N_{甲类} \times 100\%$，阴类证符合率 $=N_D/N_{乙类} \times 100\%$，阳类证和阴类证总符合率 $=（N_C+N_D）/（N_{甲类}+N_{乙类}）\times 100\%$。并计算两者的 Kappa 值。通过符合率及一致性评判：符合率 80% 以上，为符合良好；65% ＜符合率≤ 80%，为基本符合；50% ＜符合率≤ 65%，为符合一般；符合率≤ 50%，为符合较差。Kappa 值大于0.6 表示一致性相当可靠。

辨证符合"简标"阳类证 175 例患者中，符合"行标"中甲类者共 169 例，符合率为 89.42；辨证为"简标"阴类证 382 例患者中，符合"行标"中乙类者共 362 例，符合率为 98.37%。也就是说如果将"行标"归纳为甲类和乙类的辨证作为金标准，则以"简标"辨为阳类证符合"行标"的甲类、"简标"辨为阴类证符合"行标"的乙类的敏感度和特异性都相当高，两种方法辨证观察的一致率为 95.33%。经 Kappa 值计算，K=0.89，表明："简标"与"行标"两者有相当好的一致性。

（二）结果分析

中风病因病机复杂，临床分型意见颇不一致。研究中风病证的实质，首要任务就是要规范中风病的证型。而近十多年来证候的规范化研究侧重于量化及微观方面，但中医学是以症状为主要诊断依据的一门经验医学，中医证候描述的模糊性与微观精确性存在必然的矛盾，过分注重微观研究的结果导致在临床运用中捉襟见肘。故在临证中尤其是在科研工作中应充分重视证候的整体观，从患者所表现的主要临床症状入手，抓住病证的共性进行归纳，从而制定出统一的能更合理地反映中风病病机及辨治规律的简洁可行的分型标准。在复习了有关本病的病因病机和辨证论治理论的基础上，我们结合专家临床经验，在中医整体观念指导下，认为九型分证中仍体现着阴阳两类的分证：肝阳暴亢、风火上扰证，痰热腑实、风痰上扰证，阴虚风动证，风火上扰清窍证，痰热内闭心窍证属于阳类证；风痰瘀血、痹阻脉络证，气虚血瘀证，痰湿蒙塞心神证属于阴类证。故对急性中风的诊断标准进行"降维升级"处理，将中风急性发病中所出现的症状执简驭繁地分为阳类证和阴类证，又运用流行病学的研究方法，通过研究中风病急性期患者发病时的相关症状分布规律，得出了中风病急性期阴类证和阳类证的各自主要症状。通过文献调研及临床观察，我们认为中风病是一个共性与个性良好结合的疾病，其共性规律是痰瘀贯穿疾病的始终。同时，也存在类化或从化的个性规律：患者素体阴虚阳盛者，机能相对亢奋，病邪作用于机体多从热化，表现为阳类证；素体阳虚阴盛者，机体机能相对减弱，在致病因子影响下多从寒化，表现为阴类证。故我们以急性中风发病的共性为基础，按其发病时表现出的主要症状为依据，将急性中风分为阳类证和阴类证进行辨证施治。

以上的临床验证结果显示，阳类证符合率为89.42%，阴类证符合率为98.37%，阴类证和阳类证总符合率为95.33%，表明两者有一定的共通性。经计算，其Kappa值大于0.6，表明"简标"与"行标"之间有相当良好的辨证一致性。因此，可以认为阴阳类证辨证方法具有较好的临床价值与可行性。这种"降维升级"的辨证方法对于中风急性期这样一种危急重症的处理在临床上可起到一种执简驭繁的作用，先从大的方向上把握救治原则，再根据患者具体情况考虑进一步的治疗措施，可以大大降低临床分型过多所导致的烦琐，有利于提高临床疗效和医务工作者对于该病规律的总结和把握。

资料来源

[1] 卢明，杜宝新，郭建文，等.对中风病急性期以阴阳辨证代替传统九型辨证的可行性临床验证 [J].广州中医药大学学报，2006，23（4）：279–281.

第二节 急性期阴类证、阳类证辨证标准研究

在多年对中风病的临床观察基础上，结合中风病文献复习，应用临床流行病学 /DME 方法，初步制订中风病急性期阴类证、阳类证辨证的标准，选择（高血压性）脑出血作为研究对象，进行了其辨证标准的应用研究。

一、临床方法与资料

高血压诊断标准参照《1999WHO/ISH 高血压治疗指南》"高血压血压水平的定义与分类"标准，脑出血诊断标准参照 1995 年中华医学会第四届全国脑血管病学术会议修订通过的《各类脑血管疾病诊断要点》之标准并全部经 CT 确诊，中风病名诊断参照 1996 年国家中医药管理局脑病急症协作组《中风病诊断与疗效评定标准》，出血中风病名参照国家中管局医政司主持由湖南中医学院中医诊断研究所主编的 1997 年 10 月 1 日开始实施的《中医临床诊疗术语》（GB/T16751–1997）相关规定，中风病辨证诊断标准（简称"国标"）参照国家中医药管理局脑病急症科研组《中风病辨证诊断标准》，中风病中医诊断评定标准（简称"行标"）参照中华全国中医学会内科学会 1986 年提出的《中风病中医诊断、疗效评定标准》（元气败脱神明散乱不予研究），出血中风阴类证、阳类证辨证标准参照邓铁涛主编《中医诊断学》阳证、阴证的鉴别及方药中主编《实用中医内科学》中风病阳闭证、阴闭证临床表现并征求专家意见后制订：阳类证兼以下三项或以上症状（面赤身热、烦躁甚则躁扰不宁、口苦咽干、舌质红、舌苔黄、脉弦数或滑数），阴类证兼以下三项或以上症状（面唇晦暗或苍白、静卧不烦、口淡不欲饮、舌质淡、舌苔白、脉弦细或滑）。

研究对象于入院第 1 天、第 3 天、第 7 天、第 14 天、第 21 天五个时间点分别由中医专业主治医师或主治以上研究人员，根据望、闻、问、切诊方式采集临床资料，分别独立完成按照阳类证、阴类证辨证标

准（简称"简标"）、中风病证候诊断标准（简称"国标"）、中风病中医诊断疗效评定标准（简称"行标"）进行辨证，并如实填写 CRF 表。利用 Epidata2.1a 软件包建立数据库，采用双人双机录入，核实数据无误后锁定数据库。利用 SPSS11.0 for Windows 统计分析软件包进行数据管理和统计分析。两组对比分析，定性资料采用卡方检验，定量资料符合正态分布用 t 检验（组间进行方差齐性检验，以 0.05 作为检验水准，方差不齐时选用校正法 t 检验），不符合正态分布用秩和检验。描述性统计分析，定性指标以频数表、百分率或构成比描述；阳类证与阴类证指标权重分析采用频数二次归一化，计算两类证型诊断阈值。证候记分及函数式分别采用探索性分析、聚类分析、判别分析和 Logistic 回归分析法。

全部病例共 411 例，年龄 40 ~ 80 岁，平均 61.97±11.42 岁，男性 60.1%，出血部位以基底节区最常见（79.6%），其次为脑叶（18.0%）；出血量最大者达 160mL，最少者 1mL，平均 24.82±23.86mL，以小于 30mL 的中小量出血最多（76.2%）。发病 12 小时内就诊的患者超过 2/3。病前有明确高血压病史的患者占 84.4%，约 1/3 患者嗜烟，1/3 患者饮酒，1/3 患者有血脂异常，17.8% 的患者有心脏疾患，12.7% 的患者既往有糖尿病。病例共计死亡 31 例，纳入研究后 3 天内死亡 10 例，第 4 天到第 7 天死亡 9 例，纳入 14 天共死亡 29 例，纳入第 3 周内死亡有 2 例。因病情好转、经济条件等原因而转院、出院致脱落的病例共计 38 例，在 3 天内 4 例，第 4 天到 1 周 8 例，发病第 2 周内 12 例，发病第 3 周 17 例。全部病例由广东省中医院及江苏省中医院、浙江省中医院、中日友好医院、黑龙江中医药大学第二附属医院、陕西中医学院附属医院、广西中医学院第一附属医院、长春中医学院附属医院、广西中医学院第二附属医院、北京市海淀医院、青海省中医院、河南省中医院等提供。

二、出血中风急性期阳类证、阴类证辨证结果分析

（一）出血中风阳类证、阴类证辨证指标特点

所有 411 例患者，阳类证者 340 例（占 82.7%），明显多于阴类证 71 例（17.3%）。阳类证病例组和阴类证病例组对"简标"辨证四诊指标进行频数统计后分别计算权重值。阳类证病例，依次以"舌质红、舌苔黄、面赤身热、脉数、口咽干苦、烦躁不安"此六条指标的权重值较大，表

明其与患者诊断为阳类证关系密切，是阳类证诊断的特异性指标。反之，"静卧不烦、脉迟缓或沉细、面唇晦暗苍白、口咽不干苦、舌苔白"这五个指标权重值较小，"舌质淡"基本与阳类证诊断无关，为阳类证诊断的附属指标。阴类证病例中，四诊指标以"静卧不烦、舌苔白、面唇晦暗苍白、舌质淡、脉迟缓或沉细、口咽不干苦"这六个条目权重值较大，表明其与患者诊断为阴类证关系密切，以上六条指标为阴类证诊断的特异性指标。反之亦然，"舌质红、舌苔黄、面赤身热、口咽干苦、脉数、烦躁不安"等阳热表现的指标权重值均在 2 以下，表明其与阴类证诊断的相关性较小，为阴类证诊断的附属指标。

根据上述辨证指标频数二次归一化权重结果，对阳类证、阴类证辨证指标的原始"0、1"变量替换为权重分值，计算每一病例阳类证、阴类证辨证证候总分，结合聚类结果分别进行探索性分析（表 6-1）。经正态性检验，阳类证、阴类证总分均呈偏态分布，故诊断阈值采用第 5 百分位数即 P_5，证型分级采用四分位数作为轻、中、重程度判定标准。赋权重分值后的阳类证、阴类证辨证指标可以初步量化阳类证、阴类证的证候分型标准，而且根据辨证总分所在区间区分证候的轻、中、重程度，为临床动态观察和进行疗效比较提供客观依据。

表 6-1　阳类证、阴类证辨证总分诊断阈值

组别	诊断阈值	最大值	最小值	$\bar{x} \pm s$	证候程度		
					轻	中	重
阳类证	≥ 44.05	81	33	63.076±10.299	47～57	58～73	≥ 74
阴类证	≥ 17.6	48	14	28.056±6.816	18～26	27～32	≥ 33

对病例数据进行判别分析，建立判别函数，以期对以后观测新病例所属类别提供计量化依据。由前述统计步骤已知本病例资料是偏态分布，Box's M 统计量 =6.550，$P < 0.01$，两类协方差矩阵差异有统计学意义。考虑样本量较大，自变量不多，可忽略方差齐性，采用 Bayes 判别法，得到判别结果如表 6-2。

表 6-2　Fisher 判别函数的系数表

四诊指标	组别	
	阴类证	阳类证
面赤身热	3.601	5.716
面唇晦暗苍白	9.364	4.915
烦躁不安	2.231	5.465
口咽干苦	4.182	6.392
口咽不干苦	7.955	4.379
舌质红	39.575	48.459
舌质淡	50.442	40.630
舌苔白	11.735	1.331
脉迟缓或沉细	2.279	-0.899
常数项	-38.099	-31.367

　　根据表 6-2，判别分析筛选出九条指标：面赤身热、面唇晦暗苍白、烦躁不安、口咽干苦、口咽不干苦、舌质红、舌质淡、舌苔白、脉迟缓或沉细。其中舌质红对诊断阳类证贡献最大（48.459），舌质淡则对诊断阴类证贡献最大（50.442）。根据系数分别写出判别式，计算判别函数值最高的一类即是其所属类别。系数的正负影响分类判断的方向，绝对值大小决定变量对判别分类贡献的程度。阳类证判别函数式：Z_1=5.716 面赤身热 +4.915 面唇晦暗苍白 +5.465 烦躁不安 +6.392 口咽干苦 +4.379 口咽不干苦 +48.459 舌质红 +40.630 舌质淡 +1.331 舌苔白 -0.899 脉迟缓或沉细 -31.367。阴类证判别函数式：Z_2=3.601 面赤身热 +9.364 面唇晦暗苍白 +2.231 烦躁不安 +4.182 口咽干苦 +7.955 口咽不干苦 +39.575 舌质红 +50.442 舌质淡 +11.735 舌苔白 -2.279 脉迟缓或沉细 -38.099。经判别函数交互检验，阳类证预判正确率 98.2%，阴类证预判准确率 94.4%，源数据与预测分类数据总准确率 97.6%；交互验证结果，可见和普通方法基本相同，预测准确率在 97.3%。因此，该判别函数是较为稳定可信的。

经对出血中风急性期阳类证、阴类证辨证指标判别分析与 Logistic 回归，两者都可用于多分类结局的预测，用于寻找结局指标与自变量的函数关系。但是对于两类结局中一类较少，且自变量多数是二分类变量的非正态大样本数据较适合 Logistic 回归分析。因此，为获得更精确的分类函数，我们考虑再采用 Binary Logistic 回归分析法。应变量 Y 为是否诊断阳类证（阳类证 =1，阴类证 =0），将"简标"辨证标准中的 12 个条目作为协变量，采用 Forward LR 法进行分析，估计各辨证条目在组合条件下阳类证、阴类证的发生概率，见表 6–3。逐步向前法筛选协变量，检验删除协变量标准为：α =0.10（系统默认值），经过 5 步筛选，最终保留在模型中的协变量为：舌苔黄、舌质淡、口咽不干苦、静卧不烦和面色晦暗苍白。其中舌苔黄的 OR 值大于 1，说明其为诊断为阳类证的危险因素，即对阳类证诊断有意义的重要指标；其余 4 条指标 OR 值均小于 1，是诊断阳类证的保护因素，即对阴类证诊断起作用的指标（$P < 0.05$），建立的回归模型稳定性好，检验差异有统计学意义。

表 6–3　阳类证、阴类证辨证指标的 Logistic 向前逐步回归法（LR）分析结果

相关指标	B	S.E.	Wald	df	P	OR	95.0%C. I. for EXP（B）	
							Lower	Upper
舌苔黄	377	119	10.030	1	0.002	1.459	1.155	1.842
舌质淡	−1.765	0.526	11.269	1	0.001	0.171	0.061	0.480
口咽不干苦	−1.220	0.432	7.967	1	0.005	0.295	0.126	0.689
静卧不烦	−1.124	0.369	9.265	1	0.002	0.325	0.158	0.670
面唇晦暗苍白	−1.221	0.368	11.032	1	0.001	0.295	0.144	0.606
常数项	9.179	2.503	13.448	1	0.000	9694.846		

表 6-4   Hosmer and Lemeshow Test

Step	Chi-square	df	P
2	5.372	1	0.020
3	10.057	2	0.007
4	7.084	4	0.132
5	0.568	5	0.989

表 6-5   阴类证、阳类证辨证指标的 Logistic 回归模型分类预测值

组别	预测值		判别正确率
	阴类证	阳类证	
阴类证	69	2	97.3
阳类证	2	338	99.4
合计			99.0

从表 6-4、表 6-5 结果可以看出：模型经 Hosmer and Lemeshow 检验评价估计概率和观察概率接近的程度（P=0.989），模型拟合良好。本模型阳类证预测准确率 99.4%，阴类证预测准确率为 97.3%，总预测准确率达 99%。

（二）出血中风急性期阳类证、阴类证证候动态变化分析

1. 出血中风急性期阳类证、阴类证频数动态分布（表 6-6）。

表 6-6   阳类证、阴类证病程中频数表   例（%）

	第 1 天	第 3 天	第 7 天	第 14 天	第 21 天
阳类证	340（82.7）	335（83.8）	212（55.4）	230（63.7）	249（72.8）
阴类证	71（17.3）	65（16.3）	171（44.6）	131（36.3）	93（27.2）
合计	411（100）	400（100）	383（100）	361（100）	342（100）

从表 6-6 可以看出，出血中风急性期 1～3 天以阳类证表现为主（82.7%、83.8%），第 7 天阴类证表现的患者明显增多（44.6%），发展到第 14 天，阳类证证候又逐渐增加（63.7%），第 21 天阳类证的患者与阴类证患者大体呈 3∶1 比例。

2.出血中风急性期阳类证、阴类证转化趋势分析（表6-7、表6-8）。

表6-7　340例阳类证患者"简标"证候频数表　例（%）

"简标"辨证	第3天	第7天	第14天	第21天
阳类证	328（96.5）	250（73.5）	177（52.1）	190（55.9）
阴类证	1（0.3）	68（20.0）	121（35.6）	97（28.5）
脱失病例	11（3.2）	22（6.5）	42（12.4）	53（15.6）
合计	340（100）	340（100）	340（100）	340（100）

从表6-7可以看出，纳入第1天辨证为阳类证的340例患者在第3天有1例（0.3%）转变为阴类证；病程发展至第7天有68例（20.0%）证候表现转变为阴类证；第14天有121例（35.6%）阳类证病例呈现阴类证表现；病程第21天在340例阳类证患者中只有190例（55.9%）继续表现出阳类证证候。从中看出，出血中风阳类证随病程发展有转变为阴类证的趋势，这一趋势在急性期7～14天非常明显。

表6-8　71例阴类证患者"简标"证候频数表　例（%）

阴阳辨证	第3天	第7天	第14天	第21天
阳类证	18（25.4）	24（33.8）	55（77.5）	51（71.8）
阴类证	53（74.6）	41（57.8）	8（11.2）	4（5.6）
脱失病例	0（0）	6（8.5）	8（11.3）	16（22.5）
合计	71（100）	71（100）	71（100）	71（100）

表6-8的信息显示，纳入时表现为阴类证的71例患者，在纳入研究第3天有18例（25.4%）转化为阳类证；在第7天已经有24例（33.8%）转化为阳类证；第14天有55例（77.5%）转为阳类证表现；至第3周继续呈现阴类证症状的患者只有4例（5.6%）。显然，出血中风阴类证表现的病例在急性期7～14天有化热转变为阳类证的趋势。

（三）出血中风急性期"行标"辨证与阳类证、阴类证的归属性
分析

1. 出血中风急性期"行标"辨证证候频数分布（表6-9）。

表6-9　"行标"辨证证候频数分布　例（%）

时点（天）	肝阳暴亢，风火上扰	风痰瘀血，痹阻脉络	痰热腑实，风痰上扰	气虚血瘀	阴虚风动	风火上扰清窍	痰湿蒙塞心神	痰热内闭清窍	合计
1	113（27.5）	65（15.8）	47（11.4）	6（1.5）	3（0.7）	94（22.9）	29（7.1）	54（13.1）	411
3	108（27.0）	69（17.3）	70（17.5）	10（2.5）	4（1.0）	52（13.0）	24（6.0）	63（15.8）	400
7	84（21.9）	81（21.1）	98（25.6）	20（5.2）	10（2.6）	25（6.5）	16（4.2）	49（12.8）	383
14	33（9.1）	99（27.4）	73（20.2）	59（16.3）	61（16.9）	4（1.1）	12（3.3）	20（5.5）	361
21	14（4.1）	99（28.9）	36（10.5）	87（25.4）	88（25.7）	2（0.6）	7（2.0）	9（2.6）	342

从表6-9观察发现，纳入试验第1天"行标"证候的主要类型表现依次为：肝阳暴亢风火上扰证（27.5%）、风火上扰清窍证（22.9%）、风痰瘀血痹阻脉络证（15.8%）、痰热内闭清窍证（13.1%）、痰热腑实风痰上扰证（11.4%），而阴虚风动证（0.7%）与气虚血瘀证（1.5%）构成较小。经过3周时间，在纳入研究第21天证候表现则变化为：风痰瘀血痹阻脉络证（28.9%）、阴虚风动证（25.7%）、气虚血瘀证（25.4%）、痰热腑实风痰上扰证（10.5%），依次成为主要的证候类型。同时注意到，痰热内闭清窍证在第3天构成比较高，达15.8%，之后随病程渐减；痰热腑实风痰上扰证构成在第7天为25.6%，之后也逐渐减少；风痰瘀血痹阻脉络证构成比在各时间点均较高，并且呈上升趋势（15.8%～28.9%）。肝阳暴亢风火上扰证、风火上扰清窍证、痰湿蒙塞心神证，这三个证型病例数均呈现出随时间推移病例逐渐减少的趋势。特别的是，痰热腑实风痰上扰证与痰热内闭清窍证在出血中风急性期3～7天病例出现高峰，之后逐渐下降，提示腑实可能是出血中风急性期的病理机转。风痰瘀血痹阻脉络证、气虚血瘀证、阴虚风动证证型病例数有随病程逐渐增加的趋势，风痰瘀血痹阻脉络证病例构成始终比较大。

2. 出血中风急性期"行标"与"简标"证候分布归属性分析（表6–10 ～ 6–14）。

表 6–10 "行标"证候与阳类证、阴类证的关系（第 1 天） 例（%）

"行标"辨证	阳类证	阴类证	合计
肝阳暴亢，风火上扰证	109（96.5）	4（3.5）	113（100）
风痰瘀血，痹阻脉络证	30（46.2）	35（53.8）	65（100）
痰热腑实，风痰上扰证	45（95.7）	2（4.3）	47（100）
气虚血瘀证	1（16.7）	5（83.3）	6（100）
阴虚风动证	1（33.3）	2（66.7）	3（100）
风火上扰清窍证	88（93.6）	6（6.4）	94（100）
痰湿蒙塞心神证	13（44.8）	16（55.2）	29（100）
痰热内闭清窍证	53（98.1）	1（1.9）	54（100）

表 6–10 显示，"行标"辨证为肝阳暴亢风火上扰证、痰热腑实风痰上扰证、风火上扰清窍证、痰热内闭清窍证的病例，按照"简标"辨证为阳类证的比例均大于 93.6%，提示此四类证候多数可归属于阳类证。相反，气虚血瘀证中 83.3% 属于阴类证，提示其可归属于阴类证。还有风痰瘀血痹阻脉络证、阴虚风动证、痰湿蒙塞心神证，这三个证型在阳类证、阴类证之间分布较平均，略倾向于阴类证。

表 6–11 "行标"证候与阳类证、阴类证的关系（第 3 天） 例（%）

"行标"辨证	阳类证	阴类证	合计
肝阳暴亢，风火上扰证	106（98.1）	2（1.9）	108（100）
风痰瘀血，痹阻脉络证	30（43.5）	39（56.5）	69（100）
痰热腑实，风痰上扰证	68（97.1）	2（2.9）	70（100）
气虚血瘀证	3（30.0）	7（70.0）	10（100）
阴虚风动证	3（75.0）	1（25.0）	4（100）
风火上扰清窍证	51（98.1）	1（1.9）	52（100）
痰湿蒙塞心神证	12（50.0）	12（50.0）	24（100）
痰热内闭清窍证	62（98.4）	1（1.6）	63（100）

表 6-11 显示，纳入研究第 3 天，"行标"辨证证型与阳类证、阴类证的归属性变化不大，值得注意的是，阴虚风动证诊断为阳类证的可能性增加到 75.0%，转而倾向于阳类证相关。

表 6-12　"行标"证候与阳类证、阴类证的关系（第 7 天）　例（%）

"行标"辨证	阳类证	阴类证	合计
肝阳暴亢，风火上扰证	55（65.5）	29（34.5）	84（100）
风痰瘀血，痹阻脉络证	16（19.8）	65（80.2）	81（100）
痰热腑实，风痰上扰证	53（54.1）	45（45.9）	98（100）
气虚血瘀证	0（0）	20（100）	20（100）
阴虚风动证	5（50.0）	5（50.0）	10（100）
风火上扰清窍证	20（80.0）	5（20.0）	25（100）
痰湿蒙塞心神证	3（18.8）	13（81.2）	16（100）
痰热内闭清窍证	19（38.8）	30（61.2）	49（100）

表 6-12 显示，纳入研究第 7 天，痰热腑实风痰上扰证在两类证之间的倾向性消失（54.1% ∶ 45.9%），肝阳暴亢风火上扰证和风火上扰清窍证仍多数可归属于阳类证。气虚血瘀证全部属于阴类证，提示其与阴类证密切相关性。风痰瘀血痹阻脉络证、痰湿蒙塞心神证在这一时段表现阴类证相关性（大于 80.0%）。结合表 6-10 ～ 6-12 可以看出，出血中风第 1 ～ 7 天，阳类证病例以肝阳暴亢风火上扰证为主，阴类证病例以风痰瘀血痹阻脉络证为主。

表 6-13　"行标"证候与阳类证、阴类证的关系（第 14 天）　例（%）

"行标"辨证	阳类证	阴类证	合计
肝阳暴亢，风火上扰证	28（84.8）	5（15.2）	33（100）
风痰瘀血，痹阻脉络证	43（43.4）	56（56.6）	99（100）
痰热腑实，风痰上扰证	68（93.2）	5（6.8）	73（100）
气虚血瘀证	17（28.8）	42（72.2）	59（100）
阴虚风动证	45（73.8）	16（26.2）	61（100）
风火上扰清窍证	4（100）	0（0）	4（100）
痰湿蒙塞心神证	7（58.3）	5（41.7）	12（100）
痰热内闭清窍证	16（80.0）	4（20.0）	20（100）

表 6-14 "行标"证候与阳类证、阴类证的关系（第21天）例（%）

"行标"辨证	阳类证	阴类证	合计
肝阳暴亢，风火上扰证	9（64.3）	5（35.7）	14（100）
风痰瘀血，痹阻脉络证	20（20.2）	79（79.8）	99（100）
痰热腑实，风痰上扰证	23（63.9）	13（36.1）	36（100）
气虚血瘀证	6（6.9）	81（93.1）	87（100）
阴虚风动证	40（45.5）	48（54.5）	88（100）
风火上扰清窍证	2（100）	0（0）	2（100）
痰湿蒙塞心神证	1（14.3）	6（85.7）	7（100）
痰热内闭清窍证	5（55.6）	4（44.4）	9（100）

表 6-13、6-14 显示，出血中风急性期末，肝阳暴亢风火上扰证、痰热腑实风痰上扰证、风火上扰清窍证、痰热内闭清窍证四类证候仍然表现出与阳类证明显相关。气虚血瘀证、风痰瘀血痹阻脉络证、痰湿蒙塞心神证则与阴类证相关。另一方面，表 6-14 提示出血中风第21天，阳类证病例中以阴虚风动证为主，阴类证病例中以气虚血瘀证为主，提示出血中风急性期之后基本病机突显为阴虚和（阳）气虚。

（四）出血中风急性期"国标"辨证评分及与阳类证、阴类证的相关性探讨

1. 出血中风急性期"国标"评分证候频数及总分均值（表 6-15～6-16）。

表 6-15 "国标"评分证候频数分布 例（%）

时点	风证	火热证	痰证	血瘀证	气虚证	阴虚阳亢证
1	311（31.0）	336（33.5）	144（14.4）	98（9.8）	63（6.3）	51（5.1）
3	218（25.5）	312（36.5）	134（15.7）	90（10.5）	59（6.9）	42（4.9）
7	187（25.3）	277（37.4）	114（15.4）	74（10.0）	46（6.2）	42（5.7）
14	156（27.4）	204（35.9）	76（13.4）	53（9.3）	41（7.2）	39（6.9）
21	138（30.5）	150（33.1）	56（12.4）	42（9.3）	32（7.1）	35（7.7）

表 6-15 中可以看出，出血中风急性期按照"国标"评分诊断的风证、火热证、痰证在整个急性期阶段病例构成比都较高，尤以风证、火热证表现突出，分别都占各时点证型总数的 25% 以上；阴虚阳亢证、气虚证构成比则一直稳定在较低水平（< 8%）。纳入研究第 1 天，风证、火证二证表现极为突出，二者合计占该时点证型总数的 64.5%。痰证、血瘀证表现在整个急性期稳定在 15%、10% 左右。"国标"评分各证候出现频次差异。整个出血中风急性期，尤其第 1 周内，风证、火热证多见，之后依次为痰证、血瘀证、气虚证和阴虚阳亢证。

表 6-16 "国标"评分证候总分（$\bar{x} \pm s$）

时点	风证	火热证	痰证	血瘀证	气虚证	阴虚阳亢
1	11.32±6.93	13.13±6.86	5.04±5.95	3.52±4.63	2.56±4.11	2.29±3.95
3	8.20±6.94	12.11±6.96	4.82±5.70	3.37±4.46	2.49±4.21	2.03±3.69
7	7.17±6.61	10.25±6.66	4.27±5.43	3.08±4.15	2.26±3.69	2.04±3.85
14	6.01±6.11	7.40±5.93	3.15±4.69	2.57±3.76	2.13±3.49	1.91±3.75
21	5.48±5.79	5.73±5.51	2.60±4.19	2.29±3.46	2.01±3.31	1.74±3.59

表 6-16 中可以看出，出血中风急性期，风证、火热证的证候总分均值在 1 周内明显高于其他证候类型，之后逐渐降低。气虚证、阴虚阳亢证均数基本稳定在较低水平。

2. 出血中风急性期"国标"证候（评分）与阳类证、阴类证分布及差异（表 6-17～6-23）。

表 6-17 "国标"评分证候与阳类证、阴类证的关系（第 1 天） 例（%）

组别	风证	火热证	痰证	血瘀证	气虚证	阴虚阳亢证
阳类证	311（91.5）	282（82.9）	130（38.2）	89（26.2）	52（15.3）	45（13.2）
阴类证	0（0）	54（76.1）	14（19.7）	9（12.7）	11（15.5）	6（8.5）

表 6-18 "国标"评分证候与阳类证、阴类证的关系（第 3 天） 例（%）

组别	风证	火热证	痰证	血瘀证	气虚证	阴虚阳亢证
阳类证	202（60.3）	258（77.0）	115（34.3）	76（22.7）	49（14.6）	34（10.1）
阴类证	9（13.8）	45（69.2）	15（23.1）	10（15.4）	8（12.3）	7（10.8）

表6-19　"国标"评分证候与阳类证、阴类证的关系（第7天）　例（%）

	风证	火热证	痰证	血瘀证	气虚证	阴虚阳亢证
阳类证	83（39.2）	144（67.9）	54（25.5）	34（16.0）	25（11.8）	23（10.8）
阴类证	86（50.3）	116（67.8）	54（31.6）	32（18.7）	18（10.5）	13（7.6）

表6-20　"国标"评分证候与阳类证、阴类证的关系（第14天）　例（%）

组别	风证	火热证	痰证	血瘀证	气虚证	阴虚阳亢证
阳类证	91（39.6）	114（49.6）	44（19.1）	25（10.9）	21（9.1）	21（9.1）
阴类证	41（31.3）	64（48.9）	25（19.1）	20（15.3）	14（10.7）	9（6.9）

表6-21　"国标"评分证候与阳类证、阴类证的关系（第21天）　例（%）

组别	风证	火热证	痰证	血瘀证	气虚证	阴虚阳亢证
阳类证	73（29.3）	89（35.7）	35（14.1）	28（11.2）	22（8.8）	17（6.8）
阴类证	36（38.7）	34（36.6）	14（15.1）	7（7.5）	7（7.5）	7（7.5）

　　表6-17可以看出，纳入第1天，风证证候病例全部表现为阳类证，结合表6-18，在前3天阳类证病例中以风证（91.5%）、火热证（82.9%）所占比例明显高于其在阴类证病例中；其余证型在阴类证、阳类证中所占比例差异不明显。从表6-19～6-21中可以看出，出血中风1周后，按照"国标"评分的各个证型在阴类证、阳类证病例中出现频数比没有明显的倾向性。

表6-22　"国标"评分与阴类证、阳类证的关系（第1天）（$\bar{x} \pm s$）

组别	风证	火热证	痰证	血瘀证	气虚证	阴虚阳亢证
阳类证	11.66±6.97	15.29±5.10	4.66±5.80	3.30±4.50	1.34±2.59	3.98±0.22
阴类证	9.68±6.53	2.77±4.26	6.89±6.34	4.59±5.12	8.42±4.95	3.71±0.44
t值	2.210	21.726	−2.898	−1.972	−11.729	−11.729
P值	0.028	0.000	0.004	0.052	0.000	0.000

表 6-23　"国标"评分与阴类证、阳类证的关系（第 21 天）（$\overline{x} \pm s$）

组别	风证	火热证	痰证	血瘀证	气虚证	阴虚阳亢证
阳类证	5.22±5.78	5.33±5.46	2.98±4.42	2.46±3.53	2.33±3.33	1.41±3.04
阴类证	3.65±5.35	3.98±5.39	0.91±2.62	1.06±2.60	0.68±2.61	1.50±3.76
t 值	2.767	2.458	5.973	4.644	5.678	−0.268
P 值	0.006	0.014	0.000	0.000	0.000	0.789

　　表 6-22 结果提示，纳入研究第 1 天，风证、火热证、痰证、气虚证、阴虚阳亢证总分在阴类证、阳类证组间有统计学差异（$P < 0.05$）。风证、火热证、阴虚阳亢证在阳类证组分值较高；气虚证、血瘀证在阴类证组分值较高。血瘀证在两组间分值无明显差异（$P > 0.05$）。

　　从表 6-23 可以看出，急性期之后，阴虚阳亢证候总分在阴类证、阳类证组间无统计学差异（$P > 0.05$）；其他证型在两组间分值有差异（$P < 0.05$）。风证、火热证、痰证、气虚证、血瘀证在阳类证病例组分值均高于阴类证组。

　　3. "国标"评分项目与"简标"四诊指标对比探讨（表 6-24）。

表 6-24　"国标"评分项目总分排序（前 12 位）

"国标"评分项目	总分
起病即达高峰 / 病情数变 /24 小时达高峰 /48 小时达高峰	2178
舌质红 / 红绛	1547
舌体颤抖 / 歪斜且颤抖	844
舌苔薄黄 / 黄厚 / 干燥 / 灰黑干燥	780
舌苔厚腻 / 水滑	732
大便干 / 多日未解	669
舌质青紫 / 瘀点 / 舌背脉络瘀青	667
神情心烦易怒 / 躁扰不宁 / 神昏谵语	657
面目呼吸声高气粗口唇干红 / 面红目赤气促口臭	640
脉弦 / 不弦	624
肢体两手握固 / 口噤不开 / 肢体抽动 / 肢体拘急 / 颈项强急	524
痰多黏涎 / 咳痰或呕吐痰涎 / 痰多而黏 / 鼻鼾痰鸣	522

统计"国标"证候评分各项目在 411 例病例资料中的所记总分，排序在前 12 位的，如表 6-24 所示。结合"简标"辨证四诊指标与之对比发现，其中的舌质、舌苔、神情、面目口咽、脉象都已为阳类证、阴类证辨证指标所包括，其余的起病情况、大便性状、舌体、四肢、痰液方面是"简标"中未涉及的。

三、出血中风急性期阴类证、阳类证辨证临床小结

（一）出血中风急性期简化量化辨证的必要性

出血中风的发病率、致残率、病死率、复发率都很高，是国家防治的重点疾病之一。中医学对中风病的救治积累了丰富的理论和临床经验，但辨证论治的个性化特点导致病证分型欠缺统一规范，不便于疗效评价，不利于好的经验推广和交流。证候规范化研究的滞后，很大程度上阻碍了中医药现代化进程。

叶天士在《临证指南医案》中说："医道在乎识证、立法、用方，此为三大关键，一有草率，不堪司命。然三者之中，识证尤为紧要。"近年来，中风病证候规范化从文献整理、总结专家意见等传统方法逐渐到引入临床流行病学和多元统计分析的计量化方法，从不同角度取得了一些进展。1986 年学会公布了九个证型的辨证标准，孟家眉等 1988 年制定了脑血管病中医辨证量表，分气虚证、血瘀证、阴虚阳亢证、风证、痰证、火热证；"八五"国家攻关期间，对中风常见证候分布、组合规范规律的研究取得了阶段性成果，于 1994 年公布了风证、火热证、痰证、血瘀证、气虚证、阴虚阳亢证六类证候的试行标准。1998 年广东省科学技术委员会资助下，梁伟雄对中风急性期证候指标进行可靠性分析、聚类分析、主成分分析，归属为火证、痰瘀证、气虚证、阴虚阳亢证四类。从上可以看出，证候分型有简化发展的趋势，在一定程度上推动了中风病证候的规范化，有利于临床、科研协作攻关。然而在临床应用中，发现有些诊断标准缺乏可计量性、等级可分辨性；有些标准由于采用组合术语，当单证候存在或同时具有四个以上证候时，难以准确表述证候。故而有学者提出，现行的中风病中医诊断标准有扩大样本进一步验证修订的必要性。可以说，中风病的辨证至今仍缺乏规范的、统一的、与现代临床实际相适应的标准。

因而，有必要在既往证候研究的基础上，重视共性与个性相结合，探索发现共同的规律，简化证型，制定出具有可计量性、可重复性、简便易行的中风病急性期证候诊断标准。为中风病急性期临床辨证论治、多中心协作研究、综合治疗方案的疗效评价、新药开发和应用等奠定基础，为中风病急性期病与证的规范化和计量化研究提供理论依据，为中风病"证"的实质、方证对应研究及辨证现代化提供可能。

（二）出血中风急性期阳类证、阴类证辨证标准研究的方法

1. 理论的认知和假设：纵观中医学发展史，没有哪一次飞跃不是建立在理论研究的基础上，人们总是在医学上遇到无法解决的困难时求助于理论研究突破性地带动实践，使之逾越障碍，飞速发展。爱因斯坦说过：只有最大胆的思辨，才有可能把经验资料之间的空隙弥补起来。对中风病来说，植根于中医学的土壤，重视传统的辨证思维，以临床作为切入点和原动力，在继承前人的过程中在理论上进行大胆的假设并予以验证，才能取得创新和突破。

2. 以人为本，紧密结合临床：证候是在整体水平上对生命现象的把握，研究它决不能离开生命现象的主体——人。许多人抱怨中医研究未与现代科技接轨是因为诊断标准太宏观，缺少微观指标，所以花了很多精力去研究证候诊断的微观指标，结果指标深入到基因水平，而真正能有助于中医临床辨证治疗的很少。其实根本的原因不在于微观指标不准确，而在于证候是动态变化的复杂巨系统，不站在整体的高度很难获得对其准确全面的认识。因此，在证候研究过程中要以人作为研究对象，紧密结合临床。本次研究依托"十五"攻关，是严格质量控制下的多中心、大样本、前瞻性临床研究。研究对象的诊断明确，严格按照标准纳入，均得到患者或家属的知情同意，除医者辨证水平造成的误差外，CRF 表资料真实可靠。

3. 研究手段多学科结合：在现代科学推动下，中医学进入了转型发展的新时期，各自然学科为中医学的发展注入了新的活力。利用临床流行病学、数理统计学和电子计算机等多学科的方法和手段，为中风病标准化、规范化及计量化的实现提供了可能。证候量化标准研究一般涉及确定证候相关因素、对相关因素赋分、确定证候诊断阈值三个主要环节。对证候相关因素筛选范围的确定，有根据专家经验、根据教科书常见四诊项目和直接以病例资料涉的因素作为依据三种方法。本研究设计之初采用前两种方法结合确定出血中风阳类证、阴类证辨证四诊指标；临床资料收集后再采用判别分析、Logistic 回归方法得到证候函数式进一步相互验证。确定相关因素并对其赋予不同分值，方法主要有：早期的直接根据专家经验进行评估和采用多因素回归分析数理统计方法赋分。后者是目前应用较多的方法，起初人们主要根据逐步线性回归分析中各指标的标准偏回归系数及偏回归平方和计算其对证候的贡献值；后来有人提出通过比较 Logistic 回归分析过程中各变量比数比值（即 OR 值）的大小来评价变量对证候贡献大小的新方法。此外，还有学者提出了计数资料的判别分析（最大似然判别法）方法。本研究采用描述性频数二次归一化定权确定四诊指标量化值。确定量化诊断阈值的环节，使用的方法目前尚无定论。寺泽捷年通过建立逐步线性回归方程的方法确定了血瘀证的诊断阈值，对国内研究者诸多启发，先后用逐步线性回归分析、最大似然判别分析和计量学中概率换算等方法进行尝试。本研究尝试采用探索性分析，利用第 5 百分位数即 P_5 和四分位数方法确定阈值和病情分级。

（三）出血中风急性期阳类证、阴类证量化辨证标准的初步制订

我们采用描述性分析和判别分析、Logistic 回归分析，初步筛选制订出血中风急性期阳类证、阴类证辨证的四诊指标定量标准和判别函数式。

1. 总分阈值判断法：根据上文计算出阳类证、阴类证特异性四诊指标的联合权重值，为出血中风病例的证候计分，总分达到诊断阈值可判断为阳类证 / 阴类证，而且证候总分所在不同分值区间可以明确证候的轻、中、重程度（表 6–25、表 6–26）。

表 6–25　阳类证、阴类证辨证定量四诊指标

阳类证四诊指标	分值	阴类证四诊指标	分值
面赤身热	12	面唇晦暗苍白	4
烦躁不安	11	静卧不烦	6
口咽干苦	11	口咽不干苦	4
舌质红	15	舌质淡	3
舌苔黄	14	舌苔白	4
脉数	11	脉迟缓或沉细	5

表 6-26　阳类证、阴类证辨证诊断阈值和病情分级标准

	诊断阈值	轻	中	重
阳类证	≥ 44.05	47 ～ 57	58 ～ 73	≥ 74
阴类证	≥ 17.6	18 ～ 26	27 ～ 32	≥ 33

2.判别函数法：通过大样本临床资料总结分析得出阳类证、阴类证的判别函数式，利用计算机建立程序，将需要判别的病例四诊指标分值输入，即做出该病例属哪一证型的可能性大的结果。本判别函数运算正确率为 97.3%。阳类证：Z_1=5.716 面赤身热 +4.915 面唇晦暗苍白 +5.465 烦躁不安 +6.392 口咽干苦 +4.379 口咽不干苦 +48.459 舌质红 +40.630 舌质淡 +1.331 舌苔白 −0.899 脉迟缓或沉细 −31.367；阴类证：Z_2=3.601 面赤身热 +9.364 面唇晦暗苍白 +2.231 烦躁不安 +4.182 口咽干苦 +7.955 口咽不干苦 +39.575 舌质红 +50.442 舌质淡 +11.735 舌苔白 −2.279 脉迟缓或沉细 −38.099。阳类证、阴类证的辨证方法有冗长的公式，均依赖计算机在临床的广泛应用，相较第一种来讲，其数理公式不够直观明白，这些都可能成为推广使用此类标准的障碍。

（四）出血中风急性期证候演变规律的探讨

每一种疾病由于病变性质和病理基础不同，决定了其特异性的证候表现、转变规律。研究中风病的证候演变规律，可以把握其病机病势、发生发展规律，截断向恶的转化，取得事半功倍的治疗效果。中风病证候表现复杂，影响因素众多，对其演变规律的研究难度较大，本研究仅做粗略探讨。本研究纳入病例限定在出血中风发病 7 天之内，统计结果表明：81.6% 的患者在起病 24 小时内入院并纳入研究，只有 21 例患者（5.1%）就诊时超过 72 小时。根据发病 2 周内为急性期的标准，本研究所纳入病例基本可以反映出血中风急性期的证候演变特点。

1.起病阳类证多见，风、火、痰、腑实为标为急：我们分析的 411 例出血中风患者，发病时阳类证占 82.7%，在急性期阳类证始终保持在 55.4% ～ 83.8%，提示急性期证候以阳类证为主。按照"国标"评分辨证，纳入第 1 天风、火二证表现较为突出（31.0%、33.5%）；风证、火热证、痰证在整个出血中风急性期阶段其构成比都明显高于其他证型，尤以风证、火热证表现突出，分别占各时点证型总数的 25% 以上；其证候

总分均值在发病 7 天内亦明显高于其他证候类型，之后逐渐呈现降低趋势。按照"行标"辨证，纳入试验第 1 天"行标"证候的主要类型表现依次为肝阳暴亢风火上扰证（27.5%）、风火上扰清窍证（22.9%）、风痰瘀血痹阻脉络证（15.8%）、痰热内闭清窍证（13.1%）、痰热腑实风痰上扰证（11.4%）。痰热内闭清窍证的构成比在第 3 天达高峰（15.8%）；痰热腑实风痰上扰证构成比第 7 天达到最高 25.6%。出血中风第 1 ～ 7 天，阳类证病例中以肝阳暴亢风火上扰证为主，阴类证病例以风痰瘀血痹阻脉络证为主，提示出血中风急性期阳类证病机矛盾主要为阴虚风火，阴类证主要病机矛盾为气虚痰瘀。同时注意到，出血中风发病 7 天内死亡 19 例，占本试验死亡病例的 61.3%，其中 2/3 为阳类证病例。

综合上述结果可以看出，出血中风急性期以标实为主，病机表现集中在风、火（热）、痰、腑实四方面。病理机转为上有风火痰热，下有阳明燥结，上下合邪，气血壅堵，病情恶化而变证、坏证迭出，与较高的病死率之间有必然联系。经颅多普勒研究发现肝阳暴亢型、痰热腑实型的病例颈内动脉的最高平均血流速度明显升高，特别是出血中风，此类型患者颅内动脉整体 MFV 普遍升高，体现了疾病早期阳邪致病机能亢奋的生理病理特点。类似研究还有，王顺道等研究中风始发状态时，发现风证占重要地位，出现概率为 86.16%，其后依次为火热证、痰湿证、血瘀证、肝阳上亢证，发病 1 ～ 2 周后，风证出现概率逐渐下降，痰湿证、血瘀证、火热证组合出现的概率增加。梁伟雄等研究 221 例中风病急性期的病人，发现风证、火证是诸证组合中的主要证候。刘金民观察了 251 例急性期中风病人，发现火热证是出血中风急性期主要表现。

2. 阳类证、阴类证在出血中风急性期持续相互转化及动态变化：我们尝试分别限定纳入第 1 天"简标"辨证为阳类证的 340 例患者和 71 例阴类证患者，动态观察其后证候转化规律。结果发现，340 例阳类证患者在第 3 天有 1 例（0.3%）转变为阴类证；病程发展至第 7 天则 68 例患者证候表现转变为阴类证（20.0%）；第 14 天有 121 例（35.6%）阳类证病例呈现阴类证表现；病程第 21 天 340 例阳类证患者中只有 190 例（55.9%）继续表现出阳类证证候。从中看出，出血中风阳类证随病程发展有转变为阴类证的趋势，这一趋势在急性期 7 ～ 14 天非常明显。同样，71 例阴类证患者，在纳入研究第 3 天有 18 例（25.4%）的病例转化为阳类证；在第 7 天已经有 24 例（33.8%）的病例转化为阳类证；第 14 天 55 例（77.5%）的病例转为阳类证表现；至第 3 周继续呈现阴类证症状的患者只有 4 例（5.6%）。显然，出血中风阴类证表现的病例在急性期 7 ～ 14 天有明显的化热转变为阳类证的趋势。表明出血中风急性期寒热虚实错杂，证候动态变化，但总体呈现出转向阳类证的趋向。

3. 痰瘀为根本病理因素，痰瘀类证贯穿病程始终：上述资料表明，"国标"评分辨证中痰证构成比稳定在 15% 水平，血瘀证略低（10% 左右），在整个急性期波动不大。3 周左右主要表现为痰证、血瘀证、阴虚阳亢证。"行标"辨证，风痰瘀血痹阻脉络证构成比一直维持在较高水平，并且稳步上升，从 15.8% 到 28.9%，在第 21 天与气虚血瘀证成为该时点最主要的两个证候类型。提示痰瘀相兼为患贯穿存在于出血中风病理过程中。杨利等通过观察中风患者 1418 例的发病过程，统计其证候急性期分布发现血瘀证 537 例（73.9%），痰证 514 例（70.7%），痰瘀并见 483 例达 66.4%。

4. 急性期之后阴类证增多，阴 / 阳虚为本：经过 3 周时间，在纳入研究第 21 天，按照"行标"辨证，风痰瘀血痹阻脉络证（28.9%）、阴虚风动证（25.7%）、气虚血瘀证（25.4）依次成为主要的证候类型。按照"简标"辨证分类，阳类证的患者与阴类证患者大体呈 3：1 比例。阳类证病例中以阴虚风动证为主，阴类证病例中以气虚血瘀证为主，提示出血中风急性期之后基本病理基础凸显为肝肾不足（阴虚）和气（阳）不足两方面，同时印证了前文所述"阳类证的病因病机基础为肝肾不足（阴虚），而阴类证为气（阳）不足"。

（五）阳类证、阴类证与"国标""行标"证型之间关系的探讨

与"国标"比较，出血中风急性期按照"行标"辨证，肝阳暴亢风火上扰证、痰热腑实风痰上扰证、风火上扰清窍证、痰热内闭清窍证四类证型多数可归属于阳类证；气虚血瘀证则归属于阴类证。风痰瘀血痹阻脉络证、痰湿蒙塞心神证两类证型在急性期过后表现较多的阴类证的倾向性。阴虚风动证多数时间倾向于阳类证，但是统计上没有特别的相关性。从中看出，出血中风急性期阳类证的病机集中在风、火（热）、痰、腑实四方面标实为主；阴类证呈现本虚标实，气虚血瘀为主要病机。

与"行标"比较，出血中风急性期按照"国标"评分辨证，在纳入

第1天"风证"病例全部诊断为阳类证，风证、火热证、阴虚阳亢证在阳类证组分值较高，气虚证、痰证在阴类证组分值较高，组间有统计学差异（$P < 0.05$）；第21天，阴虚阳亢证候总分在阴类证、阳类证组间无统计学差异（$P > 0.05$）；其他证型在两组间分值有差异（$P < 0.05$）。风证、火热证、痰证、气虚证在阳类证病例组分值均高于阴类证组。这与临床实际有出入，考虑临床实际为六类证型复合出现，进行单证比较可能是引起结果偏差的原因。

四、出血中风急性期阴类证、阳类证辨证标准研究的结论

通过出血中风阴类证、阴类证辨证标准的临床应用表明，可初步得出以下结论：①出血中风素体阳盛者，多发为阳类证，乃风火痰瘀交阻脑髓、闭阻神明清窍，为（肝肾）阴虚、肝阳、肝风、（肝）火等夹痰瘀为患，扰乱脑神；出血中风素体阴盛者，多发为阴类证，总属气（阳）不足，而致风痰（湿）瘀交结，闭阻脑络清窍。②起病时阳类证多见，风、火、痰、腑实为标为急；病程中痰瘀为根本病理因素，贯穿始终；急性期之后阴类证较多，主要为肝肾不足（阴虚），或为气（阳）不足的本虚表现。③行业学会辨证标准中，肝阳暴亢风火上扰证、痰热腑实风痰上扰证、风火上扰清窍证、痰热内闭清窍证可归属于阳类证；气虚血瘀证可归属于阴类证；风痰瘀血痹阻脉络证、痰湿蒙塞心神证、阴虚风动证没有表现出明显的阴阳相关性。④初步制定的出血中风阳类证、阴类证量化辨证标准，为中风病急性期病与证的规范化和计量化研究提供依据。⑤出血中风急性期寒热虚实错杂，证候动态变化，但总体表现以阳类证为主。

资料来源

[1] 杜侃（导师：黄培新）. 出血中风急性期阳类证阴类证辨证标准初步研究 [D]. 广州中医药大学，2005.

第三节　急性期阴阳类证辨证的数理构建

为进一步综合评价中风病急性期阳类证、阴类证辨证方法的科学性和可行性，我们应用数据挖掘技术，对阳类证、阴类证辨证方法与相关的中风病（出血中风和缺血中风）六大证候（风证、火热证、痰证、瘀血证、气虚证、阴虚阳亢证）进行相关性探索性分析，并结合临床专业评估，从而形成整个中风病阴阳类证辨证诊断的过程。

一、急性期证型数据库形成

所用的数据来自国家科技部"十五"重点：中风病急性期综合治疗方案研究（任务书编号：2001BA701A12b）中的出血中风数据库和国家科技"十五"攻关项目：急性缺血中风辨证规范和疗效评价的示范研究（任务书编号：2004BA721A02）中的缺血中风数据库。对急性期的六大证型部分以 1 ：1 进行配比（目前尚没有缺血和出血的预测比例），共 2300 例次数据，其中出血中风 1150 例次，缺血中风 1150 例次，以 SPSS13.0 建立数据库，Variance 包括：编号、中风类型、性别，年龄、基本证型（风证、火热证、痰湿证、瘀血证、气虚证、阴虚阳亢证）、阴阳类证辨证，从而形成中风病急性期阴阳类证辨证证型数据库。表 6-27、6-28 显示合并后的中风病阴类证与阳类证之间例数相近（0.9 ：1），而出血中风中，阳类证与阴类证例数之比为 2.2 ： 1；缺血中风中，阴类证与阳类证例数之比为 1.8 ： 1。提示出血中风中以阳类证多见，而缺血中风中以阴类证多见，而整个中风病呈现阴阳类证比例的对等性，也在一定程度上提示中风病进行阴阳类证的辨证是可行的、有价值的。

表 6-27　中风病阴阳类证分类结果

	频数	百分比	有效百分比
阴类证	1095	47.6	47.6
阳类证	1205	52.4	52.4
合计	2300	100.0	100.0

表 6–28 出血和缺血中风阴阳类证分类结果

中风类型		频数	百分比	有效百分比
出血中风	阴类证	357	31.0	31.0
	阳类证	793	69.0	69.0
	合计	1150	100.0	100.0
缺血中风	阴类证	738	64.2	64.2
	阳类证	412	35.8	35.8
	合计	1150	100.0	100.0

二、基于 ID3 算法的中风病急性期阴阳类证辨证诊断的决策树形成

（一）决策树应用的意义和方法

决策树表示方法是应用最广的逻辑方法之一，它能从一组无次序、无规则的事例中推理出决策树表示形式的分类规则，决策树分类方法采用自顶向下的递归方式，在决策树的内部结点进行属性值的比较，利用信息"熵"的理论，根据不同的属性值判断从该结点向下的分支，在决策树的叶结点得到结论。

1. 决策树的 ID3 算法：决策树算法中最常用的是 ID3 算法，ID3 算法是 Quinlan 提出的一个著名决策树生成方法，其基本概念如下：①决策树中每一个非结点对应着一个非类别属性，树枝代表这个属性的值。一个叶结点代表从树根到叶结点之间的路径对应的记录所属的类别属性值。②每一个非叶结点都将与属性中具有最大信息量的非类别属性相关联。③采用信息增益来选择能够最好地将样本分类的属性。

2. 信息增益的计算：信息增益基于信息论中熵（Entropy）的概念。ID3 总是选择具有最高信息增益（或最大熵压缩）的属性作为当前结点的测试属性。该属性使得对结果划分中的样本分类所需的信息量小，并反映划分的最小随机性或"不纯性"。这种信息理论方法使得对一个对象分类所需的期望测试数目达到最小，并尽量确保找到一棵简单的（但不必是最简单的）树来刻画相关的信息。

对于给定的训练集 S，设 S 是 s 个数据样本的集合。假定类标号属

性具有 m 个不同值，定义 m 个不同类 C_i（$i=1$，2，…，m）。设 s_i 是类 C_i 中的样本数。对一个给定的样本分类所需的期望信息由下式给出：

$$I\,(s_1,\ s_2,\ \cdots,\ s_m)=-\sum_{i=1}^{m}p_i\,\log_2\,(\mathrm{p}_i)$$

其中 p_i 是任意样本属于 C_i 的概率，并用 s_i/s 估计。

设属性 A 具有 v 个不同取值 $\{a_1,\ a_2,\ \cdots,\ a_v\}$。可以用属性 A 将 S 划分为 v 个子集 $\{S_1,\ S_2,\ \cdots,\ S_v\}$，其中，$S_j$ 包含 S 中这样一些样本，它们在 A 上具有值 a_j。如果 A 被选作测试属性（即最好的分裂属性），则这些子集对应于由包含集合 S 的节点生长出来的分支。

设 S_{ij} 是子集 S_i 中类 C_i 的样本数。根据由 A 划分成子集的熵由下式给出：

$$\mathrm{E}\,(A)=-\sum_{j=1}^{v}\frac{S_{1j}+S_{2j}+\cdots+S_{mj}}{S}I\,(S_{1j}+S_{2j}+\cdots+S_{mj})$$

这里，$\dfrac{S_{1j}+S_{2j}+\cdots+S_{mj}}{S}$ 充当第 j 个子集的权，并且等于子集（即 A 值为 a_j）中的样本个数除以 S 中的样本总数。熵值越小，子集划分的纯度越高。而对于给定的子集 S_j，其期望信息有下式计算：

$$I\,(s_{1j},\ s_{2j},\ \cdots,\ s_{mj})=-\sum_{i=1}^{m}p_{ij}\,\log_2\,(p_{ij})$$

其中，$P_{ij}=\dfrac{S_{ij}}{|S_j|}$ 是 S_j 中的样本属于类 C_i 的概率。

由期望信息和熵值可以得到对应的信息增益值。对于 A 上分之将获得的信息增益可以由下面的公式得到：

$$Gain\,(A)=I\,(s_1,\ s_2,\ \cdots,\ s_m)-E\,(A)$$

ID3 算法计算每一个属性额信息增益，并选取具有最高增益的属性作为给定集合 S 的测试属性。对被选取的测试属性创建一个结点，并以该属性标记，对该属性的每一个值创建一个分支，并据此划分样本。

3.决策树噪声的修剪：树剪枝的目的就是由于噪声数据而引起的分支，从而避免决策树的过匹配。本研究探讨采用预先剪枝的方法，定义两个原则：各属性变量的信息"熵"增益之间没有最高值（小数后保留3 位）；按增益最高值的属性中阴阳两类证，其中一类超过 90%。出现以上两类情况考虑终止决策树扩展。决策树的修剪后是否正确，关键在于测试集的测试评价是否成功。

（二）变量选择及数据划分

数据库中根据研究的需要选择变量，入选变量的名称及其取值，如表 6–29。

表 6–29　入选变量名称及其取值

入选变量	取值	入选变量	取值
中风类型	0，1	瘀血证	0，1
风证	0，1	气虚证	0，1
火热证	0，1	阴虚阳亢证	0，1
痰证	0，1	阴阳辨证	0，1

将 2300 例临床数利用 SPSS13.0 软件，按 80% 比例进行随机分组，分成训练集和测试集两个数据集合。其中训练集数据有 1857 例样本，其中出血中风有 932 例，缺血中风有 925 例，阴类证有 888 例，阳类证有 969 例；测试集有 443 例样本，其中出血中风有 218 例，缺血中风有 225 例，阴类证有 207 例，阳类证有 236 例。

（三）计算及形成

根据上述 ID 算法的过程，利用 SPSS13.0 软件及 office2000 中的 microsoft excel 软件对 1857 例训练集样本进行数据计算，并形成决策树模型。首先，通过公式 $I(888，969)=-888/1857\log_2(888/1857)-969/1857\log_2(969/1857)=0.999$ 计算最终分类属性"阴阳辨证"的所需的期望信息。然后按照 ID3 的算法，分步骤计算每一个属性的信息熵的增益。计算每个分类属性中每个分布的期望信息、对应的熵、划分的信息增益，如表 6–30 ～ 6–32。

表 6–30　分类属性中不同属性值的期望信息表

分类属性	属性值 =0	属性值 =1
中风类型	0.938	0.896
风证	0.995	0.999
火热证	0.670	0.760
痰证	0.976	0.989
瘀血证	0.992	0.988
气虚证	0.959	0.877
阴虚阳亢证	0.999	0.959

表 6-31 各属性的"熵"值

分类属性	$E(A)$
中风类型	0.916
风证	0.998
火热证	0.721
痰证	0.982
瘀血证	0.991
气虚证	0.934
阴虚阳亢证	0.993

表 6-32 各属性"熵"的信息增益

分类属性	$Gain(A)$
中风类型	0.082
风证	0.000
火热证	0.277
痰证	0.017
瘀血证	0.008
气虚证	0.064
阴虚阳亢证	0.005

可见"火热证"在属性中具有最高的信息增益，所以它首先被选作测试属性，并创建一个结点，用"火热证"标记，并对每一属性值引出一个分支，因此数据集被划分为两个子集。

对于根结点，根据"火热证"的取值，数据训练集被分成两个子集，与上述方法类似，分步计算两个子集下的信息"熵"的增益，建立下一级结点。对于"火热证"值为 0 和 1 时，分别计算其余六个属性的信息增益，如表 6-33。

表 6-33　各属性"熵"的信息增益

	中风类型	风证	痰证	瘀血证	气虚证	阴虚阳亢证
火热证 =0	0.074	0.015	0.015	0.003	0.037	0.010
火热证 =1	0.023	0.001	0.012	0.000	0.017	0.00

上表可见"中风类型"在属性中具有最高的信息增益，所以把它作为决策属性，得到一个叶子结点，扩展决策数。用"中风类型"标记，并对每一属性值引出一个分支，因此数据集被又划分为四个子集。

对于一级叶结点值为 0 和 1 时，计算其余五个属性的信息增益，如表 6-34。

表 6-34　各属性"熵"的信息增益

		风证	痰证	瘀血证	气虚证	阴虚阳亢证
火热证 =0	中风类型 =0	0.001	0.000	0.013	0.001	0.003
	中风类型 =1	0.000	0.013	0.018	0.096	0.035
火热证 =1	中风类型 =0	0.007	0.000	0.001	0.004	0.010
	中风类型 =1	0.004	0.010	0.010	0.001	0.00

上表可见第二横栏中的"气虚证"和第三横栏中"阴虚阳亢证"在各自的属性中具有最高的信息增益，所以把它作为决策属性，得到下一个叶子结点，进一步扩展决策树。第一横栏的"瘀血证"虽然具有 0.013 的最高增益，但此次级分类中阴类证占有 467 例（占 92%），阳类证只有 42 例（占 8%），故考虑终止扩展。而第四横栏中四项属性增益不明显，故考虑应终止扩展。

对于二级叶结点各属性值为 0 和 1 时，分别计算其余四个属性的信息增益，如表 6-35、6-36。

表 6-35　各属性"熵"的信息增益

			风证	痰证	瘀血证	阴虚阳亢证
火热证 =0	中风类型 =1	气虚证 =0	0.002	0.023	0.007	0.018
		气虚证 =1	0.023	0.001	0	0.068

上表可见第一横栏中"痰证"在各属性中具有最高的信息增益，所以把它作为决策属性，得到下一个叶子结点，进一步扩展决策树；第二横栏中"阴虚阳亢证"虽有 0.068 的增益，但此次级分类中阴类证占有80 例（占 90%），阳类证只有 9 例（占 10%），故考虑终止扩展。

表 6-36　各属性"熵"的信息增益

			风证	痰证	瘀血证	气虚证
火热证 =1	中风类型 =0	阴虚阳亢证 =0	0.010	0.006	0.016	0.001
		阴虚阳亢证 =1	0.002	0.002	0.031	0.012

上表可见两横栏中"瘀血证"在各自的属性中具有最高的信息增益，所以把它作为决策属性，得到下一个叶子结点，进一步扩展决策树。

对于三级叶结点各属性值为 0 和 1 时，分别计算其余四个属性的信息增益，如表 6-37、6-38。

表 6-37　各属性"熵"的信息增益

				风证	瘀血证	阴虚阳亢证
火热证 =0	中风类型 =1	气虚证 =0	痰证 =0	0.001	0.005	0.019
			痰证 =1	0.040	0.000	0.000

上表可见第一横栏中的"阴虚阳亢证"和第二横栏中的"风证"在各自的属性中具有最高的信息增益，所以把它作为决策属性，得到下一个叶子结点，进一步扩展决策树。

表 6-38　各属性"熵"的信息增益

				风证	痰证	气虚证
火热证 =1	中风类型 =0	阴虚阳亢证 =0	瘀血证 =0	0.010	0.004	0.010
			瘀血证 =1	0.002	0.004	0.006
		阴虚阳亢证 =1	瘀血证 =0	0.000	0.000	0.000
			瘀血证 =1	0.009	0.002	0.039

上表可见第二、四横栏中的"气虚证"在各自的属性中具有最高的信息增益，所以把它作为决策属性，得到下一个叶子结点，进一步扩展决策树。第一、三横栏中三项属性增益不明显，故考虑应终止扩展。

对于四级叶结点各属性值为 0 和 1 时，分别计算其余四个属性的信息增益，如表 6-39 ～ 6-41。

表 6-39　各属性"熵"的信息增益

					风证	瘀血证
火热证 =0	中风类型 =1	气虚证 =0	痰证 =0	阴虚阳亢证 =0	0.000	0.004
				阴虚阳亢证 =1	0.045	0.009

上表可见第一横栏中"瘀血证"和第二横栏中的"风证"在各自的属性中有较高的信息增益，所以把它作为决策属性，决定最后的分类。

表 6-40　各属性"熵"的信息增益

					瘀血证	阴虚阳亢证
火热证 =0	中风类型 =1	气虚证 =0	痰证 =1	风证 =0		0.011
				风证 =1	0.025	0

上表可见第一横栏中"阴虚阳亢证"和第二横栏中的"风证"在各自的属性中有较高的信息增益，所以把它作为决策属性，决定最后的分类。

表 6-41　各属性"熵"的信息增益

					风证	痰证
火热证 =1	中风类型 =0	阴虚阳亢证 =0	瘀血证 =1	气虚证 =0	0.002	0.006
				气虚证 =1	0	0.025
火热证 =1	中风类型 =0	阴虚阳亢证 =1	瘀血证 =1	气虚证 =0	0.074	0.004
				气虚证 =1	0.000	0.001

上表可见第一、二、四横栏中"痰证"和第三横栏中的"风证"在各自的属性中有较高的信息增益，所以把它作为决策属性，决定最后的分类。

从一级到五级的决策树分级来看，信息"熵"的增益逐渐减少，各自的增益也逐渐均衡，最后根据各例数多少进行确定最后结点，从而初步形成出中医中风病急性期阴阳类证辨证诊断决策树，该决策树分类模型共有 1 根节点，4 个叶节点，如下图 6-1。

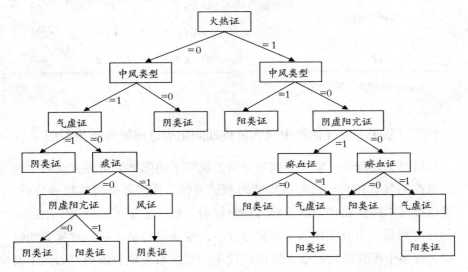

图 6-1　中风病急性期阴阳类证辨证诊断决策树分类模型

（四）测试和评价

将检测正确率（accuracy）、阳性检测正确率（sensitivity）和阴性检测正确率（specificity）作为对测试集样本识别结果的评价指标。设 a 代表识别正确的阴类证样本数，b 代表识别正确的阳类证样本数，c 代表阴类证样本总数，d 代表阳类证样本总数。则上述三种指标计算公式为：检测正确率 =（a+b）/（c+d）；阳类证检测正确率 =a/c；阴类证检测正确率 =b/d。

根据阴阳类证辨证诊断规则对 443 例测试集样本进行测试，其中 207 例阴类证样本正确识别出 146 例，236 例阳类证样本正确识别出 214 例。阳性检测正确率、阴性检测正确率和检测正确率分别为 90.7%、70.5% 和 81.3%，如表 6-42 可以显示决策树模型是比较成功的。

表 6-42   阴阳类证辨证与决策树分析一致性检验

		阴阳辨证分类		
		阴类证	阳类证	合计
决策树分类	阴类证	146（a）	22	168
	阳类证	61	214（b）	275
合计		207（c）	236（d）	443

Kappa=0.619，P=0.000。

三、基于专业评估的中风病急性期阴阳类证辨证诊断流程图

通过上述理论、临床和数理分析，说明了阴阳类证辨证方法在中风病急性期具有相当价值的应用能力和适用性。凭借数据的处理和分析，可以提高中医经验理论的说服力和解释力，然而往往可能忽视了中医专业分析判断。中医学在临床研究过程中，专业经验是一项非常宝贵的财富。许多中医理论是目前无法用现代实验方法来表现和阐明。如在中医中风病中，大多中医家都认为"痰""瘀"为中风病的主要证候要素，已成为一种共识，但临床上常常并非都有两者的征象，然祛痰活血化瘀的临床应用尤其受到关注。虽然只是一种理论性探讨，临床的疗效可以说明其的正确和价值，但尚没有临床数据可以探究这些理论。所以仅仅凭借现代统计学方法可能会丢弃不少真正有价值的具有中医内涵的东西。

中风病急性期阴阳类证辨证方法是建立在理论和临床经验的基础上，目前通过大样本的临床研究基本上可以说明其的实用性，也通过一些多元统计、数据挖掘技术的研究论证了许多方面。这个辨证方法应用于临床，结合上述的研究结果，我们通过中医专业角度的思考，构建了中风病急性期阴阳类证辨证诊断流程图（图 6-2），以期望在中风病急性期的中医诊疗过程中能起到"路径"的作用。

患者就诊，根据中风病中西医诊断标准，诊断为中风病急性期，进而区分缺血中风或出血中风，首先认为痰瘀证是患者最基本的证候特点，只是每一个病人"痰瘀"的程度有所不同；虚证是常见的临床证候，其中以气虚证为主。如果患者为缺血中风患者，那么气虚证对其存在的可

能性更大。同时在整个急性期应注意患者往往有存在腑气不通的可能。继而根据阴阳类证辨证标准，依据热与非热之象，可辨为阳类证和阴类证，就此可以直接导引出该患者中医遣方用药的总法则，若阳类证，应清热、平肝、破瘀、涤痰、通腑、醒神；若阴类证，应益气、通脉、破瘀、涤痰、通腑、醒神。可见上述"路径"简洁明了，只要有一定中医学知识的人就能掌握其中的要旨。因此以此"路径"对中医中风病急性期进行辨证诊断，可以提高中医中风病发病在急性期辨证的正确性和反应度，可以缩短临床救治的时间，从而可以提高了中风病急性期的救治效率。

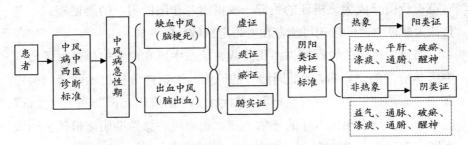

图 6-2　中医中风病急性期辨证诊断流程图

四、中风病阴阳类证辨证数理构建小结

在整个中医中风病中，从决策树模型分析来看，"热象"区分是辨证的关键，"火热证"是阳类证的标志。而在非"火热证"中，"阴虚阳亢证"成为阳类证判断的转折点。在两类中，"气虚证"都可以出现，而在阴类证中"气虚证"出现的分类结点较阳类证早，而对中风类型来说，"气虚证"在缺血中风中出现的分类结点也较出血中风早，说明了非"火热证"中"气虚证"对辨证诊断的区分更为重要，尤其在缺血中风中。通过中医专业的评估，基于对理论和证候学研究的基础上，建立从诊断到辨证的过程，认为中风病急性期明确病名后，即明确了证候特点，进而在阴阳辨证标准下，区分"热象"和"非热象"，即确定了中风病急性期阴类证与阳类证之分。其目的在于迅速地提供治疗原则和初步方案，为临床能够快速发挥中医辨证提供便利。

中医中风病急性期阴阳类证辨证的创新是基于"辨证回归"的设想，

在传统中医辨证规律、中医中风专病的辨证规律以及现代西医学对卒中的治疗要求的基础上，通过现代中医学对中风病的生理病理、证候特点、内在规律的探究而建立起来的一种新的辨证方法。其主要目的在于使中风病急性期的中医救治达到快捷和辨证的统一，进而提高中风病作为一个病种的整体的疗效。

中风病急性期阴阳类证辨证方法的十二个指标是对刘茂才及其团队经验的总结，在出血中风证候研究中已有较好的适用性。而在缺血中风的证候研究中，认为十二指标仍比较适合中风病急性期的辨证，通过统计学的量化可以增强临床的可操作性。而且认为其中阳类证六大指标相对更有价值，成为该辨证的关键，故提出"非阳即阴"的辨证模式，并且认为辨证方法的应用可能存在着一定地域性的差异。

通过中风病的数据探讨，我们认为缺血中风和出血中风体现了传统中医学所谓的"异病／类证同治"的原则，决策树分析提示两者的关键在于"火热证"和非"火热证"，其次在于"阴虚阳亢证"和"气虚证"的区分。并结合中医专业的评估，建立起中风病急性期阴阳辨证诊断流程图，起到临床"路径"的作用。

资料来源

[1] 缪晓路（导师：刘茂才）. 中风病急性期阴阳类证辨证的初步评价研究[D]. 广州中医药大学，2007.

第四节　始发证候及其阳类证相关影响因素分析

中医临床辨证时，十分重视素体、宿疾等因素的影响，脑出血患者的体质、年龄、既往史等也会对其阴类证、阳类证辨证属性等结果产生一定的影响，尤其是患者的体质更是阴阳类证辨证的始动因素。我们通过对多中心大样本病例分析，从现代医学危险因素等角度初步探讨脑出血始发证候的影响因素及占大部比重的阳类证相关因素分析，从而进一步深化出血中风急性期阴阳类证的辨证应用，为中医药防治中风病提供一定思路。

一、临床方法和结果

研究对象为"十五"攻关"中风病急性期综合治疗方案研究"404例患者，收集其基本因素包括年龄、性别、形体、病程、饮酒史、吸烟史、高血压病史、糖尿病史、心脏疾病史、血脂异常病史等 10 个因素和"国标"辨证（参照国家中医药管理局脑病急症科研组《中风病辨证诊断标准》）及阴类证、阳类证辨证结果，将其数量化后输入数据库。利用SPSS13.0 统计分析软件进行数据管理和统计分析。先做单因素分析，计数资料用 χ^2 检验，计量资料用 t 检验，然后对经单因素分析有显著意义的自变量做多因素 Logistic 回归分析，检验水平 $\alpha=0.05$。

（一）出血中风始发状态基本因素与"国标"辨证的相关性

1. 单因素分析：通过对年龄等 10 项因素对中风病"国标"辨证的结果的影响，从一般情况、既往史两个方面进行比较分析。

（1）一般情况对中风病"国标"辨证的结果的影响：年龄对风证、火热证、血瘀证、气虚证均有影响（$P < 0.05$ 或 0.01），即年龄越小，风证、火热证越易发生；年龄越大，血瘀证、气虚证越易发生（表6-43）。性别对火热证、气虚证均有影响（$P < 0.01$），男性发生火热证的概率较高，女性发生气虚证的概率较高（表 6-44）。病程对风证、血瘀证均有影响（$P < 0.05$ 或 0.01），6 小时以内发生风证、血瘀证的概率最高（表 6-45）。肥胖对风证、血瘀证、痰证均有影响（$P < 0.05$ 或 0.01），肥胖患者发生此三类证的概率高（表 6-46）。

表 6-43　出血中风患者各型的年龄分段比较　例（%）

年龄	n	风证	火热证	痰证	血瘀证	气虚证	阴虚阳亢
≥ 60	242	171（70.7）	178（73.6）	86（35.5）	73（30.2）	45（18.6）	31（12.8）
< 60	162	129（79.6）	144（88.9）	57（35.2）	33（20.4）	15（9.3）	20（12.3）
χ^2		4.083	14.106	0.005	4.811	6.688	0.019
P 值		0.043	0.000	0.942	0.028	0.01	0.89

表 6-44　出血中风患者各型的性别比较　例（%）

性别	n	风证	火热证	痰证	血瘀证	气虚证	阴虚阳亢
男	244	186（76.2）	207（74.8）	80（32.8）	66（27.0）	27（11.6）	32（13.1）
女	160	114（71.3）	115（71.9）	63（39.4）	40（25.0）	33（20.6）	19（11.9）
χ^2		1.253	10.035	1.834	0.210	6.983	0.135
P 值		0.263	0.002	0.176	0.647	0.008	0.714

表 6-45　出血中风患者各型的病程分段比较　例（%）

病程	n	风证	火热证	痰证	血瘀证	气虚证	阴虚阳亢
≤ 6h	222	181（81.5）	179（80.6）	85（38.3）	68（30.6）	36（33.0）	35（15.8）
6-24h	108	73（67.7）	84（77.8）	25（32.4）	28（25.9）	15（16.0）	7（6.5）
> 24h	74	46（62.2）	59（79.7）	23（31.1）	10（13.5）	9（11）	9（12.2）
χ^2		14.318	0.366	1.836	8.410	0.829	5.695
P 值		0.001	0.833	0.399	0.015	0.661	0.058

表 6-46　出血中风患者各型的体形比较　例（%）

肥胖	n	风证	火热证	痰证	血瘀证	气虚证	阴虚阳亢
是	95	79（83.2）	76（80.0）	60（63.2）	44（46.3）	19（20.0）	14（14.7）
否	305	221（71.5）	246（79.6）	83（26.9）	62（20.1）	41（13.3）	37（12.0）
χ^2		5.147	0.007	41.863	25.872	2.604	0.503
P 值		0.023	0.934	0.000	0.000	0.107	0.478

（2）既往史对中风病"国标"辨证的结果的影响：高血压病史对火热证有影响（$P < 0.05$），有高血压病史患者发生火热证的概率高（表6-47）。心脏病史对血瘀证有影响（$P < 0.05$），有心脏病病史患者发生火热证的概率高（表6-48）。血脂异常病史对痰证有影响（$P < 0.05$），有血脂异常病史患者发生痰证的概率高（表6-49）。饮酒史对火热证、痰证有影响（$P < 0.05$），有饮酒史患者发生火热证、痰证的概率高（表6-50）。此外，糖尿病史、吸烟史对所有的证型均无影响。

表 6-47　出血中风患者各型的高血压病史比较　例（%）

高血压史	n	风证	火热证	痰证	血瘀证	气虚证	阴虚阳亢
无	89	64（71.9）	63（70.8）	31（34.8）	21（23.6）	15（16.9）	10（11.2）
有	315	236（74.9）	239（82.2）	112（35.6）	85（27.0）	45（14.3）	41（13.0）
χ^2		0.329	5.610	0.016	0.412	0.362	0.199
P 值		0.566	0.018	0.900	0.521	0.547	0.547

表 6-48　出血中风患者各型的心脏病病史比较　例（%）

心脏病史	n	风证	火热证	痰证	血瘀证	气虚证	阴虚阳亢
无	316	234（74.1）	252（79.3）	108（33.2）	74（23.4）	45（14.2）	42（13.3）
有	88	66（75.0）	70（79.5）	38（43.3）	32（36.4）	15（17.0）	9（10.2）
χ^2		0.032	0.002	2.980	5.961	0.428	0.586
P 值		0.857	0.967	0.084	0.015	0.513	0.444

表 6-49　出血中风患者各型的血脂异常病史比较　例（%）

血脂异常	n	风证	火热证	痰证	血瘀证	气虚证	阴虚阳亢
无	246	175（71.1）	147（78.9）	76（30.9）	61（24.8）	35（14.2）	27（11.0）
有	158	125（79.1）	128（81.1）	67（42.4）	45（28.5）	25（15.8）	24（15.2）
χ^2		3.202	0.002	5.574	0.675	0.194	1.549
P 值		0.074	0.967	0.018	0.411	0.66	0.213

表 6-50　出血中风患者各型的饮酒史比较　例（%）

饮酒史	n	风证	火热证	痰证	血瘀证	气虚证	阴虚阳亢
无	283	208(73.5)	216(76.3)	97(34.3)	72(25.4)	45(15.9)	32(11.3)
有	121	92(76.0)	106(87.6)	46(38.0)	34(28.1)	15(12.4)	19(15.7)
χ^2		0.285	6.664	5.574	0.309	0.823	1.484
P 值		0.594	0.010	0.018	0.578	0.364	0.223

2. 多因素分析：据单因素分析（为减少Ⅰ型错误，α取0.1），将可能影响因素作为自变量，采用Logistic回归Forward：LR法进行回归分析。结果见表6-51～6-55。影响风证的主要因素有年龄、病程、血脂异常、肥胖。其中年龄、病程是保护因素，其余则是危险因素。影响火热证的主要因素有年龄、性别、高血压病史、饮酒。其中饮酒是危险因素，其余则是保护因素。影响气虚证的主要因素有年龄且为危险因素。影响痰证的主要因素有肥胖且是危险因素。影响血瘀证的主要因素有肥胖、病程、年龄、高血压病史，病程是保护因素，其余为危险因素。

表 6-51　出血中风风证证候影响因素的多因素分析

项目	回归系数	标准误	Wald值	P值	OR值	95%CI 上限	95%CI 下限
年龄	-0.429	0.248	2.986	0.084	0.651	0.400	1.509
病程	-0.504	0.146	11.856	0.001	0.604	0.454	0.805
血脂异常	0.461	0.248	3.451	0.063	1.586	0.975	2.581
肥胖	0.651	0.308	3.976	0.046	1.850	1.011	3.386
常数项	2.324	0.495	22.024	0.000	10.214		

表 6-52　出血中风火热证证候影响因素的多因素分析

项目	回归系数	标准误	Wald值	P值	OR值	95%CI 上限	95%CI 下限
年龄	-1.044	0.297	12.392	0.00	0.352	0.197	0.630
性别	-0.491	0.286	2.953	0.086	0.612	0.350	1.071
高血压病	-1.044	0.290	7.379	0.007	2.00	1.246	3.886
饮酒	0.583	0.326	3.197	0.074	1.791	0.946	3.393
常数项	3.087	0.705	19.186	0.000	21.92		

表 6-53　出血中风气虚证证候影响因素的多因素分析

项目	回归系数	标准误	Wald 值	P 值	OR 值	95%CI	
						上限	下限
年龄	0.783	0.333	5.533	0.019	2.187	1.14	4.20
常数项	−2.964	0.591	25.158	0.000	1.052		

表 6-54　出血中风痰证证候影响因素的多因素分析

项目	回归系数	标准误	Wald 值	P 值	OR 值	95%CI	
						上限	下限
肥胖	1.541	0.248	38.465	0.000	4.688	2.869	7.596
常数项	−1.002	0.128	60.911	0.000	0.367		

表 6-55　出血中风血瘀证证候影响因素的多因素分析

项目	回归系数	标准误	Wald 值	P 值	OR 值	95%CI	
						上限	下限
肥胖	1.304	0.262	24.761	0.000	3.685	2.205	6.160
心脏病史	0.495	0.275	3.249	0.071	1.641	0.958	2.810
病程	−0.497	0.169	8.672	0.003	0.608	0.437	0.840
年龄	0.704	0.261	7.292	0.007	2.021	1.213	3.368
常数项	−1.889	0.505	14.003	0.000	0.151		

（二）出血中风始发状态基本因素对阳类证的影响

1.单因素分析：出血中风始发状态基本因素对阳类证影响的单因素分析，见表 6-56 ～ 6-58。年龄、性别、饮酒对出血中风阳类证的影响差异有显著性（$P < 0.05$）；患者的体形、病程、高血压病史、糖尿病史、心脏疾病史、高血脂病史对其影响差异无显著性（$P > 0.05$）。阳类证有吸烟史患者的比例（32.1%）较阴类证（21.3%）高，但是二者比较差异无显著性（$P=0.092$）。

2.多因素分析：据单因素分析（为减少 I 型错误，α 取 0.1），将可能影响出血中风始发态阳类证的年龄、性别、吸烟史、饮酒史等 4

个因素，作为自变量，具体进入 Logistic 回归的因素及赋值方法见表 6–57。因变量为阴阳类证（阳类证 =1，阴类证 =0）。采用 Logistic 回归 Forward：LR 法进行回归分析。

多因素 logistic 回归分析的结果显示，从 4 个因素中筛选出年龄、性别是影响出血中风阳类证发病的相关因素；年龄、性别为保护性因素。即在出血中风中年龄小，男性患者出现阳类证的可能性大，详见表 6–58。

表 6–56　出血中风阳类证影响因素的单因素分析　例（%）

项目	分类	阳类证（%）	阴类证（%）	统计量（χ^2）	P 值
年龄	≥ 60	196（57.1）	46（75.4）	5.754	0.016
	< 60	147（42.9）	15（24.6）		
性别	男	217（63.3）	27（44.3）	7.195	0.007
	女	126（36.7）	34（55.7）		
病程	≤ 6h	192（56.0）	30（49.2）	3.274	0.195
	6 ～ 24h	86（25.1）	22（36.1）		
	> 24h	65（19.0）	9（14.8）		
肥胖	是	79（23.0）	16（26.2）	0.294	0.587
	否	264（77.0）	45（73.8）		
高血压史	有	270（78.7）	45（73.8）	0.738	0.39
	无	73（21.3）	16（26.2）		
糖尿病史	无	297（86.6）	50（82.0）	0.913	0.339
	有	46（13.4）	11（18.0）		
心脏病史	无	305（88.9）	53（86.9）	0.213	0.654
	有	38（11.1）	8（13.1）		
高血脂病史	有	26（7.6）	4（6.6）	0.079	0.779
	无	317（92.4）	57（93.4）		
吸烟史	无	233（67.9）	48（78.7）	2.831	0.092
	有	110（32.1）	13（21.3）		
饮酒史	无	242（70.6）	49（80.3）	3.87	0.049
	有	101（29.4）	12（19.7）		

表 6-57　出血中风阳类证影响因素 Logistic 回归的因素及赋值

分析因素	赋值说明
年龄	1="＜ 60 岁"；2="≥ 60 岁"
性别	1= 男；2= 女
吸烟史	0= 无；1= 有
饮酒史	0= 无；1= 有

表 6-58　出血中风阳类证影响因素的多因素分析

项目	回归系数	标准误	Wald 值	P 值	OR 值	95%CI 上限	下限
年龄	−0.760	0.320	5.652	0.017	0.468	0.250	0.875
性别	−0.704	0.284	6.143	0.013	0.495	0.283	0.863
常数项	4.023	0.690	34.004	0.000	55.882		

二、分析与讨论

中医学认为，体质与发病，体质与病证的从化，体质与治疗都有十分密切的联系，同一邪气致病，由于个体体质的差异性，可以导致疾病的多变性和证候的多态性。《灵枢·五变》说："一时遇风，同时得病，其病各异。"《医宗金鉴》说："因从类化故多端，谓人感受邪气虽一，因其形脏不同，或从寒化，或从热化，或从虚化，或从实化，故多端不齐也。"《温热经纬》云："六气之邪，有阴阳不同。其伤人也，又随人身之阴阳强弱变化而为病。"因为"病之阴阳，因人而变"和"邪气因人而化"，所以在诊断治疗疾病时，十分重视对病人性别、年龄、素体、生活条件等因素的综合判断。正如《素问·疏五过论》说："圣人之治病也，必知天地阴阳，四时经纪，五脏六腑，雌雄表里，刺灸砭石，毒药所主，从容人事，以明经道，贵贱贫富，各异品理，问年少长，勇怯之理，审于分部，知病本始，八正九候，诊必副矣。"这些精辟地概括了《内经》诊断的整体医学观，也充分说明，深入认识各种因素对证候的影响，对提高辨证和治疗水平是十分必要的。就中风病而言，体质差异在其发病中居主导地位，清代医家张聿青把易患中风者归纳为气虚多湿之体、高年精血亏虚之人、痰湿素盛之人等不同的类型。因此中风病之类化或从化的一般规律是：素体阴虚阳盛者，机能相对亢奋，病邪作用机体多从热化，表现为阳类证；素体阳虚阴盛者，机体机能相对减弱，在致病因子影响下多从寒化，表现为阴类证。即不同体质中风病患者其发病的证候类型亦不同。

（一）年龄对中风病始发态证候的影响非常显著

中医理论认为，人的生理活动和病理改变与年龄有密切关系。《灵枢·天年》说："人生十岁，五脏始定，血气已通，其气在下……二十岁，血气始盛……三十岁，五脏大定，肌肉坚固，血脉盛满……四十岁，五脏六腑十二经脉皆大盛以平定，腠理始疏……五十岁，肝气始衰……六十岁，心气始衰，苦忧悲，血气懈惰……七十岁，脾气虚，皮肤枯；八十岁，肺气衰，魄离，故言善误；九十岁，肾气焦，四脏经脉空虚。"就中风而言，"年过四十，阴气自半"，气血阴阳的衰败是中风病发生的基础。

我们采用多因素 Logistic 回归法来分析出血中风阳类证的影响因素，结果提示年龄为出血中风阳类证的影响因素之一。多因素 Logistic 回归分析是用于研究二分类结果与一些影响因素之间关系的一种多变量分析方法，在流行病学中常用来分析疾病与各危险因素之间的定量关系，其中回归系数的正负决定是危险因素还是保护因素，OR 值用来衡量危险因素作用的大小。阳类证患者在"≥ 60"与"< 60"两个年龄分层的构成比分别为 57.1% 与 47.1%，而阴类证的相应比例为 75.4% 与 24.6%，二者比较差异有显著性，说明阴阳类证在不同年龄段的分布特征不同。在 logistic 多元回归分析中，年龄的回归系数为负值，OR 值为 0.468，提示年龄为保护因素，说明年龄对出血中风阳类证有一定影响，即年龄越大，出现阳类证的概率越小。结合"国标"辨证的结果，年龄也是风证、火热证的保护因素，这与前期研究所证实的"出血中风急性期风证、火热证在阳类证组分值较高"的结论是一致的。

由于本研究中，纳入标准对年龄段进行了设定，本研究的研究人群是建立在 40 ～ 80 岁之间的，小于 40 岁大于 80 岁的患者是否存在类似的分布特点尚需进一步研究。

（二）性别对出血中风阳类证的影响显著

中医理论认为，男为阳，女为阴，男子以阳为用，本研究中，阳类证患者男女构成比分别为66.3%与36.7%，而阴类证的相应比例为44.3%与55.7%，二者比较差异有显著性，说明阴阳类证在男女的分布特征不同。在Logistic多元回归分析中，性别的回归系数为负值，OR值为0.495，提示性别为保护因素，说明女性患者出现出血中风阳类证的概率是男性的0.495倍，而"国标"辨证中，性别同样是火热证的保护因素。

以上选取中风病患者10个基本因素，通过非条件Logistic回归分析结果显示：性别、年龄是出血中风阳类证的影响因素，女性、年龄≥60岁是其保护因素。本研究仅对全国多家医院的出血中风患者出现阳类证的影响因素进行了初步的研究。由于本研究属于回顾性研究，存在选择性偏倚，其他因素如生活方式、性格、职业、饮食、饮酒与吸烟的具体情况等有待进行进一步前瞻性的研究。

资料来源

[1] 贾真（导师：黄燕）. 出血中风阳类证影响因素的研究及其病证结合动物模型的初建 [D]. 广州中医药大学，2008.

（卢明　郭建文　缪晓路　黄培新　贾真）

第七章　脑出血阴阳类证论治的临床应用

中风病病因病机复杂，其临床证候动态变化并存在相对性质同向的规律特性即阴阳属性，同时具有痰瘀贯穿的证候特点。我们在早期的临床工作中观察到脑出血与脑梗死临床诊治的共性与区别，在随后的诊治研究中，在中风病与脑出血共性基础上分别进行脑出血和脑梗死的临床研究。从一般的经验方干预脑出血的治疗应用观察，逐渐形成较为系统的有目的性的脑出血类证诊治临床研究。随着研究水平和综合能力的提高，我们团队进行了科学规范的脑出血阴阳类证诊治多中心临床试验，从经验方干预的疗效、多中心临床验证等方面，论证脑出血类证论治的科学性和可行性。同时，也从类证诊治角度选取了不同部位、类型的脑出血及其常见并发症（发热）等方面的临床类证医案作为参考。

第一节　经验方干预脑出血类证的治疗应用

中医药的临床特点及优势是辨证论治和经验积累的进一步应用。基于多年来我们在中风病诊治上取得的一点经验和心得，也逐步研制了一些治疗中风病的经验方药（如脑脉Ⅱ号、通腑醒神胶囊等）。尤其在缺乏实用方药的脑出血临床诊疗中，在脑出血的各临床类证/类病的诊疗实践中，我们研制的经验方药均取得了较好的疗效。这些方药的临床疗效，也在后续的全国多中心临床试验中得以评估和验证。

一、脑脉Ⅱ号口服液治疗脑出血急性期临床观察

脑脉Ⅱ号口服液是我们自拟治疗中风系列口服液之一。1992年4月至1996年4月，采用脑脉Ⅱ号口服液治疗高血压脑出血急性期（病程2周内）病人，并进行了临床对照观察，收到了较好的效果。

（一）临床方法与资料

高血压的诊断参照1978年WHO制定的高血压诊断标准，脑出血诊断参照1986年中华医学会第二次全国脑血管病学术会议第三次修订的《各类脑血管病的诊断要点》并经过CT确诊（选择出血部位均在基底节区，出血量<30mL），中风病辨证参照1986年中华全国中医学会内科学会中风协作组修订的《中风病中医诊断、疗效评定标准》：中风中经络证属肝阳暴亢风火上扰证、风痰瘀血痹阻脉络证、痰热腑实风痰上扰证、阴虚风动证，中脏腑证属风火上扰清窍证、痰热内闭清窍证（排除气虚血瘀证及痰湿蒙塞清窍证）。随机分为治疗组和对照组，共观察62例，治疗组32例，对照组30例。两组病人均进行一般治疗及对症处理等，治疗组加用脑脉Ⅱ号口服液10mL，每日3次。对照组加用20%甘露醇及神经营养支持等。两组病人均接受4周治疗，然后进行CT复查及疗效评定（参照1986年中华医学会全国第二次脑血管病学术会议通过的《对脑卒中临床研究工作的建议》"临床疗效评定标准"）。

（二）临床结果及分析

全部病例均为本院神经内科住院病人。两组病人年龄、性别、病程、病情程度、舒张血压、既往史积分、并发病积分、神经功能缺损程度积分、出血部位及出血量、中医证候分型等资料比较，经统计学处理无显著性差异（$P > 0.05$），具有可比性。总有效率治疗组为93.75%，愈显率56.25%，而对照组分别为73.75%和26.67%，差异均有显著性差异（$P < 0.05$）；血肿吸收治疗组优于对照组（$P < 0.05$）。治疗组5例服药初期出现便溏，每日3～4次。不需要特殊处理自行好转。治疗过程中无一例出现肝肾功能损害。治疗组2例入院时因伴有意识障碍，喷射状呕吐，视盘水肿，临时用20%甘露醇125mL静滴1次，12h后再重复使用1次。继续服用脑脉Ⅱ号口服液，无出现脑疝及电解质紊乱情况。

脑出血急性期主要病机是气血上逆，风火相煽，痰瘀互结，邪热腑

实。治疗关键在于清肝息风、涤痰祛瘀、通腑醒神。高血压脑出血急性期西医内科治疗手段相当有限，主要采用脱水降低颅内压，减轻脑水肿及使用营养脑细胞药物，对如何促进血肿吸收，改善血流循环，纠正脑代谢紊乱等方面尚未有十分有效的方法，疗效不尽理想。活血祛瘀药物具有改善血液循环，有止血和促进溢血的吸收，消肿、消炎，改善神经营养作用。涤痰逐水法有利于降低颅内压，减轻脑水肿，促进血液循环，改善脑细胞缺血缺氧现象。通腑泻热能改善血液循环，促进新陈代谢，排除毒性产物，并能降低颅内压，使脑水肿得以纠正。脑脉Ⅱ号口服液选用水牛角、龙胆草清肝泻火，平肝息风；虎杖则以上病下取，釜底抽薪，导热下行，通腑泻热以醒神，配合牛膝活血，引血下行；天竺黄涤痰开窍；地龙清热息风通络；诸药合用，共奏清肝息风、涤痰祛瘀、通腑醒神之功效。相关实验研究表明，采用脑脉Ⅱ号口服液治疗后，模型鼠的脑水肿减轻、脑组织 Na^+ 含量降低、血-脑屏障通透性降低，提示该药物抗脑出血后脑水肿作用与保护血-脑屏障有关。同时，模型鼠的神经功能缺损程度减轻，脑组织病理损伤也明显改善。还能够降低高血压脑出血大鼠神经细胞凋亡发生率，其机制可能与抑制神经细胞内钙超载有关。从神经病理、神经机能、细胞凋亡等角度证实了该药物具有抗高血压性脑出血后脑损伤作用。

资料来源

[1] 黄燕，黄培新，杨志敏，等.脑脉Ⅱ号口服液治疗高血压脑出血急性期临床观察 [J]．广州中医药大学学报，1996，13（3，4）：6-9.

[2] 何纲（合作教授：刘茂才）.脑脉Ⅱ号口服液对高血压性脑出血大鼠脑损伤的保护作用（博士后出站报告），广州中医药大学，2003.

[3] 何纲，刘茂才，黄培新，等.脑脉Ⅱ号口服液对高血压脑出血大鼠脑损伤的保护作用 [J]．中国中西医结合急救杂志，2005，12（1）：12-15.

[4] 何纲，黄培新，刘茂才.脑脉Ⅱ号口服液减轻高血压脑出血大鼠神经细胞凋亡的作用及机制研究 [J].实用预防医学，2009，16（03）：652-654.

二、脑脉Ⅱ号胶囊对脑出血后脑心综合征的干预作用

急性脑出血继发的心脏相关损伤，称为脑心综合征，临床常表现为

心电图、心肌酶谱等异常。脑心综合征的出现可加重患者的病情，直接影响患者的预后。我们探讨了脑脉Ⅱ号胶囊对38例脑心综合征相关指标的影响。

（一）临床资料与方法

脑出血诊断参照中华医学会第四届全国脑血管病学术会议（1995年）制订的《各类脑血管疾病诊断要点》以 CT 或 MRI 确诊，高血压诊断标准采用 WHO 制订的高血压诊断标准，中医辨证诊断参照国家中医药管理局脑病急症协作组《中风病诊断与疗效标准》（包括肝阳暴亢风火上扰证，或痰热腑实风痰上扰证，或痰热内闭清窍证）。38 例患者为2002 年 3 月至 2002 年 8 月的住院病人，入院 24 小时内做心电图、心肌酶谱检查，全都有心电图异常（其中并有心肌酶谱异常者 18 例）。住院一周左右行心电图、心肌酶谱复查。38 例心电图异常者，男性 25 例，女性 13 人；既往有心脏病史 20 例，否认心脏病史 18 例；有高血压病史30 例，否认高血压病史 8 例；脑出血 ≤ 30mL 者 32 例，脑出血 > 30mL者 6 例；基底节出血 25 例，额叶、颞叶、顶叶、枕叶出血共 9 例，1 例为小脑出血，3 例为脑室出血；有意识障碍者 10 例，无意识障碍者 28例。18 例并有心肌酶谱异常者中男性 10 例，女性 8 例；既往有心脏病史者 12 例，无心脏病史者 6 例；有高血压病史者 15 例，否认高血压病史者 3 例；脑出血 ≤ 30mL 者 15 例，脑出血 > 30mL 者 3 例；基底节出血 13 例，额叶、颞叶、顶叶、枕叶出血共 3 例，1 例为小脑出血，1 例为脑室出血；有意识障碍者 5 例，无意识障碍者 13 例。所有患者在一般处理及对症支持治疗基础上，给予脑脉Ⅱ号胶囊，每次 4 粒，神志昏迷者用温水溶化后鼻饲，神志转清后改为口服，每天 3 次，连用 7 天。观察患者入院时的情况及治疗 7 天后的疗效。

（二）临床结果及分析

1. 脑脉Ⅱ号胶囊对脑出血脑心综合征的影响：38 例心电图异常患者中，显效 22 例，改善 8 例，无效 8 例，有效率为 78.95%。心肌酶谱结果显示，18 例心肌酶谱异常患者中，改善 14 例（77.78%）。经脑脉Ⅱ号胶囊治疗后，心电图改善患者中，有心脏病史者 13 例，无心脏病史者 17 例，无心脏病史者心电图改善率为 94.44%（17/18），有心脏病史者改善率 65.00%（13/20），两者经检验有显著性差异（$P < 0.05$）；心肌

酶谱改善患者中，有心脏病史者 8 例，无心脏病史者 6 例。无心脏病史者的心肌酶谱改善率为 100%（6/6），有心脏病史者的心肌酶谱改善率为 66.67%（8/12），两者经检验有显著性差异（$P < 0.05$）。经脑脉 Ⅱ 号胶囊治疗后，30 例心电图改善的患者中，有高血压病史者 25 例，无高血压病史者 5 例。有高血压病史者的心电图改善率为 83.33%（25/30），无高血压病史者的改善率 62.50%（5/8），两者经检验无显著性差异（$P > 0.05$）；14 例心肌酶谱改善患者中，有高血压病史者的心肌酶谱改善率为 80.0%（12/15），无高血压病史者的心肌酶谱改善率为 66.67%（2/3），两者经检验无显著性差异（$P > 0.05$）。在不同脑出血量对疗效影响方面，$\leqslant 30\text{mL}$ 者心电图改善率为 87.5%（28/32），$> 30\text{mL}$ 者的心电图改善率 33.33%（2/6），两者经检验有显著性差异（$P < 0.05$）；$\leqslant 30\text{mL}$ 者心肌酶谱改善率为 86.67%（13/15），$> 30\text{mL}$ 者的心肌酶谱改善率 33.33%（1/3），两者经检验有显著性差异（$P < 0.05$）；不同出血部位比较，基底节出血心电图改善率为 80.00%（20/25），非基底节出血心电图改善率 76.92%（10/13），两者经检验无显著性差异（$P > 0.05$）；心肌酶谱改善率基底节出血者 76.92%（10/13），非基底节出血者为 80.00%（4/5），两者经检验无显著性差异（$P > 0.05$）；有意识障碍者心电图改善率 100%（10/10），无意识障碍者的心电图改善率为 71.42%（20/28），两者经检验无显著性差异（$P > 0.05$）；有意识障碍者的心肌酶谱改善率为 100%（5/5），无意识障碍者的心肌酶谱改善率为 69.23%（9/13），两者经检验无显著性差异（$P > 0.05$）。总体表明，脑脉 Ⅱ 号胶囊在改善脑出血所致脑心综合征的心电图、心肌酶谱方面有一定的效果，但其疗效受到患者既往有无心脏病史、脑出血量多少的影响，提示既往有心脏病史、脑出血量较大者的继发性心脏损伤可能相对比较严重。

2. 高血压性脑出血脑心综合征的病机及脑脉 Ⅱ 号胶囊干预作用分析：（1）风阳痰火上扰是脑出血的始动因素：90% 以上的脑出血发生于 50 ～ 79 岁的人群，男多于女，多数有长期高血压病史，而且大多数病人形体肥胖，平素性急易怒，嗜食辛辣肥甘，发病前常常伴有头痛、头晕、眼花、耳鸣、一过性可逆性肢体麻木、轻瘫等症状。在中医学上，"年逾四十，阴气自半"，出现肝肾阴虚；肝肾阴虚则易生风，阴虚于下，不能制阳，则阳亢于上；肥甘厚味伤脾，脾虚则生痰；由于病程大多良久，易致痰郁化热生火。风者，善行而数变，为百病之始；火热其性上炎；风阳夹痰夹火，上冲犯脑，上扰清窍，致脑脉破裂，血溢脑脉之外，则发为出血中风。我们既往对221例中风病急性期病人分析发现风证、火热证是中风病组合中的主要证候。"中风病证候学与临床诊断的研究"研究组通过1663例中风患者始发态证候与脑病理改变相关关系研究发现，中风病始发态的病因病机是风、火、痰，而风、火、痰上扰清窍是脑出血的主要病机。

（2）脑出血后产生的痰热瘀毒是脑心综合征的病机及转归之关键：脑出血后，可引起多种代谢紊乱，导致毒性氧自由基、兴奋性氨基酸、酸中毒、钙离子超载、凝血及纤溶产物、微小血栓、血中脂质、突变细胞、自身衰老及死亡细胞、致癌因子、炎性介质和皮质醇、内皮素等血管活性物质的过度释放。现代医学认为，这些物质长期积存在体内，必然会引起多种组织细胞的功能障碍，从而触发体内一系列病理生化过程，引起属于不同系统器官、不同的发病机理、不同的病变性质而具有不同临床表现的多种类型的疾病。脑出血后可通过多种途径引起内皮素、皮质醇水平升高，其水平的升高，加重了对受损脑组织本身的损害，两者还可以作用于心脏，在脑出血后脑心综合征的发生中起重要作用。

中医学认为，"毒"系脏腑功能和气血运行失常使体内的生理或病理产物不能及时排出，蕴积体内过多，以至邪气亢盛，败坏形体而转化为毒；中风后，产生的这些毒邪破坏形体，损伤脑络，不仅参与了脑神经元损伤链的过程，而且是中风病病情凶险、难以治愈的关键。毒邪分为内毒、外毒，内毒是机体内在因素所产生的毒性物质，是机体内在因素的作用下，使脏腑功能紊乱、阴阳气血、脉道失调，导致机体内环境失衡，从而产生超越阴阳平衡的、机体又不能及时排解的、能够败坏机体组织功能的有害物质。内毒有阴阳之分，其毒性作用既可以是急性的，也可以是慢性的；既可以是显性的，在某些阶段也可以是隐性的；内毒既是致病因素，又是病理产物，并且可以相互转化，甚至形成恶性循环；中风病中，内毒是中风病的致病因素，又是中风病的病理产物，可以相互促进、互相转化。按照这种理论，以上由脑出血后产生的多种代谢物质如皮质醇、内皮素、毒性氧自由基等均可看成是中医"毒"邪中内毒的范畴。

"毒"邪侵淫人体后，可产生众多危害，导致脏腑、经络、营卫、气血之间关系失常，引起人体阴阳偏盛偏衰，诸病蜂起，正所谓"无邪不有毒，热从毒化，变从毒生，变从毒起，瘀从毒结"。出血中风病人大多有半身不遂、口眼歪斜、半身麻木、言语不利等中风的主症，舌脉上出现舌有瘀点、瘀斑，脉象沉涩。由于瘀血积聚，正气奋起祛邪，正邪相争，可导致发热；血不利则为水，瘀血阻滞，可导致水饮内停，出现脑水肿等；现代研究认为，脑出血后的发热，与红细胞的溶解吸收有关；水肿的发生除与血肿局部压迫有关外，还与多种生化递质的参与有关；表明发热、脑水肿是瘀血内停、分解、破坏，引起的一系列毒性物质释放后产生的毒性反应。出血中风病人还多见有咯痰、纳呆、苔腻、脉滑等症状，病势加重时，可出现胸闷心悸、喘促痰鸣、呼吸困难等，即是脑出血后并发的肺部感染、肺水肿、心力衰竭等；在现代医学中，其发生与颅内压力增高、过量神经介质的释放、免疫力低下有关；在中医学上，导致出血中风病发生的无形之痰转化成了喘促痰鸣、呼吸困难等有形之痰的表现，即痰浊化为痰毒。临床上，出血中风病人发病时多具有明显的火热象如面红气粗、心烦口干、口臭、便干尿赤、舌红苔黄等，火热严重时可出现火热化毒的征象如发热、烦躁不安、呕血、舌红苔黄燥等。临床上，脑出血后脑心综合征的患者，除了具有出血中风的症状外，大多具有由痰热瘀毒扰乱心神、阻滞心脉所致的以上症状，脑出血产生的毒邪所表现出的痰热瘀毒在脑心综合征的发病机制中起重要作用。另一方面，痰毒、瘀毒、热（火）毒往往容易交结为患，影响脏腑气机，导致严重的功能失调。由于中焦脾胃为气机升降之枢纽，因此，中焦气机失和尤其常见，中焦气机升降功能失常，则内热、糟粕存聚不得泻下，造成痰热互结，腑气不通，大便秘结；甚者，三焦闭滞，水道不通，膀胱气化失司，出现小便不利。二便不畅，一方面，不利于逆乱之气血的平复，而且清阳不升，浊阴不降，进而可加重清窍的损害；另一方面，也不利于出血中风后产生的痰热瘀毒的排出，从而不利于脑心综合征防治，直接影响其转归。

（3）脑脉Ⅱ号胶囊对脑出血脑心综合征的临床治疗分析：由于脑出血所致脑心综合征是发生在脑出血的基础之上的，在现代医学上，与脑出血后的毒性产物儿茶酚胺、内皮素、皮质醇等水平升高有关；中医学上，脑出血后产生的毒邪表现为痰毒、热毒、瘀毒，作用于心，扰乱心神，阻滞心脉，而出现除脑出血症状之外的发热、面红、胸闷心烦、喘促、口干口臭、便秘、舌暗红苔黄腻等脑心综合征表现。因此，治疗上应针对引起脑心综合征的病机，兼顾脑出血急性期的病机特点，以及痰热腑实的转归关键，以清热平肝、活血化痰、通腑醒神为治疗的根本方法。

脑脉Ⅱ号胶囊是刘茂才团队根据多年临床经验总结出来的治疗脑出血急性期的有效方剂，经"九五""十五"攻关以及多次临床和实验证实，具有良好的疗效。脑脉Ⅱ号胶囊由水牛角、龙胆草、虎杖、益母草、水蛭、人工牛黄等药物组成。方中水牛角、龙胆草归肝经，具有清热解毒、平肝息风之功，直折上亢之肝火，消除出血中风的发病基础。虎杖归肝、胆经，具有泻下通便、解毒活血功效，可上病下取、釜底抽薪、导热下行、引邪外出。益母草归肝、心经，活血化瘀、解毒利尿。水蛭归肝经，能破血祛瘀。人工牛黄归肝、心经，具有化痰解毒开窍、清肝息风之功。诸药合用，具奏清肝息风、破瘀涤痰、通腑醒神之功，恰中脑出血后脑心综合征之病机，兼顾了脑出血急性期的主要病机特点以及痰热腑实的病机转归关键，故能取得良好临床疗效。临床结果显示，脑脉Ⅱ号胶囊在改善脑出血所致脑心综合征的心电图、心肌酶谱方面有一定的疗效，但其疗效受到患者既往有无心脏病史、脑出血量多少的影响，提示既往有心脏病史、脑出血量较大者继发性心脏损伤可能相对比较严重。为进一步探讨脑出血后脑心综合征的表现及脑脉Ⅱ号胶囊的干预影响，我们在建立双肾双夹法高血压性大鼠模型基础上复制脑出血后脑心综合征动物模型，观察其脑心综合征的表现及脑脉Ⅱ号胶囊的干预作用。实验研究显示，脑脉Ⅱ号胶囊可以减轻模型鼠脑心综合征相关表现及指标等，其作用机理可能与其能降低脑出血后内皮素、皮质醇的水平，减轻脑水肿、促进血液循环、加速血肿吸收、保护神经细胞功能等有关。

资料来源

[1] 陶双友（导师：刘茂才）.脑脉Ⅱ号胶囊对脑出血所致脑心综合征干预作用研究 [D]. 广州中医药大学，2003.

三、通腑醒神液直肠滴注对脑出血神昏类证患者意识状态的影响

神昏是脑出血急性期的危急临床症状，神昏时间越长则病死率、致残率越高，预后越差，抢救神昏是治疗脑出血成功的关键所在。在通腑醒神胶囊治疗出血中风神昏取得好的疗效基础上，以通腑醒神胶囊内容物（通腑醒神液）直肠滴注治疗脑出血神昏类证患者31例，取得了优于传统口服给药的疗效。

（一）临床方法与资料

中医诊断标准参照国家中医药管理局医政司脑病急症协作组《中风病诊疗规范》（1994推行方案），西医诊断标准参照1995年中华医学会第四次全国脑病学术会议《各类脑血管疾病的诊断要点》，高血压诊断标准参照1999年WHO/ISH对高血压水平的定义和分级标准，年龄40～75岁住院患者；发病不超过72小时者；符合高血压性脑出血诊断标准并经CT、MRI检查确诊者；出血部位在脑基底节区（豆状核、尾状核、丘脑），且有意识障碍者（嗜睡、昏睡、浅昏迷、深昏迷）；中医辨证属中风中脏腑之风火上扰清窍证、痰热内闭心窍证、痰湿蒙蔽心神证；需要行血肿清除术者，于术后第1天纳入。按简单随机对照方法分为两组，每组不少于30例。两组病人接受一般基础治疗和对症处理，根据病情辨证使用中成药、中药，所用中成药、中药不可含与通腑醒神作用相同或相仿的药物。治疗组（直肠滴注组）在基础治疗上，以通腑醒神液直肠滴注，该制剂由我院制剂室制成混悬液，每200mL含通腑醒神胶囊内容物6.0g（pH7.8），灭菌装入200mL无菌瓶中，每日1次，每次200mL，使用前先将通腑醒神液加温至37.8℃左右，接一次性输液器，剪去针头，连接2号导尿管，涂少量石蜡油，按灌肠常规，令患者左侧卧位，将导管插入肛门内10～15cm，予以点滴，每分钟40～60滴为宜，如大便次数大于4～6次/日者，剂量减半，依此调整用量，以保证腑气通畅（每日大便1～3次）为度，连用7天；对照组（灌胃组）在基础治疗上，给予通腑醒神胶囊，每次4粒，溶于温开水50mL，从胃管注入/口服，日三次，如大便次数大于4～6次/日者，剂量减半，依此调整用量，以保证腑气通畅（每日大便1～3次）为度，连用7天。

（二）临床结果及分析

临床试验共纳入 61 例病人（治疗组 31 例、对照组 30 例）。两组患者治疗前性别、平均年龄、既往史评分、伴发疾病评分、出血量及意识状态分级比较，P 均 > 0.05，无显著性差异，具有可比性。全部患者在治疗后血、尿、粪常规及心、肝、肾功能检查未出现明显异常变化，治疗过程中无一例出现不良反应。患者经治疗后，通腑醒神液直肠滴注组意识清醒时间平均为 4.94 天，灌胃组意识清醒时间平均为 6.9 天，经统计学处理，两组间有显著性差异（$P < 0.05$）。表明通腑醒神液直肠滴注较灌胃起效快，能尽快促使神志清醒。两组治疗后第 8 天按 Glasgow-Pittsburgh 昏迷评分量表评分，则通腑醒神液直肠滴注组分值提高大于灌胃组，经统计学处理有极显著性差异（$P < 0.01$）。提示通腑醒神液直肠滴注可明显改善患者的昏迷程度。临床疗效参考全国第四届脑血管病学术会议通过的"脑卒中患者临床神经功能缺损程度评分标准（1995）"，临床疗效分为 5 级，通腑醒神液直肠滴注组总显效率为 54.84%，总有效率为 80.65%，灌胃组总显效为 43.33%，总有效率为 66.67%，经统计学处理无差异性。

意识障碍是中风病的危急临床症状，大量的临床资料表明，中风后昏迷时间越长，病死率、致残率越高，预后也越差。国外 Lampl 等应用逐步回归法对 297 例自发性幕上脑出血病人的预后影响因素进行了前瞻性研究，发现格拉斯哥昏迷评分（GCS）和出血量与病死率密切相关，GCS 分值越低，出血量越大及脑叶出血破入脑室预后差；丘脑出血破入脑室预后较好。国内 290 例基底节出血病人 30 天病死危险因素研究表明，在单因素分析时，意识障碍、脑出血破入脑室、大出血量、伴发糖尿病、消化道出血及治疗方法等 6 个因素都是导致基底节出血 30 天死亡的危险因素；进行 Logistic 逐步回归筛选因素时，发现仅有意识水平和消化道出血对脑出血病死具有统计意义，从而证实意识障碍是基底节出血病死率的主要危险因素。我们承担的国家"九五"攻关对 201 例中大量脑出血患者影响预后的因素分析表明，即出血量越大，意识障碍程度越深，格拉斯昏迷量表值（GCS）越低，其病死率就越高。通过 Logistic 回归模型分析结果显示，浅昏迷死亡危险性是嗜睡、昏睡的 1.3 倍，昏迷死亡危险性是浅昏迷的 5.71 倍，提示死亡与昏迷程度有正相关关系，意识障碍程度越深，病死率越高。因此对脑出血急性期意识障碍病人应积极采取措施，促进神志清醒，有利于降低病死率。

基底节区脑出血后，由于血肿的占位效应及随后形成的脑水肿，容易挤压、推移脑组织形成天幕疝，使脑干受压、移位、变形或扭曲、缺血缺氧，从而损伤或阻断脑干非特异性网状上行激动系统的传导，发生意识昏迷。鉴于此，对脑出血昏迷的治疗，着重在于迅速清除血肿，降低颅内压，减轻对脑干非特异性网状上行激动系统的压迫，血肿清除术和脱水降颅压药成为临床的首选。黄氏等总结了近年来脑出血治疗现状，指出严格掌握手术适应证、及时选取相关术式可迅速减轻血肿占位效应，减轻血肿压迫损害和挽救生命，提高疗效；但单纯手术未能完全解决由于出血所带来的急性脑血液循环障碍对脑组织缺血缺氧而产生的次级损害，且手术本身可带来因麻醉和手术创伤对机体的打击和生理功能的进一步扰乱，疗效也不一定理想，仍缺少多中心大样本临床试验说明内外科治疗优劣问题。对脑水肿内科治疗常用的高渗性脱水剂如甘露醇、利尿剂、激素等，除了其副作用而临床应用受限外，更引人注意的是，大剂量的甘露醇有加重脑出血急性期血肿进一步扩大的危险。寻找起效迅速、安全有效的疗法和药物仍是抢救脑出血急性期昏迷患者的当务之急。

中风神昏当属中医学中风中脏腑，以阳闭证为主，大多数学者认为，风、火、痰、气、虚、瘀，六端交错为患为其病机，痰瘀交阻脑脉、闭塞神明是其本质和关键，腑气不通是出血中风阳闭证的促发因素，又可以作为发病后的病理机转结果，而且又是病情加重的重要因素。综合文献报道，中风病急性期伴有胃肠燥热、腑气不通、大便秘结者高达63.2% ～ 100%，通腑泻浊是中风病急性期的基础治法之一。如任氏认为，中风急性期，治则以通为主，缘此病为标急本缓、邪实于上的新暴之病，必宜"猛峻之药急去之……病发72小时以内者，必先投三化汤加生蒲黄、桃仁、煨皂角水煎服之，得利停服"。针对中风神昏患者多伴有腑气不通这一共同病机，结合多年临床经验，创立了通腑醒神胶囊。方中以番泻叶、虎杖为君药，番泻叶通腑泻下，虎杖活血祛瘀化痰解毒，又具泻下作用，与番泻叶合用，通腑之力甚强；人工牛黄等息风豁痰、开窍醒神为臣药；瓜蒌仁润肠除痰。诸药合用，使壅滞之痰邪得以迅速清泄，以纠正气血之逆乱，气血得以输布，痹通络活；腑气得通，浊气下降，不能上冲，扰乱神明，达到通腑醒神之目的，尤其适用于中风中脏腑阳闭证者。

但是中风重危症患者的救治，目前仍是一个薄弱环节，仍缺少有效的制剂和手段，临床上可供治疗选用的中成药（包括口服、针剂）很少。为此，许多中医界学者呼吁应广开思路，筛选出高效、速效、安全、运用简便的新药，改革剂型，多途径给药，除传统的口服给药外，可采用直肠给药、舌下、鼻腔给药方式及静脉制剂，以适应中风急性期抢救的需要。从 1995 年起，我们以大承气汤灌肠抢救脑出血急性期昏迷患者，在促进神志清醒、降低病死率方面取得了好的疗效，积累了一定的经验；同时也发现，急性期应用灌肠法有增加腹压、升高颅内压的潜在危险。因此，我们对此法做了进一步的改进，采用直肠滴注法，使药液缓慢进入肠道，既利于吸收，又避免了增加颅内压之弊。在通腑醒神胶囊治疗中风取得满意疗效的基础上，我们尝试将其内容物溶于蒸馏水中直肠滴注（因直肠内 pH 偏碱性，故将药液 pH 调至 7.8，避免酸性药物对直肠刺激出现腹痛）抢救脑出血急性期昏迷患者，通过 30 例的临床观察，有 90% 的患者意识状态好转。临床初步结果表明，通腑醒神液直肠滴注与口服治疗 7 天后，通腑醒神液直肠滴注组意识清醒时间平均为 4.94天，灌胃组意识清醒时间平均为 6.9 天，经统计学处理，两组间有显著性差异（$P < 0.05$）；治疗后第 8 天通腑醒神液直肠滴注组的 Glasgow–Pittsburgh 昏迷评分值提高大于灌胃组，经统计学处理有极显著性差异（$P < 0.01$），表明通腑醒神液直肠滴注较灌胃起效快，能尽快促使神志清醒，减轻昏迷的程度。治疗后两周临床神经功能缺损改善两组无明显差异，可能与病例数少有关，但通腑醒神液直肠滴注在总显效、总有效率上仍有优于灌胃组的趋势。提示通腑醒神液直肠滴注是治疗脑出血急性期神昏的有效方法。

通腑醒神液直肠滴注疗效优于灌胃的原因有：①吸收迅速，生物利用度高。现代医学认为，直肠黏膜有很强的吸收能力，即使在病变过程中其吸收能力也很强。其吸收途径有：通过直肠中静脉、下静脉和肛管静脉，经髂内静脉入下腔静脉而直接进入大循环，避免了肝脏的首过效应，占直肠吸收药物的 50% ～ 70%；通过直肠上静脉入肝脏代谢后，再循环至全身；通过直肠周围的淋巴系统吸收药液。同时，与口服相比，药物不受胃肠 pH 或酶的破坏而失去活性，直肠滴注药液也不易漏出体外，可缓慢均匀地经直肠黏膜吸收。②脑出血急性期昏迷患者口服给药困难，即便鼻饲给药，也可能引起恶心、呕吐反射使血压升高，加重颅内高压，且鼻饲时患者亦有一适应过程；另外长期鼻饲给药常易发生鼻、食管溃疡、胃出血、中耳炎、腮腺炎、水电解质紊乱、肺及胃肠道感染等并发症而加重病情。直肠滴注不仅避免了灌肠法增加腹压之风险，而且有利于综合抢救的实施，具有给药量大、吸收快、疗效高、简便实用、安全的优点，便于推广应用。因此，直肠滴注法为脑出血急性期意识障碍患者的抢救提供了新的治疗手段，值得进一步深入研究。

（三）通腑醒神法干预脑出血神昏的可能作用机制探讨

1. 通腑醒神法对脑出血大鼠热休克反应的影响：脑出血的病理生理学机制复杂，其中包括血肿的机械压迫所造成的持续的脑缺血性损害；血肿分解后产生的血红蛋白、凝血酶、血浆蛋白、血小板和白细胞、谷氨酸、自由基等毒性物质不仅可直接损伤神经元，而且可损害血脑屏障加重脑水肿。机体尚有对抗脑出血所带来的种种损害的自身保护机制，热休克反应（heat shock response）即是其中之一，以 HO-1 和 HSP70 两种热休克蛋白为代表。因此，寻求某些方法、途径或药物来提高机体 HSP70、HO-1 的表达，增强机体自身的抗损伤能力是治疗脑出血的又一新思路。为探讨通腑醒神液灌肠与通腑醒神胶囊口服对大鼠脑出血后脑水肿的作用，我们观察了模型鼠脑出血后脑水肿以及 HSP70、HO-1 表达及中药通腑醒神胶囊不同给药途径的影响，探讨通腑醒神液直肠治疗出血中风的可能作用机制，以及探索抢救脑出血急性期昏迷患者新的给药途径。

以常用的大鼠脑出血模型，以衡量脑出血最为显著的病理变化——脑水肿之脑系数、脑含水量、脑组织 EB 含量为指标，观察了通腑醒神液灌胃与灌肠对脑出血大鼠脑水肿及血脑屏障通透性的影响。结果表明，通腑醒神液灌胃与灌肠治疗 3、5、7 天后均可显著降低脑出血大鼠脑组织脑系数、脑含水量及脑内 EB 含量，而以直肠给药肠组为优，提示通腑醒神液直肠给药较灌胃能迅速促进脑水肿的消退，改善血脑屏障通透性，可能与其吸收快、血药浓度高、起效快有关。脑组织免疫组织化学法与原位杂交检测显示，通腑醒神胶囊治疗 3、5、7 天后，脑组织各部位 HSP70 与 HO-1mRNA 阳性细胞表达计数均明显高于模型对照组，而以直肠给药组为优，说明通腑醒神胶囊对脑出血的治疗是通过多环节、多水平、多靶点而起效的，不仅可促进血肿的吸收，降低脑水肿，改善血脑屏障通透性，而且可通过基因调控，增强 HSP70 与 HO-1mRNA 的表达，以消除血红蛋白毒性、提高脑组织对缺血缺氧损伤的抵抗力，从而增强机体对脑出血后的应激性保护反应，从另一角度阐明了通腑醒神胶囊治疗脑出血的机制。

从中医学理论对脑出血后的热休克反应进行了分析，表明这种机体自身的应激反应是出血中风急性期脑之气血阴阳及脏腑元气抗邪外出，防止邪气深入及机体自身阴阳平衡的体现。通腑醒神胶囊组方，通过通腑泻热，引邪外出，纠正气血之逆乱，使气血得以输布，瘀通络活；腑气得通，浊气下降，不能上冲，扰乱神明，使邪却正复而取效，此即祛邪以达扶正，以通为补之意。提示在出血中风急性期治疗时，不能因邪实为主而一味地息风、泻火、涤痰、破瘀、通腑泻下，应注意到尚有正虚的内因，祛邪当有度以防伤正。邪退七八分后当辅以滋阴、养肝、健脾、养血活血等法以扶正。

2. 通腑醒神法对脑出血大鼠内源性 NSC 增殖、分化及 BDNF mRNA 表达的干预：脑出血后脑水肿的形成机制与诸多因素有关，如凝血酶产生、红细胞溶解、占位效应、BBB（血脑屏障）被破坏、血肿周围继发缺血、血肿周围组织炎症反应、补体激活及细胞凋亡等。BBB 作为其中的因素之一，其结构损坏及双向调节功能障碍是影响脑出血后脑水肿的重要原因。BBB 是存在于脑组织和外周血液之间一个复杂的细胞结构，主要包括血管内皮细胞、周细胞和星形胶质细胞，其中血管内皮细胞之间通过黏附连接蛋白紧紧地连接在一起形成基础结构，三类细胞分泌的细胞外基质共同组成基底膜维持基础结构的稳定，再通过转运蛋白及胞吞转运相关蛋白等多种组分，共同完成脑脊液与血液之间的物质转运，调节和保证大脑内环境的稳定。在出血、缺血、外伤等病理状态下，BBB 出现功能紊乱和结构损坏，通透性增加，水分在渗透压压力梯度的作用下穿过受损的 BBB 进入脑内出现脑水肿，更可能引起大量有害物质进入脑内而加重病情。而目前尚未发现具有明显改善血脑屏障功能的西药，因此探究具有多靶点、多方面、整体调节作用的中药调节血脑屏障功能以改善脑出血后脑水肿具有重要意义。通过观察实验性脑出血大鼠侧脑室神经干细胞（NSC）的增殖与分化及在这一过程中相关基因如脑源性神经营养因子（BDNF）等的表达，探讨通腑醒神法对神经干细胞增殖分化的影响；并以 BDNF mRNA、TrkB mRNA 的调控机制为切入点，研究其对脑出血侧脑室下区神经干细胞增殖分化和促进损伤修复的机制。

实验结果显示，模型组与各治疗组大鼠造模后均出现明显神经功能缺损症状，各治疗组大鼠 7 天、14 天、28 天 Bederson 评分均显著低于模型组，说明早期开始给予通腑醒神胶囊治疗能促进大鼠高血压脑出血后神经修复，缩短病程。脑出血大鼠脑 EB 含量在第 1 天时最明显，随着时间的推移会自然下降。通腑醒神胶囊高剂量组和低剂量组治疗后第 7 天，第 14 天 EB 含量较模型组明显降低，说明改善脑出血大鼠脑血管通透性。脑出血大鼠脑含水量在第 1 天时最明显，随着时间的推移会自然下降。通腑醒神胶囊减轻各时间点上脑出血后脑水肿，改善大鼠脑出血后的生存质量，且存在一定的量效关系。其作用机制可能是此方可改善血脑屏障双向调节功能，使出血侧血脑屏障通透性降低，从而抑制脑水肿的进一步加重，然而其对于血脑屏障结构及其双向调节功能的具体生物学作用机制尚不明确，仍需深入研究。基于中医理论，脑出血为离经之血，"离经之血即是瘀血"，瘀血阻滞，津液停而为痰，痰瘀互结可生邪热，继而脑之升降功能失司，而致神机不遂。

神经系统疾病各种损伤包括脑出血能诱导神经再生，其机体自我神经再生能促进损伤修复和促进神经功能恢复。Nestin 是一种中间丝类分子，在胶质细胞、脑肿瘤干细胞中也有表达，与 BrdU 双标记可作为新生神经干细胞的标记。星形胶质细胞（GFAP）是中枢神经系统的主要骨架细胞，与神经元联系密切，在中枢神经系统的发育、营养、代谢及修复等活动调节中扮演了重要角色。星形胶质细胞增生活化对脑缺血后神经干细胞再生发挥着"双刃剑"的作用，在缺血早期，星形胶质细胞能够分泌多种神经营养因子以及限制炎症因子扩散，营养及保护新生神经元免受炎症因子破坏，而在缺血后期，其过度增生活化则会形成胶质疤痕阻碍神经再生，与 BrdU 双标记可作为新生星形神经胶质细胞的标记。神经元特异性核蛋白（NeuN）是神经元表达的特异性标志抗原，与 BrdU 双标记可作为新生神经元的标记。

在给药第 14 天，高浓度组和低浓度组 NeuN/BrdU 双标阳性细胞与模型组比较没有显著的变化（$P > 0.05$、$P > 0.05$）。在给药第 28 天，高浓度组和低浓度组 NeuN/BrdU 双标阳性细胞与模型组比较没有显著的变化（$P > 0.05$）。在给药第 14 天，高浓度组和低浓度组 GFAP/BrdU 双标阳性细胞明显增高，与模型组比较具有显著的统计学意义（$P < 0.05$、$P < 0.05$）。在给药第 28 天，高浓度组和低浓度组 GFAP/BrdU 双标阳性细胞明显增高，与模型组比较具有显著的统计学意义（$P < 0.05$、$P < 0.05$）。说明通腑醒神胶囊治疗后，7 天组增殖的 Nestin/BrdU 双标阳性细胞在 14 天和 28 天没有向神经元分化，而是向星形神经胶质细胞分化。内源性的神经再生是极其有限的，因此，增强神经再生是 ICH（Intracerebral hemorrhage，脑出血）治疗的一个重要目标，在目前的研究中发现与模型组相比，治疗组增加 SVZ 的 BrdU+ 细胞和 BrdU+/Nestin+ 细胞数目，增加 BrdU+/GFAP+ 细胞数目，表明通腑醒神法能促进神经再生。同时，本研究发现通腑醒神法促进 BDNF mRNA 及 TrkB mRNA 表达，所以其促进神经再生与分化的原因可能是通过促进营养因子的分泌。

实验结果推测，受试药可能通过促进侧脑室下区神经元或胶质细胞内 BDNF mRNA 及 TrkB mRNA 的表达。而 BDNF mRNA 与 TrkB mRNA 表达的增高又可促进其基因表达产物 BDNF 蛋白的合成与分泌，从而发挥神经营养作用，促进神经干细胞的增殖与分化的表达。BDNF 是特异性作用于神经细胞的生长因子，能够促进神经元再生、轴突生长及突触结构形成，对于神经功能的重建具有重要意义。

综上所述，通腑醒神法治疗大鼠 ICH 急性期及其对脑出血后脑水肿、血脑屏障通透性的影响；可明显改善神经功能缺失症状，促进脑水肿的吸收，提高血脑屏障的修复作用，促进神经干细胞的增殖与分化，并诱导其向胶质细胞分化，其机制可能与影响脑出血后 HSP70 与 HO–1mRNA 的表达、促进 BDNF mRNA 及 TrkB mRNA 表达，而达到神经元细胞的保护及修复有关。为通腑醒神法及其直肠给药治疗脑出血提供实验依据，也为从病理生理学角度探索通腑醒神法治疗脑出血的作用机理进行了有益的尝试，为临床应用通腑醒神法治疗 ICH 提供了一定的理论基础。

资料来源

[1] 王立新（导师：刘茂才）.通腑醒神液直肠滴注对出血中风神昏及热休克反应的影响 [D].广州中医药大学，2002.

[2] 王立新，刘茂才，陆兵勋，等.通腑醒神液直肠滴注对急性脑出血意识状态的影响 [J].中国中医急症，2004，13（2）：72-73.

[3] 王立新，刘茂才，陆兵勋，等.通腑醒神液灌肠对脑出血大鼠脑水肿及脑血管通透性的影响 [J].中国中医药信息杂志，2004，11（3）：210-212.

[4] 王立新，刘茂才，陆兵勋，等.通腑醒神液不同给药途径对脑出血大鼠脑组织 HO-1mRNA、HSP70 表达的影响 [J].成都中医药大学学报，2004，27（1）：27-30.

[5] 广东省自然科学基金项目"通腑醒神法对成年脑出血大鼠内源性 NSC 增殖、分化及 BDNF mRNA 表达的研究"（项目编号：2015A030310436）结题报告.

[6] 崔志忠（导师：招远祺）.通腑醒神法对实验性脑出血大鼠神经干细胞增殖与分化的影响 [D].广州中医药大学，2019.

四、通腑解毒法治疗脑出血阳类证的临床疗效

脑出血病因病机较为复杂，常认为多本虚标实，标实责之风火痰瘀为多，而腑实证在其急性期是常见证候，邪毒内蕴也逐渐受到临床的重视。我们尝试从通腑解毒角度运用通腑醒神胶囊及益脑脉胶囊（即脑脉 Ⅱ 号胶囊）治疗脑出血阳类证患者，采用多维的中风疗效评价体系，评价通腑解毒法对高血压脑出血阳类证患者的临床疗效。

（一）临床方法及资料

高血压诊断标准参照《1999WHO/ISH 高血压治疗指南》"高血压血压水平的定义与分类"标准，脑出血诊断标准参照 1995 年全国第四届脑血管病学术会议通过的《各类脑血管疾病诊断要点》全部以 CT 确诊；中风病病名标准参照 1996 年国家中医药管理局脑病急症协作组《中风病诊断与疗效评定标准》，中医证候阳类证的诊断标准参考国家"十五"科技攻关"中风病急性期综合治疗方案研究"制定的辨证：阳类证兼以下三项或以上症状（面赤身热、烦躁甚则躁扰不宁、口苦咽干、舌质红、

舌苔黄、脉弦数或滑数），阴类证兼以下三项或以上症状（面唇晦暗或苍白、静卧不烦、口淡不欲饮、舌质淡、舌苔白、脉弦细或滑）。随机分组方法采用单纯随机化方法，按 1 ：1 对照原则分别为试验组 A 组（中医辨证治疗组）和对照组 B 组，每组各 30 例。B 组接受一般基础、西医对症治疗，有手术适应证者包括手术治疗和康复治疗；试验组同时接受通腑醒神胶囊及益脑脉胶囊（非上市药物，广东省中医院制剂，国家食品药品监督局批准研究用）。通腑醒神胶囊，每次 4 粒，溶于温开水 50mL，口服或胃管注入，每日 3 次。如大便次数＞ 4 次 / 日，剂量减半，依此调整用量，以保持腑气通畅（每天大便 1 ～ 3 次）为准度，共用 7 天。益脑脉胶囊，每次 4 粒，溶于温开水 50mL，口服或胃管注入，每日 3 次，连用 28 天。分别在治疗前、治疗后第 3 天、第 7 天、第 14 天、第 28 天及随访 90 天观察记录一般情况及中医辨证、中风中医症征积分、NIHSS 积分、Barthel 指数、QLI 总分等。

（二）临床结果及分析

全部病例共 60 例（试验组 30 例、对照组 30 例），均为出血中风阳类证，两组病例一般资料进行可比性分析，各项目均无统计学差异。两组 NIHSS 量表评分在 3 天、7 天时点差异无统计学意义（$P > 0.05$），14 天、28 天、90 天 3 个时点差异均有统计学意义（P 均 < 0.01），提示治疗组的疗效较对照组好，中医药治疗方案可降低出血中风阳类证患者 14 天、28 天、90 天的神经功能缺损。两组在 3 个时点症状严重程度总分比较差异无统计学意义（$P > 0.05$），7 天、14 天、28 天和 90 天比较差异有统计学意义（$P < 0.05$ 或 $P < 0.01$），提示治疗组的疗效较对照组好；两组在 3 天、90 天时点对生活影响总分比较差异无统计学意义（$P > 0.05$），7 天、14 天和 28 天比较差异有统计学意义（$P < 0.01$），亦提示治疗组的疗效较对照组好。说明中医治疗方案可以改善患者 7 天、14 天、28 天和 90 天的症状和体征。两组病人的生活能力在 14 天、28 天比较，差异无统计学意义（$P > 0.05$），治疗 90 天后两组比较差异有统计学意义（$P < 0.05$）；提示中医辨证治疗方案可提高患者 90 天的生活能力，降低存活患者 90 天的严重致残率。两组不同时点 QLI 总分比较，中医辨证治疗方案有改善患者生存质量的趋势，并且随着随访日期的延长，差异越显著。总体提示，通腑解毒法（通腑醒神胶囊和益脑脉

胶囊）治疗方案可以改善患者的神经功能缺损程度，在治疗后 7 天、14 天、28 天有统计学差异；可以减轻治疗后 7 天、14 天、28 天和 90 天的中医症状；提高患者 90 天随访的生活能力，减轻 90 天的残障水平；随着随访时间的延长，中医辨证治疗方案有提高患者生存质量的趋势。

出血中风的发生，多由体内气血虚弱、脏腑阴阳偏盛为基础，在各种激发因素作用下，风（肝风、外风）、火（肝火、心火）、痰（风痰、湿痰）、虚（阴虚、气虚）、气（气逆）、血（血瘀）等因素交错为患，而致脏腑阴阳失调，气血逆乱在脑而致中。而脑出血演变中产生的腑实证变、内生邪毒、毒损脑络等病机成为探讨的热点之一。首先是腑实证变，最先把通腑法运用于中风病的首推金元时代张元素所创立的三化汤。之后很多医家在此基础上进行阐发，刘河间在《素问病机气宜保命集·中风论》中也提出中风"内有便溺之阻格"者可用三化汤及调胃承气汤治疗。明代王肯堂复拟三一承气汤治疗中风便秘、牙关紧闭、浆粥不入者。清代沈金鳌《杂病源流犀烛》中云："中脏者病在里，多滞九窍……如唇缓、二便闭……邪之中较深，治宜下之（宜三化汤、麻仁丸）……中腑者病在表，多著四肢，其证半身不遂……然目犹能视，口犹能言，二便不秘，邪之中犹浅，且有六经形证。"可见古代医家早已注意到腑气不通对中风病有重要的影响。

近年来，对于中风病腑实证的研究可谓如火如荼。现代则北方以王永炎为代表，首倡化痰通腑法治疗急性期中风病。王永炎认为，中风病发病，内风旋动，夹痰瘀阻滞脑窍，痰浊阻于中焦，郁而化热，腑气不通，继之清浊相干，损及脑脉、脑络，神机失用。并指出，痰热腑实证基本出现在中风病急性期，若救治及时，痰热渐去，腑气转通，或转为风痰瘀血痹阻脉络证，或渐显气虚之象，浊邪渐去，本虚之象已显，病情趋于平稳。若救治不及时，痰热内阻，腑气不通，则痰热化火，风火扰窍，病情加重，证类由中经向中脏腑转化，病势凶险。另据报道，依中医分型中风属痰热腑实者占 74.17%，可见腑气不通在中风病机上占有重要地位。南方以刘茂才为代表，认为腑实既可作为中风的一种诱发因子，又可作为中风后的一种病理状态，持续存在于中风病病程中，在急性期腑实尤为常见。脑血管病并发颅内压增高时，由于迷走神经兴奋性增强，胃肠张力障碍或卧床少动，胃肠蠕动减弱皆可致便秘。加之目前治疗脑卒中，特别是出血性卒中，主要采用高渗脱水剂降低颅内压，大量体液由肾脏通过尿液排出，因而更易发生便秘。其次为毒邪之说，毒邪作为一种致病因素，在古代医籍中早有论述。但大多局限在外感温热病和痈疽疮疡范围内，历代文献对毒邪和中风的系统论述则不多见。近年来，随着对传统毒邪认识的深化，诸多医家进行深入研究，在中风病的病机探讨中，逐渐认识到毒邪与中风病的密切关系。王永炎等认为，"毒"乃脏腑功能和气血运行失常使体内的病理或生理产物不能及时排出，蕴积体内过多，以致邪气亢盛、败坏形体而化生；强调毒邪在脑卒中发病中的重要性，提出中风后常有热毒、火毒、水毒、湿毒、瘀毒、痰毒等，且交错为患，使得病情复杂多端。正所谓"无邪不有毒，热从毒化，变从毒起，瘀从毒结也"，王氏等在此基础上提出了中风病"毒损脑络"的病机假说，从"内生毒邪致病"认识中风病的成因，对于中风病的病理生理认识及指导临床实践都具有重要的意义。日本汉方医家常把具有清热解毒功效的黄连解毒汤作为脑血管病常用方予以应用，临床疗效可，从而也反佐证明中风病确有内毒存在的事实。可见，腑气不通是毒邪形成的枢纽；毒邪形成是腑气不通的恶化因素。二者既可作为中风的一种诱发因子，又可作为中风后的一种病理状态，甚或形成恶性循环加重病情，在急性期尤为常见。

　　腑气不通是中风病的重要证候，具有重要临床意义，大便情况可作为判断中风病势深浅轻重及转归预后的指标之一。腑气不通，胃肠积热，可加重火升阳亢之势，煽动浊邪上逆，蒙蔽清窍，而致加重病情；再者，腑气不通，中焦气机受阻，有碍气血之输布流通，使肢体功能恢复延缓。此外，由于痰饮，瘀血有形之邪相结，邪盛壅结，更加重了腑气不通之病理，邪出无门又致惊厥、烦躁、气急等变证迭出，病情更为复杂。加之患者卧床日久，饮食失养，或加误治而又加重腑实。腑气不通，清气不升，浊阴不降，进一步加重气血逆乱；痰浊、瘀血、火热之邪蓄积难化，氤氲蒸腾，邪无出路，化毒为害。毒邪形成之后，阻滞脏腑经络，耗气伤津败血，清浊相干，进一步加重腑气不通。腑实与毒邪因果相关，恶性循环，损伤脏腑经络，继而易出现发热、出血、抽搐、多脏器衰竭等变证。可见，腑实及毒邪的盛衰是决定病情进退、转化的关键。另中风病急性期，多发病急骤、病情变化迅速、变证丛生，属于急证、重证，亦体现了毒性猛烈的致病特点之一。

通过以上对中风病病因病机的再认识及证候分型的研究，结合大量的理论、临床文献以及我们的体会，认为中风病急性期可分为阴阳类证进行辨证；而中风病急性期证机特点是痰瘀贯穿始终、腑实毒邪因果循环。也就是说，对于中风病腑实证而言，腑气不通是毒邪形成的枢纽，毒邪形成是腑气不通的恶化因素。二者常胶结在一起，病邪鸱张，败坏形体，恶性循环，变证丛生，在急性期尤为常见。在此基础上，我们提出了中风病急性期使用通腑解毒法治疗的思路，并提出中风病急性期使用通腑解毒法的共性内涵，即立足祛邪，同时重视护正。具体言之，首先该法上病下取，邪有出路，使元神之府自清；其次又可促进脾胃气机升降复常，气血方能正常敷布，促进半身不遂诸症好转；同时急下存阴，有釜底抽薪之卓效。这些皆是缓不济急的平肝潜阳、活血化痰等常法力所不及的。

我们认为，在中风发病过程中，腑实既是一种病理产物，又是一种致病因素，甚或形成恶性循环加重病情，故中风病通腑法极为重要。积极通腑，既可直折肝气之暴逆，又可急下存阴，以防竭脱。因此，它不仅是一种重要的治疗手段，而且还是一项强有力的预防措施，具有推陈出新的作用。其促进胃肠蠕动、排除毒性产物、改善血液循环、促进新陈代谢、降血压和颅内压、减轻脑水肿与西医脱水利尿法消除脑水肿具有相辅相成的作用。我们认为通腑法适用于中风病的各阶段，甚至未见腑证或腑证不明显，亦可加用通腑药。如在中络、中经时则应在辨证方药中加用通腑药，可防病势向中腑发展；在中脏时运用通腑法，可减轻或防止中风之变证如厥脱、呃逆、吐血、便血等。解毒法不是一个狭义的概念，其外延和内涵是极其丰富的。在中风病的治疗中，解毒只是一个提纲挈领的大法，针对不同病因和病机的转变过程，演化出清热解毒、化痰解毒、祛瘀解毒、通络解毒、息风解毒、通腑解毒等具体的治疗方法。上述各种方法的运用不是截然分开的，而是需要立足患者的病证，灵活多变的采用一法为主、其余为辅的治疗方案。中风病的治疗，需要在解毒的前提下，各种方法互相配合，可以取得事半功倍的效果。我们在临证中不能一味夸大毒邪的作用，寻求纯粹的解毒方法与药物，应当灵活运用、辨证论治，方可取得满意疗效。

现代研究表明，中医解毒法可祛除诸多毒性损害因素，既可改善微灌流，减轻脑损害，恢复正常之递质代谢，又可促进神经元机能的可塑性变化，调动机体自身的修复能力，作用于中风病的早期和恢复期的多个环节。考虑到中风病腑实与毒邪的因果相关性，即如前论述，腑气不通是毒邪形成的枢纽，毒邪形成是腑气不通的恶化因素。实际临床运用中，常通腑、解毒二法并举，充分发挥二者的协同作用，使毒邪尽快从内、从下而解。通腑解毒法，立足祛邪，同时重视护正。具体言之，通腑解毒法上病下取，邪有出路，祛除大壅大塞、胶结肆虐为患的诸邪，使元神之府自清，又可促进脾胃气机升降复常，气血方能正常敷布，通痹达络，促进半身不遂诸症好转，这些皆是缓不济急的平肝潜阳、活血化痰等常法力所不及的。同时中风痰火内盛，耗伤真阴，真阴耗竭，则火热生风，风火相煽，夹痰夹瘀，直冲犯脑，仅用清热滋阴之品，无异于杯水车薪，当以通腑解毒法急下存阴，有釜底抽薪之疗效。因此，应当正确认识腑实及毒邪在中风病机中的地位和作用，及时有效地使用通腑解毒法，扩大通腑解毒法在内科疾病中的应用范围，丰富中风病的治疗方法，将有助于提高中风病的中医治疗效果，并为临床应用提供新的思路和途径。

资料来源

[1] 郑春叶（导师：刘茂才）.通腑解毒法治疗出血中风阳类证的临床疗效观察及其神经保护机制 [D].广州中医药大学，2008.

五、中风病经验方治疗脑出血类证小结

中风病因病机非常复杂，其临床病症危重多变，随着现代医学对其认识的加深，中医药对脑出血和 / 或脑梗死的诊治也逐渐被临床工作者在一定的范围内分立而论，对其病因病机的认识研究也不断深入。我们在脑出血诊治方面的经验积累也从中风病的统一认识中到独立的观察研究寻找一定的规律，其病因病机以肝肾不足为本，邪实多为风火痰瘀为标，临床阳热类证为其共同特征，而痰瘀类证、神昏类证、腑实类证、邪毒类证等也在不同时期或角度体现其特点。因此，我们在临床工作中，以不同的视觉或基础，去探讨集体智慧总结出的中风病经验方，干预脑

出血各类证的临床疗效及可能作用环节或机制，以期总结脑出血类证的临床证治规律。脑脉Ⅱ号胶囊和通腑醒神胶囊是我们临床最常用的经验制剂，脑脉Ⅱ号胶囊（原为脑脉Ⅱ号口服液，并制胶囊，后改为益脑脉胶囊），方药由人工牛黄粉、水牛角、虎杖、益母草等组成，功能清肝息风、涤痰活血，主治风火或痰热上扰清窍之阳类证，症见昏仆、肢体偏瘫、麻木、语言不利以及头晕、头痛、痰涎壅盛等。通腑醒神胶囊，方药由番泻叶、人工牛黄粉、瓜蒌仁等组成，功能通腑泻下、涤痰活血、醒神开窍，主治中风病各期，痰邪瘀热积滞以及腑气不通之证。两方切合脑出血急性期风火痰瘀及腑实邪毒的病机特点，前方清热平肝、破瘀涤痰，治上为主、兼顾治下；后方通腑泻下、涤痰活血、醒神开窍，治下为主，兼顾治上；合用针对的病机可以包含脑出血的阳热类证及痰瘀贯穿的总体核心病机及证候转变；临床应用既可作为辨证处方基本方，又可作为中成药的选用，均可获得较好的临床疗效。

第二节　类证辨治多中心临床试验

基于多年来在中风病诊治方面的沉淀和积累，刘茂才带领团队先后承担了"九五""十五"国家科技攻关脑出血研究，进行了中大量脑出血阴阳闭证类证救治和脑出血阴阳类证辨治的多中心临床试验，在相关单位的研究人员的共同努力下，圆满完成了脑出血类证辨治的研究任务，为类证辨证临床方法学的推广提供了有力的证据。

一、中大量脑出血阴阳闭证类证救治研究

高血压性脑出血是中老年人的常见病、多发病，病死率、致残率都很高，其急危重症的救治仍是一个薄弱的环节。为寻求能够提高高血压性中大量脑出血临床疗效的救治方案，自1997年1月至2000年11月，刘茂才团队进行了高血压性中大量脑出血患者阴阳闭证辨证的类证救治探讨。

（一）临床方法及资料

高血压诊断标准参照1987年WHO制定的高血压诊断标准，脑出

血诊断标准参照 1986 年中华医学会第二次全国脑血管病学术会议制定的《各类脑血管病诊断要点》，全部以 CT 或 MRI 确诊（出血部位基底节区，出血量≥30mL，意识状态分级标准属Ⅱ、Ⅲ、Ⅳ级），中风病诊断标准参照 1994 国家中医药管理局医政司颁发的《中医内科急症治疗规范》"中风病急症诊疗规范"中的诊断标准，中风中脏腑阳闭类证（主症：神志不清或朦胧，鼾声呼吸，喉中痰鸣，牙关紧闭，面赤身热，躁扰不宁，气粗口臭，肢体强痉，大小便闭，舌质红、苔黄腻，脉弦滑而数；证候：风火上扰清窍证或痰热内闭心窍证），中脏腑阴闭类证（主症：神志不清，半身不遂而肢体松懈瘫软不温，甚则四肢逆冷，面色苍白，痰浊壅盛，静卧不烦，舌淡、苔白腻，脉沉滑缓；证候：痰湿蒙塞心神证等），年龄 80 岁以下、病程 7 天以内者。

采用单纯随机对照试验的研究方法，通过查计算器的随机数字，随机分为治疗组和对照组，对照组采用血肿清除术、基础治疗加西药治疗。治疗组加用闭证类证辨治方案，阳闭证类证：①鼻饲通腑醒神胶囊和脑脉Ⅱ号胶囊，各 4 粒，溶于温开水 50mL，从胃管注入，每日 3 次；治疗后病人神志清醒，改为口服或鼻饲；通腑醒神胶囊连服 10 天，大便次数＞5 次 / 日者，剂量减半；脑脉Ⅱ号胶囊连服 28 天。②静脉滴注：清开灵注射液 60mL，每日 1 次，连用 28 天。阴闭证类证：①鼻饲：通腑醒神胶囊和脑脉Ⅰ号胶囊，各 4 粒，溶于温开水 50mL，从胃管注入，冲服，每日 3 次；治疗后病人神志清醒，改为口服或鼻饲；通腑醒神胶囊连服 10 天，大便次数＞5 次 / 日者，剂量减半。脑脉Ⅰ号胶囊连服 28 天。②静脉给药：盐酸川芎嗪注射液 120mg，每日 1 次，连用 28 天。治疗前（就诊时）及治疗后（24 小时、72 小时、7 天、14 天、21 天、28 天）观察评价临床症状、体征（含神经功能缺损积分、生活能力状态、中医症状改善等）、颅脑 CT 治疗前后对照、出凝血机制检测、血液流变学检测等。根据中华医学会 1986 年第二次脑血管病学术会议通过的《对脑卒中临床研究工作的建议》"临床疗效评定标准"，包括神经功能缺损积分值的改变评定标准和总的生活能力状态（ADL）评定标准（评定时的病残程度），以 28 天为一疗程，进行疗效评定，不足 28 天病人死亡者亦统计在内，随访追踪半年再做疗效评价。参与研究单位有广州中医药大学第二附属医院（即广东省中医院）、中日友好医院、广西医科大学第三附属医院、青海省人民医院、广州市第一人民医院等。

（二）临床研究结果

全部病例 201 例，均为高血压性中大量基底节区脑出血病人，符合纳入标准和排除标准。其中治疗组 103 例，对照组 98 例。两组病例治疗前的相关因素，年龄、体温、脉搏、呼吸、血压、发病至手术时间在不同时点构成比、出血量（mL）分组构成、中线结构偏移程度、血肿破入脑室和脑疝、基底节出血 CT 分型、意识状态、GCS 评分、手术方式、中医辨证分型、主要中医症状等比较，差异无显著性。

1. 临床疗效比较（表 7–1 ～ 7–3）。

表 7–1　治疗后 28 天临床疗效比较　例（%）

组别	n	基本痊愈	显著进步	进步	无变化	恶化	死亡
治疗组	103	4（3.9）	24（23.3）	52（50.5）	12（11.7）	0（0）	11（10.7）
对照组	98	0（0）	11（11.2）	43（43.9）	18（18.4）	3（3.1）	23（23.5）

秩和检验：$u=3.922$，$P=0.001$。

治疗组总有效率 77.6%，对照组总有效率 55.1%。治疗组病死率 10.7%，对照组病死率 23.5%。两组比较，差异有显著性意义（$P < 0.01$）。提示治疗后 28 天的临床疗效，治疗组优于对照组，而病死率低于对照组。

表 7–2　治疗后 6 个月临床疗效比较　例（%）

组别	n	基本痊愈	显著进步	进步	无变化	恶化	死亡
治疗组	95	19（20.0）	35（36.8）	28（29.5）	0（0.0）	0（0.0）	13（13.7）
对照组	84	7（8.30）	21（25.0）	26（31.0）	3（3.6）	0（0）	27（32.1）

秩和检验：$u=3.639$，$P=0.000$。

未到 6 个月观察时点病例 14 例，其中治疗组 3 例，对照组 11 例；失访病例 8 例，其中治疗组 5 例，对照组 3 例，故无法未进行临床疗效评定。根据已收集的资料进行分析，治疗组总有效率 86.3%，对照组总有效率 64.3%。治疗组病死率 13.7%，对照组病死率 32.1%。两组比较，差异均有显著性意义（$P < 0.01$）。提示治疗后 6 个月的临床疗效，治疗组优于对照组，而病死率低于对照组。

表 7-3　出血量＞ 50mL 患者病死率比较

组别	n	死亡	χ^2 值	P
治疗组	50	8	6.14	0.01
对照组	56	21		

经 χ^2 检验，两组比较差异有显著性，表明在出血量大于＞ 50mL 病例中治疗组的病死率低于对照组。

2.生活能力状态（ADL）比较，见表 7-4～7-6。生存率比较，见图 7-1、图 7-2。

表 7-4　治疗后 28 天生活能力状态（ADL）比较　例（%）

组别	n	0 级	1 级	2 级	3 级	4 级	5 级	6 级	7 级
治疗组	92	4（4.3）	2（2.2）	2（2.2）	19（20.7）	15（16.3）	26（28.3）	18（19.6）	6（6.5）
对照组	75	0（0.0）	2（2.6）	1（1.3）	7（9.3）	7（9.3）	24（32.0）	25（33.3）	9（12.0）

秩和检验：u=3.226，P=0.002。

治疗后 28 天 ADL 积分两组比较，差异有显著性意义（$P < 0.01$）。提示治疗组在 28 天 ADL 改善优于对照组。治疗 28 天后，治疗组死亡 11 例，故为 92 例（103-11=92）。对照组死亡 23 例，故为 75 例（98-23=75）。共有 34 例死亡病例不进行 ADL 评定。

表 7-5　治疗后 6 个月随访病例 ADL 比较　例（%）

组别	n	0 级	1 级	2 级	3 级	4 级	5 级	6 级	7 级
治疗组	82	19（23.2）	7（8.5）	11（13.4）	18（22.0）	7（8.5）	15（18.3）	4（4.9）	1（1.2）
对照组	57	7（12.3）	3（5.3）	6（10.5）	11（19.3）	12（21.1）	11（19.3）	5（8.8）	2（3.5）

秩和检验：u=2.242，P=0.025。

治疗后六个月随访病例 ADL 积分两组比较，差异有显著性意义（$P < 0.05$），提示六个月随访病例治疗组 ADL 积分改善方面优于对照组。治疗 6 个月后，治疗组死亡 13 例，3 例未到 6 个月疗效评定，失访 5 例，故为（103 － 13 － 3 － 5 ＝ 82）82 例。对照组死亡 23 例，11 例未到 6 个月疗效评定，失访 3 例，故为 57 例（98 － 27 － 11 － 3 ＝ 57）。

共有 62 例病例不能进行 ADL 评定。

表 7-6　治疗后 6 个月两组 ADL 下降等级差比较

组别		n	$\bar{\chi} \pm s$	u	P
治疗组	治疗后 24 小时	103	6.42±0.50	8.889	0.000
	治疗后 6 个月	82	2.65±1.98		
对照组	治疗后 24 小时	97	6.66±0.48	7.281	0.000
	治疗后 6 个月	57	3.42±1.91		

两组组内 ADL 随访 6 个月和治疗后 24 小时比较，P=0.000，差异有显著性意义。表明两组治疗后的 ADL 较治疗前均改善。治疗后 24 小时两组的 ADL 比较差异无显著性意义（$P > 0.05$），随访 6 个月两组 ADL 比较（u=2.302、$P < 0.05$），差异有显著性意义。表明治疗后治疗组 ADL 改善程度优于对照组。

生存率比较，见图 7-1、图 7-2。

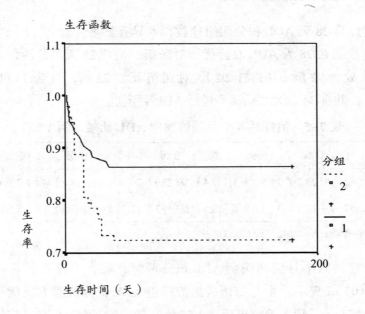

图 7-1　治疗组与对照组生存率

从图 7-1 可见，治疗组（实线）生存率较对照组（虚线）高，对照组生存率下降较快，两组资料采用卡卜兰－迈尔方法进行生存率分析，经伯利斯罗检验，Breslow=6.46，P=0.011＜0.02，差异有显著性。

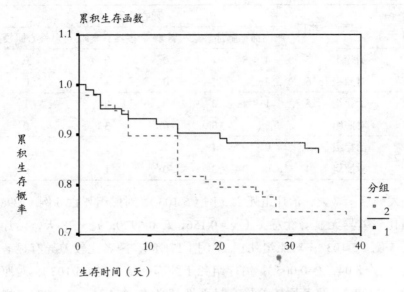

图7-2　治疗组与对照组累积生存概率

从图7-2可见，治疗组（实线）累积生存率较对照组（虚线）高，两组累积生存率曲线比较 χ^2=54.91，P＜0.01，差异有显著性。

3. 主要并发症（表7-7）。

表7-7　两组主要并发症分析

组别	n	并发症例数	肺部感染				上消化道出血	肾衰
			单纯肺部感染	合上消化道出血	合肾衰	合上消化道出血和肾衰		
治疗组	103	54	22	23	0	0	8	1
对照组	98	75	27	32	2	5	9	0

治疗组共并发肺部感染45例，对照组66例，两组比较差异有显著性意义（ χ^2=11.37，P=0.001 ），表明治疗组肺部感染发生率低于对照组。治疗组并发上消化道出血31例，对照组43例，两组比较差异有显著性（ χ^2=4.10，P=0.04 ），表明治疗组上消化道出血的发生率低于对照组。

4. 死亡病人的死亡时间与死亡原因的状况（表 7-8）。

表 7-8 发病后死亡病人的死亡时间与原因对比（例）

死亡时间（天）	组别	死亡	死亡原因				
			脑出血	肺部感染	肾衰	多器官衰竭	急性心肌梗死
< 7	治疗组	5	4	1	0	0	0
	对照组	6	4	1	0	1	0
7～28	治疗组	5	1	3	0	0	1
	对照组	17	5	9	0	3	0
> 28	治疗组	3	0	1	1	1	0
	对照组	4	0	3	0	1	0

发病后< 7 天，治疗组死亡 5 例（5/103），对照组死亡 6 例（6/98），两组比较差异无显著性意义（χ^2=0.156，P=0.692）；7～28 天，治疗组死亡 5 例（5/103），对照组死亡 17 例（17/98），两者比较差异有显著性意义（χ^2=8.04，P=0.005）；治疗组死于肺部感染 5 例（5/103），对照组 13 例（13/98），两者比较差异有显著性意义（χ^2=4.36，P=0.03）。提示治疗组在 7～28 天由于肺部感染引起的死亡病人少于对照组，治疗组在降低病死率方面与肺部感染控制有较大关系。

5. 存活病人中医症状改善程度比较（表 7-9～7-12）。

表 7-9 治疗后 3 天、7 天存活病人神志不清症状改善程度比较 例（%）

时间	组别	n	改善 3 级	改善 2 级	改善 1 级	无变化	加重 1 级	加重 2 级	加重 3 级
3 天	治疗组	98	0（0.0）	14（14.3）	38（38.8）	42（42.9）	2（2.0）	2（2.0）	0（0.0）
	对照组	94	0（0.0）	9（9.5）	29（30.9）	44（46.8）	8（8.5）	4（4.3）	0（0.0）
7 天	治疗组	97	1（1.0）	27（27.8）	59（60.8）	8（8.2）	2（2.1）	0（0.0）	0（0.0）
	对照组	87	0（0.0）	22（25.3）	40（46.0）	17（19.5）	8（9.2）	0（0.0）	0（0.0）

秩和检验：治疗后 3 天，u=2.160，P=0.015；治疗后 7 天，u=2.182，P=0.015。注：存活病人包括阴闭和阳闭病人。神志不清程度：（−）表示清醒；（++）表示浅昏迷；（+）表示嗜睡～昏睡；（+++）表示昏迷～深昏迷。改善程度：无变化——治疗前后无改善；改善 3 级——治疗后和治疗前的级别之差 =−3；加重 3 级——治疗后和治疗前的级别之差 =+3；改善 2 级——治疗后和治疗前的级别之差 =−2；加重 2 级——治疗后和治疗前的级别之差 =+2；改善 1 级——治疗后和治疗前的级别之差 =−1；加重 1 级——治疗后和治疗前的级别之差 =+1。）

两组病人治疗后 3 天、7 天中医症状神志不清比较，差异有显著性意义（$P < 0.05$），提示治疗组在神志不清改善方面优于对照组。

表 7–10　治疗后 3 天、7 天阳闭证存活病人喉中痰鸣症状改善程度比较
例（％）

时间	组别	n	好转	无变化	加重
3 天	治疗组	89	38（42.7）	41（46.1）	10（11.2）
	对照组	87	22（25.3）	46（52.9）	19（21.8）
7 天	治疗组	88	49（55.7）	29（33.0）	10（11.3）
	对照组	80	30（37.5）	26（32.5）	24（30.0）

秩和检验：治疗后 3 天，u=2.697，P=0.004；治疗后 7 天，u=2.949，P=0.002。

两组病人治疗后 3 天、7 天中医症状喉中痰鸣比较，差异有显著性意义（$P < 0.01$）。提示治疗组在喉中痰鸣改善方面优于对照组。

表 7–11　治疗后 3 天、7 天阳闭证存活病人面赤身热症状改善程度比较
例（％）

时间	组别	n	好转	无变化	加重
3 天	治疗组	89	21（23.6）	60（67.4）	8（9.0）
	对照组	87	10（11.5）	57（65.5）	20（23.0）
7 天	治疗组	88	49（55.7）	37（42.0）	2（2.3）
	对照组	80	30（37.5）	39（48.7）	11（13.8）

秩和检验：治疗后 3 天，u=2.978，P=0.001；治疗后 7 天，u=2.849，P=0.002。

两组病人治疗后 3 天、7 天中医症状面赤身热比较，差异有显著性意义（$P < 0.01$）。提示治疗组在面赤身热改善方面优于对照组。

表 7–12　治疗后 3 天、7 天阳闭证存活病人躁扰不宁症状改善程度比较
例（％）

时间	组别	n	好转	无变化	加重
3 天	治疗组	89	36（40.5）	44（49.4）	9（10.1）
	对照组	87	14（16.1）	56（64.4）	17（19.5）
7 天	治疗组	88	50（58.1）	35（40.7）	1（1.2）
	对照组	80	27（33.7）	43（53.8）	10（12.5）

秩和检验：治疗后 3 天，u=3.543，P=0.000；治疗后 7 天，u=3.593，P=0.000。

两组病人治疗后 3 天、7 天中医症状躁扰不宁比较，差异有显著性意义（$P < 0.01$）。提示治疗组在改善躁扰不宁方面优于对照组。

（三）分析与讨论

1. 脑出血闭证类证综合救治方案提高了临床疗效，降低了病死率，改善了患者的生活质量：临床研究对 201 例高血压性中大量基底节脑出血患者，进行了前瞻性随机对照试验；结果显示，应用综合救治方案的治疗组在总有效率、生活能力（ADL）改善、降低病死率、降低并发症、改善中医症状等方面均优于对照组，综合方案提高了高血压性中大量脑出血的临床疗效，降低了病死率，减轻了致残程度，提高了生活质量。脑出血的病死率较高，且出血量越大，病死率越高，研究 201 例基底节出血患者，出血量 > 50mL 者共 106 例，其中治疗组 50 例，死亡 8 例，病死率 16%（高于整组病死率 13.7%），对照组 56 例，死亡 21 例，病死率 37.5%（高于整组病死率 32.1%），两组比较差异有显著性（$P=0.01$），表明在出血量 > 50mL 病例中治疗组的病死率低于对照组。由于基底节区的特殊解剖结构和在神经系统中的重要性，决定基底节区出血病情的危重性和抢救治疗以及康复的难度。从我们研究的文献看，有关以基底节出血为单独研究对象进行研究的报道不多，其中贺玉钦等报道一组出血量 > 50mL 的 212 例的资料，内科组 116 例，死亡 86 例，占 74.0%，外科组 96 例，死亡 32 例，占 33.3%，外科治疗优于内科治疗。马跃辉等报道 67 例在 24 小时内进行手术，病死率 25.4%。陈志标等报道手术治疗 52 例，死亡 19 例（36.5%）。李津生等报道手术治疗 77 例，死亡 32 例。据以上有针对性研究的资料显示，高血压性基底节区脑出血仍具有较高的病死率，对于严重、极重型患者疗效仍较差。另外，韩静等对 357 例高血压脑出血，进行手术和保守治疗对比分析，病死率嗜睡－浅昏迷者分别为 32.0%、62.5%，中度昏迷者分别为 63.0%、100.0%，深昏迷者分别为 85.0%、100.0%，手术组和保守组总病死率为 31.5%、37.5%。虽然以上文献资料与本专题研究相比，条件和一致性不尽相同，但总的研究结果比较，提示对照组病死率与文献资料手术治疗的病死率相近似，而治疗组病死率显著低于资料的内科组病死率和外科组病死率，降低了高血压性中大量脑出血的病死率。研究结果初步说明了该方案是疗效确切，值得进一步扩大样本，进行多中心合作的验证，以推广应用。

2.类证综合救治方案有效性的可能因素:(1)综合救治,发挥综合效能,提高了临床疗效。面对多因素所致的出血中风急危重症患者,采取了针对多因素、多环节、多水平、多靶点的综合救治措施,发挥综合效能,提高了临床疗效。

(2)中西医结合,取长补短,发挥了中西医各自的特色优势。临床研究发挥了现代医学对急危重症患者的应急能力,采用了血肿清除术,迅速解除血肿占位效应,降低颅内压,缓解症状,为发挥其他综合救治措施的效能,争得了时间,并为中医药破瘀活血、通腑泻热等特色相结合,促进了疗效的提高。

(3)发挥了中医药辨证论治、整体调控的优势。中医药对中风病的治疗有悠久的历史和丰富的经验,通过辨证论治,进行分型治疗,切中病情,并且运用复方进行整体调控。复方的药理作用具有多效性,同时存在多个有效成分或部位,而通过辨证论治组成的复方,其各个组成部分相互之间产生化学反应,又具有新物质及新功能,使得复方形成比单味药更优越的整体调节功能,从而更有力地纠正机体的各种不平衡状态,为有效地治疗中风复杂病症奠定基础,改善了机体机能状态,降低了并发症,促进了康复,提高临床疗效。

(4)抓住根本,共性与个性相结合,切中病情。高血压性中大量脑出血,解除血肿占位效应,降低颅内压为当务之急,手术清除血肿实为根本措施,针对主要病因病机和主要证候的中医药治则治法为共通之法,结合个体辨证分型,切中病情,有利于提高疗效。

(5)简明扼要。救治方案的建立,抓住根本,以共性为基础,进行立法,既体现了中医药辨证特色,又尽可能简化证型救治方案,比较简明扼要,所以各西医院协作单位都能较好地实施,收到了预期的效果。

3.高血压性中大量脑出血闭证以阳闭证类证为主,清热、平肝、破瘀、涤痰、通腑、醒神是其基本治法:201例患者阳闭类证184例(占91.54%),与文献报道(涉及文献19篇,闭证1201例,其中阳闭证1043例,阴闭证158例)的80%~95%基本相符("九五"国家攻关专题"高血压性中大量脑出血血肿清除术和中医药治疗研究""关键技术总结材料1——理论探讨"),说明样本具有一定的代表性。结合文献和初步研究结果,认为高血压性中大量脑出血闭证以阳闭证类证为主,临床常包括风火上扰清窍证、痰热内闭心窍证。针对其主要病因及核心病机（风、火、痰、瘀等）及临床主证，以共性为基础而立法。就 184 例阳闭证而言，见面赤身热占 92.4%，躁扰不宁占 76.6%，气粗口臭占 64.6%，喉中痰鸣占 77.7%，肢体强痉占 57.6%，大便秘结占 84.0%，舌质红占 58.2%，舌质暗红占 40.2%，舌苔黄占 53.3%，舌苔黄腻占 45.0%，治疗前出现发热占 23.4%，病程中发热占 78.3%，全部病例均有神志障碍、肢体瘫痪、神明失用，以及结合颅脑 CT 全部皆有颅内血肿（离经之血）及水肿带存在，可见全部阳闭证患者均有神志障碍，有不同程度的热、风、瘀、痰、腑气不通等存在。结合两组临床疗效和治疗后 3 天、7 天生存病人阳闭证症状改善程度，提示对于高血压性中大量脑出血中脏腑阳闭证患者，该综合救治方案中的阳闭证治法——清热、平肝、破瘀、涤痰、通腑、醒神，切中了其核心病机，可以代表出血中风阳闭证类证的中医药基本治法，可以进一步验证、推广应用于其他部位的出血中风中脏腑治疗。

至于阴闭证，临床少见，本专题 201 例中仅有 17 例，考虑主要与高血压性中大量脑出血闭证的病因病机特点有关。另外，我们认为，很大一部分阴闭患者，其发病后，易转变为阳闭证；尚有部分阴闭患者未入院已死亡或转为脱证；这些可能是临床中风闭证阴闭证少见，阳闭证占绝大多数的重要原因。今后，有待于进一步深入研究。

4. 降低并发症和并发症致死率是综合救治方案取效的可能作用机理之一：高血压性中大量脑出血术后绝大多数产生多种并发症，其发生是由于出血以及手术对机体的打击和创伤，导致机能紊乱和抵抗力下降而形成的，如由于颅内压增高，压迫下丘脑及脑干，可引起自主神经营养障碍，加上患者意识障碍，咳痰困难，呼吸道自净功能差，常导致肺部感染。而上消化道出血是重症脑出血的常见、严重并发症之一。同时，并发症的多少和轻重对高血压性中大量脑出血的预后有至关重要的影响作用，是脑出血术后致死和影响患者神经功能缺损恢复的重要因素。

综合救治方案可以降低高血压性中大量脑出血术后并发症的发生率、再次脑出血和肺部感染致死率，提示可能与所用的中医药通过辨证施治、调整人体脏腑阴阳气血平衡的作用有关，而整体调控是中医药辨证论治有效性的灵魂和关键所在。探讨中医药治疗脑出血血肿清除术后的证治规律，对寻找高血压性中大量脑出血综合救治方案，提高临床疗效，有着重要的意义。

资料来源

[1] 刘茂才，黄燕，杜宝新，等．中西医结合综合救治高血压性中、大量脑出血 201 例临床研究 [J]．广州中医药大学学报，2001，18（1）：13-18．

二、出血中风急性期阴阳类证辨治多中心临床试验

在"九五"国家攻关专题中大量脑出血闭证类证救治方案的可行性和有效性的基础上，为了制订简洁、可操作性强的出血中风病急性期阴阳类证辨治方案，我们承担了"十五"国家科技攻关中风病研究，采用多中心、大样本的随机对照试验方法，完成了出血中风急性期多维度、分阶段（时间、病情）综合疗效评价指标研究。

（一）临床方法及资料

高血压诊断标准参照《1999WHO/ISH 高血压治疗指南》"高血压血压水平的定义与分类"标准，脑出血诊断标准参照 1995 年全国第四届脑血管病学术会议通过的《各类脑血管疾病诊断要点》并以 CT 确诊，中风病病名标准参照 1996 年国家中医药管理局脑病急症协作组《中风病诊断与疗效评定标准》，出血中风阴类证、阳类证辨证标准参照邓铁涛主编《中医诊断学》阳证、阴证的鉴别及方药中主编《实用中医内科学》中风病阳闭证、阴闭证临床表现并征求专家意见后制订：阳类证兼以下三项或以上症状（面赤身热、烦躁甚则躁扰不宁、口苦咽干、舌质红、舌苔黄、脉弦数或滑数），阴类证兼以下三项或以上症状（面唇晦暗或苍白、静卧不烦、口淡不欲饮、舌质淡、舌苔白、脉弦细或滑），意识状态属清醒、嗜睡、昏睡、昏迷（包括浅昏迷、中昏迷）者，出血部位在基底节区或脑叶，神经功能缺损评分 ≥ 12 分，年龄 40 ～ 80 岁，起病时间在 7 天以内，第一次发病或既往有中风病史但无后遗症，知情同意者。试验研究采用多中心、单纯随机对照试验的设计方法，分组方法采用简单随机化方法，按 1 ：1 对照原则分为试验组、对照组两组，总的例数确定为 402 例。采用 SAS 统计包软件产生随机种子数中心及分组数，并制成随机分配卡（各试验中心的随机分配卡由组中与临床试验无关的研究人

员统一制作），装入依次编号的不透光信封，信封上的编号与卡片上的顺序号相同，各中心将合格的受试对象按进入试验的先后顺序依照信封编号，拆封取卡，严格按照卡片规定分组和用药。全部研究任务由主持单位广州中医药大学第二附属医院（广东省中医院）及承担单位江苏省中医院、浙江省中医院、中日友好医院、黑龙江中医药大学第二附属医院、陕西中医学院附属医院、广西中医学院第一附属医院、长春中医学院附属医院、广西中医学院第二附属医院、北京市海淀医院、青海省中医院、河南省中医院等提供完成。

对照组（B组）接受包括一般治疗、对症治疗、西医内科治疗（有手术适应证者包括手术治疗）、中药安慰剂（协定3号方）以及康复治疗的综合治疗。试验组（A组）接受包括一般治疗、对症治疗（有手术适应证者包括手术治疗）、中医辨证（静脉制剂、口服中成药、颗粒冲剂）以及康复治疗的综合治疗。阳类证治疗方案：①安宫牛黄丸（生药含量3g/丸，北京同仁堂制药厂，批号：1010063）每次半丸，每日2次，溶于温开水30mL，胃管注入鼻饲或化水点舌，患者纳入观察后开始使用，连用3天后停用。②安脑丸（主要药物：黄连、黄芩、珍珠、栀子、郁金、赭石、雄黄、朱砂、石膏、冰片、水牛角浓缩粉、人工牛黄，每丸含生药3g，黑龙江路神集团制药有限公司生产）每次1粒，溶于温开水50mL，口服或胃管注入，每日2次，清醒患者纳入观察后开始使用，连用28天；意识障碍者停用安宫牛黄丸后开始使用，连用25天。③通腑醒神胶囊（主要药物：番泻叶、虎杖、人工牛黄粉、天竺黄、瓜蒌仁等，每粒含生药0.5g，广东省中医院医院提供）每次4粒，溶于温开水50mL，口服或胃管注入，每日3次；如大便次数每天＞4次，剂量减半，依此调整用量，以保持腑气通畅（每天大便1～3次为准度），共用10天。④清开灵注射液（由牛黄、水牛角、珍珠粉、黄芩、金银花、栀子、板蓝根、猪胆酸、牛胆酸等组成，北京中医药大学制药厂）40mL加入0.9%生理盐水500mL，静脉滴注，每日1次，连用21天。⑤汤剂：协定1号方（人工牛黄粉、水牛角、龙胆草等，由江苏江阴制药厂制成免煎颗粒，并分装好），每次1包（相当于生药量8.9g），溶于温开水100mL口服，昏迷患者胃管注入，每日1次，连用28天。阴类证治疗方案：①苏合香丸（北京同仁堂制药厂生产）每次半丸，每日2次，溶于温开水 30mL，胃管注入鼻饲或化水点舌，连用 3 天后停用。②华佗再造丸（广州奇星药业有限公司产品）每次 6g，溶于温开水 50mL，口服或胃管注入，每日 2 次，患者纳入观察后第 4 天（即停用苏合香丸后）开始使用，连用 28 天；意识障碍者停用苏合香丸后开始使用，连用 25 天。③通腑醒神胶囊，用法同上。④复方丹参注射液（含丹参、降香，雅安三九药业有限公司产品）20mL 加入 5% 葡萄糖注射液 500mL（糖尿病患者改为生理盐水）静脉滴注，每日 1 次，连用 21 天。⑤汤剂：协定 2 号方（制天麻、川芎、制胆南星等组成，由江苏江阴制药厂制成免煎颗粒，并分装好），每次 1 包（相当于生药量 10.6g），溶于温开水 100mL，口服或胃管注入，每日 1 次，连用 28 天。患者纳入观察后即开始使用。试验前、试验后（1 天、3 天、7 天、14 天、21 天、28 天）及 3 个月后随访评估神经功能缺损评分值改变、生活能力状态（Ability dairy of life，ADL）评定（残疾、功能水平）、日常生活活动量表评定 Barther Index（BI）分级、病死率、生存质量 QLI（Quality of life Index，Spitzer 生活质量指数）、FAQ（社会功能活动问卷）以及中医证候（风证、火热证、痰湿证、瘀血证、气虚证、阴虚阳亢证）评分（按照各证候评分、各证候评分总和及其评分变化）程度等。

（二）临床试验结果及分析

临床试验共入选病人数 414 例，进入随机分配病人 414 例，剔除 10 例（不符合入选标准的病人），实际进入临床试验的合格研究病人数为 404 例，完成第一次临床观察（疗程 28 天）380 例，脱落 24 例；进行随访（治疗后 3 个月随访）346 例，其中失访 9 例，脱落、失访合计 33 例，占 8.17%。404 例进行基线比较。两组（计量资料）年龄（岁）、病程（小时）、体温（℃）、心率（次 / 分）、呼吸（次 / 分）、收缩压（mmHg）、舒张压（mmHg）、出血量（mL）、神经功能缺损积分、BI 总分、QLI 总分、FAQ 总分以及（计数资料）性别、意识状态、出血部位、出血量分层（mL）、中线结构有无偏移、血肿破入脑室、有无占位效应、有无手术、中医阴阳类证辨证等比较，以上的基线分析显示，治疗前两组总的基线基本一致，两组资料具有可比性。以下对两组总的疗效分析，并对两组病人阳类证、阴类证疗效分别进行比较。

1. 两组病人总疗效比较：404 例，在 28 天内脱落 24 例，低依从性

24 例，死亡 34 例；进行随访的病人 346 例，失访 9 例，死亡 14 例。死亡病人参与包括临床疗效部分指标的分析。

（1）两组病人神经功能缺损评分、临床愈显率比较（表 7–13 ～ 7–15）。

表 7–13　两组病人治疗后及随访不同时间神经功能缺损评分比较

时间	组别	n	$\overline{x}$	s	t 或 t'	P	95% 可信区间 下限	上限
治疗前	试验组	199	25.53	9.71	−0.19	0.847	−2.12	1.74
	对照组	205	25.72	9.99				
14 天	试验组	172	17.98	9.72	−1.30	0.195	−3.62	0.74
	对照组	186	19.41	11.22				
21 天	试验组	160	14.06	10.04	−2.40	0.017	−5.11	−0.51
	对照组	179	16.87	11.51				
28 天	试验组	152	11.48	10.07	−2.21	0.028	−5.01	−0.29
	对照组	170	14.13	11.35				
3 个月	试验组	159	6.75	8.23	−2.89	0.004	−4.62	−0.87
	对照组	164	9.50	8.87				

试验组与对照组治疗前、治疗后 14 天神经功能缺损评分比较，差异均无统计学意义（$P > 0.05$）；21 天、28 天及 3 个月后随访神经功能缺损评分比较，差异均有统计学意义（$P < 0.05$），显示神经功能缺损平均评分试验组比对照组低。

表 7-14　两组病人治疗后 28 天及 3 个月后随访神经功能缺损
评分下降程度比较

时点	组别	n	$\bar{x}$	s	t 或 t'	P	95% 可信区间	
							下限	上限
28 天	试验组	152	13.35	6.97	2.79	0.006	0.67	3.87
	对照组	170	11.08	7.55				
3 个月后随访	试验组	159	17.68	8.45	2.65	0.008	0.65	4.18
	对照组	164	15.30	7.66				

两组病人治疗后 28 天及 3 个月后随访神经功能缺损评分下降程度
比较，试验组较对照组评分平均下降均大于 2 分，差异均有统计学意义
（$P < 0.01$），显示试验组优于对照组。

表 7-15　两组病人治疗后 28 天及 3 个月后随访临床疗效比较　例（%）

时点	组别	n	基本痊愈	显著进步	进步	无变化	恶化	死亡	P
28 天	试验组	171	27（15.8）	76（44.4）	37（21.6）	11（6.4）	1（0.6）	19（11.1）	0.088
	对照组	185	21（11.4）	73（39.5）	48（25.9）	22（11.9）	6（3.2）	15（8.1）	
3 个月后随访	试验组	163	58（35.6）	83（50.9）	11（6.7）	4（2.5）	3（1.8）	4（2.5）	0.001
	对照组	174	40（23.0）	88（50.6）	25（14.4）	7（4.0）	4（2.3）	10（5.7）	

两组治疗后 28 天愈显率试验组 60.2%、对照组 50.9%，病死率试验
组 11.1%，对照组 8.1%。两组比较，差异无统计学意义（$P > 0.05$）。3
个月后随访愈显率试验组 86.5%、对照组 73.6%，两组比较，差异有统
计学意义（$P < 0.01$），提示 3 个月后随访的临床疗效，试验组优于对
照组。

（2）两组病人生活质量疗效比较。

①生活能力状态（ADL）比较（表 7-16 ～ 7-17）。

表 7–16 两组病人治疗后 28 天、3 个月后
随访生活能力状态（ADL）比较

时点	组别	n	0级	1级	2级	3级	4级	5级	6级	7级
28天	试验组	152	11（7.2）	18（11.8）	27（17.8）	19（12.5）	28（18.4）	38（25.0）	8（5.3）	3（2.0）
	对照组	170	6（3.5）	18（10.6）	29（17.1）	29（17.1）	22（12.9）	48（28.2）	12（7.1）	6（3.5）
3个月后随访	试验组	159	34（21.4）	31（19.5）	34（21.4）	27（17.0）	14（8.8）	15（9.4）	1（0.6）	3（1.9）
	对照组	164	23（14.0）	22（13.4）	33（20.1）	31（18.9）	25（15.3）	22（13.4）	6（3.7）	2（1.2）

治疗后 28 天 ADL 积分两组比较，秩和检验 $u=1.30$，$P=0.195$，差异无统计学意义（$P > 0.05$），提示两组在 28 天 ADL 改善无统计学差异。

3 个月后随访病人 ADL 积分两组比较，秩和检验 $u=2.97$，$P=0.003$，差异有统计学意义（$P < 0.01$），提示 3 个月随访病人试验组 ADL 改善优于对照组。

表 7–17 两组病人 3 个月后随访病人 ADL 等级评分比较

组别	n	$\bar{x} \pm s$	t	P	95% 可信区间 下限	上限
试验组	159	2.13±1.73	2.89	0.004	−0.95	−0.18
对照组	164	2.69±1.78				

3 个月后随访病人 ADL 等级评分比较，试验组较对照组平均下降多 0.56 级，与对照组比较，差异有统计学意义（$P < 0.01$），提示试验组 ADL 改善优于对照组。

②日常生活活动量表（BI）分级比较（表 7–18 ～ 7–19）。

表 7–18 两组病人治疗后 28 天、3 个月后随访 BI 评分总分组间比较

时点	组别	n	$\bar{x}$	s	t 或 t'	P	95% 可信区间 下限	上限
28天	试验组	152	56.25	31.19	0.74	0.457	−4.28	9.49
	对照组	170	53.65	31.48				
3个月后随访	试验组	159	77.86	26.85	2.824	0.005	2.68	14.99
	对照组	164	69.02	29.29				

两组治疗后 28 天 BI 两组比较，差异无统计学意义（$P > 0.05$）；3 个月后随访 BI 两组比较，差异有统计学意义（$P < 0.01$），提示 3 个月后随访病人试验组 BI 改善优于对照组。

表 7-19　两组病人治疗 28 天、3 个月后随访 BI 评分总分差值组间比较

时点	组别	n	$\bar{\chi}$	s	t 或 t'	P	95% 可信区间 下限	95% 可信区间 上限
28 天	试验组	152	35.82	24.06	0.54	0.587	−3.94	6.95
	对照组	170	34.32	25.43				
3 个月后随访	试验组	159	56.76	26.90	2.77	0.006	2.42	14.23
	对照组	164	48.44	27.04				

试验组与对照组两组病人治疗 28 天 BI 评分差值比较，差异无统计学意义（$P > 0.05$）。3 个月后随访 BI 评分差值比较，差异有统计学意义（$P < 0.01$），试验组改善优于对照组。

③生存质量（QLI，Spitzer 生活质量指数）评分比较（表 7-20 ～ 7-21）。

表 7-20　两组病人治疗后 28 天、3 个月后随访 QLI 评分总分组间比较

时点	组别	n	$\bar{\chi}$	s	t 或 t'	P	95% 可信区间 下限	95% 可信区间 上限
28 天	试验组	152	5.75	2.60	2.10	0.037	0.04	1.19
	对照组	170	5.14	2.65				
3 个月后随访	试验组	159	7.08	2.54	2.75	0.006	0.18	1.35
	对照组	164	6.26	2.81				

两组治疗后 28 天 QLI 两组比较，差异有统计学意义（$P < 0.05$），3 个月后随访 QLI 两组比较，差异有统计学意义（$P < 0.01$），提示治疗后 28 天、3 个月后随访病人试验组 QLI 改善优于对照组。

表 7-21　两组病人治疗 28 天、3 个月后随访 QLI 评分
总分差值组间比较

时点	组别	n	$\overline{x}$	s	t 或 t'	P	95% 可信区间	
							下限	上限
28 天	试验组	152	3.09	2.02	1.53	0.127	−0.10	0.84
	对照组	170	2.72	2.27				
3 个月后随访	试验组	159	4.28	2.60	1.74	0.082	−0.06	1.07
	对照组	164	3.77	2.57				

试验组与对照组两组病人治疗 28 天、3 个月后随访 QLI 评分差值比较，差异均无统计学意义（$P > 0.05$）。

④社会功能活动问卷（FAQ）评分比较（表 7-22 ～ 7-23）。

表 7-22　两组病人治疗 28 天、3 个月后随访 FAQ 评分总分组间比较

时点	组别	n	$\overline{x}$	s	t 或 t'	P	95% 可信区间	
							下限	上限
28 天	试验组	152	17.61	10.02	2.006	0.046	−4.23	−0.04
	对照组	170	19.74	9.09				
3 个月后随访	试验组	159	10.43	9.60	3.371	0.001	−5.76	−1.33
	对照组	164	14.22	10.57				

两组治疗后 28 天 FAQ 两组比较，差异有统计学意义（$P < 0.05$），3 个月后随访 FAQ 两组比较，差异有统计学意义（$P < 0.01$），提示治疗后 28 天、3 个月后随访病人试验组 FAQ 改善优于对照组。

表 7-23　两组病人治疗 28 天、3 个月后随访 FAQ 评分
总分差值组间比较

时点	组别	n	$\overline{x}$	s	t 或 t'	P	95% 可信区间	
							下限	上限
28 天	试验组	152	7.57	8.75	0.72	0.471	−1.17	2.53
	对照组	170	6.89	8.10				
3 个月后随访	试验组	159	15.00	10.83	2.05	0.041	0.10	4.77
	对照组	164	12.57	10.48				

试验组与对照组两组病人治疗 28 天 FAQ 评分差值比较，差异无统计学意义（$P > 0.05$）。3 个月后随访 FAQ 评分差值比较，差异有统计学意义（$P < 0.05$），显示 3 个月后随访试验组 FAQ 改善优于对照组。

（3）两组病人中医证候评分改变比较（表 7–24 ～ 7–25）。

表 7–24　两组病人中医证候总分不同时点比较

观察时点	分组	n	均数	s	u	P	95% 可信区间	
							下限	上限
0d	试验组	199	36.49	17.25	−0.65	0.52	−4.41	2.23
	对照组	205	37.59	16.70				
1d	试验组	193	32.22	16.55	−0.60	0.55	−4.29	2.27
	对照组	203	33.23	16.65				
3d	试验组	189	30.17	16.25	−1.32	0.19	−5.65	1.12
	对照组	200	32.44	17.61				
7d	试验组	182	24.86	15.02	−2.18	0.03	−6.85	−0.35
	对照组	193	28.46	16.95				
14d	试验组	171	18.72	13.16	−2.93	0.00	−7.30	−1.43
	对照组	184	23.09	14.84				
21d	试验组	153	16.17	12.21	−2.16	0.03	−6.01	−0.28
	对照组	173	19.32	13.87				
28d	试验组	143	14.70	11.17	−1.45	0.15	−4.62	0.69
	对照组	157	16.66	12.12				

治疗后两组病人中医证候评分总分改变比较，治疗早期（1d、3d）及治疗 28 天，两组比较差异无统计学意义（$P > 0.05$），治疗后 7d、14d、21d，差异有统计学意义（$P < 0.05$），显示试验组在对中医证候评分改变方面优于对照组。

表 7-25　两组病人中医证候评分差值（疗前 – 疗后）不同时间比较

观察时点	分组	n	均数	s	u	P	95% 可信区间 下限	上限
1d	试验组	193	4.58	7.76	0.20	0.84	−1.44	1.76
	对照组	203	4.42	8.37				
3d	试验组	189	6.90	8.89	1.76	0.08	−0.19	3.51
	对照组	200	5.25	9.64				
7d	试验组	182	11.85	10.88	2.40	0.02	0.50	5.04
	对照组	193	9.08	11.45				
14d	试验组	171	17.84	12.67	2.50	0.01	0.73	6.12
	对照组	184	14.41	13.12				
21d	试验组	153	21.64	14.46	2.35	0.02	0.60	6.79
	对照组	173	17.94	13.91				
28d	试验组	143	23.85	14.52	1.60	0.11	−0.62	6.04
	对照组	157	21.14	14.76				

治疗后两组病人中医证候评分不同时点差值比较，治疗后 7d、14d、21d，差异有统计学意义（$P < 0.05$），试验组在对中医证候评分差值改变方面优于对照组，其他时点差异无统计学意义。

（4）两组总的临床疗效小结：①神经功能缺损评分改变及临床愈显率比较：治疗 28 天及 3 个月后随访结果显示，两组神经功能缺损评分下降程度比较，试验组均较对照组平均下降大于 2 分，差异均有统计学意义（$P=0.006$，$P=0.008$），表明改善神经功能缺损评分方面，试验组优于对照组。

临床总的疗效比较，治疗后 28 天，愈显率（基本痊愈 + 显著进步）试验组 60.3%、对照组 50.9%，病死率试验组 11.1%、对照组 8.1%，两组比较，差异无统计学意义（$P=0.088$）；随访 3 个月，总的疗效比较，愈显率试验组 86.5%、对照组 73.6%，两组比较，差异有统计学意义（$P=0.001$），提示试验组优于对照组；总病死率试验组 12.6%、对照组

13.2%，两组差异无统计学意义（$P > 0.05$）。

在改善病人的神经功能缺损评分和提高随访愈显率方面，试验组疗效优于对照组。

②改善生活质量比较：改善生活质量比较，治疗后 28 天的 QLI、FAQ 改善两组比较，差异有统计学意义（$P=0.037$、$P=0.046$），提示试验组优于对照组；3 个月后随访生活质量比较，试验组在 ADL 评分、BI 分级、QLI 及 FAQ 评分改善均优于对照组，差异均有统计学意义（$P=0.003$、$P=0.007$、$P=0.006$、$P=0.001$），且 ADL 等级评分比对照组低 0.56 级。而治疗后 28 天的生活能力状态（ADL）、BI 分级两组比较，差异无统计学意义（$P > 0.05$）。

两组总的生活质量改善比较显示，试验组优于对照组，尤其在 3 个月后随访结果。

③中医证候评分改变比较：两组病人的中医证候（风证、火热证、痰证、瘀血证、气虚证、阴虚阳亢证等）评分改变比较，显示其两组之间的差异主要表现在 7～21d，差异有统计学意义（$P < 0.05$），显示试验组在 7～21d 中医证候评分改变较对照组好，一方面考虑与所采用的评分标准对临床实际的特异度、反应度有关，同时，中医证候评分仅在某个侧面反映中医药的辨证论治效果。

通过以上结果显示，试验组在病人的改善神经功能缺损评分、提高随访愈显率、改善生活质量以及中医证候评分各方面均优于对照组，在 3 个月后随访时段尤其明显。

2. 阳类证病人疗效比较（表略）：阳类证病人 343 例，在 28 天内脱落 23 例，低依从性 23 例，死亡 30 例；进行随访的病人 290 例，随访期死亡 11 例，失访 8 例。死亡病人参与包括临床疗效部分指标的分析。

（1）阳类证病人总的疗效比较：①阳类证病人神经功能缺损评分、临床愈显率比较：阳类证病人试验组与对照组治疗前、治疗后 14 天、28 天神经功能缺损评分比较，差异均无统计学意义（$P > 0.05$）；治疗后 21 天、3 个月后随访神经功能缺损评分比较，差异有统计学意义（$P=0.036$、$P=0.035 < 0.05$），显示试验组神经功能缺损平均评分较对照组低。

阳类证病人治疗后 28 天及 3 个月后随访神经功能缺损评分下降

程度比较，试验组较对照组平均下降大于 2 分，差异有统计学意义（P=0.015，P=0.032 < 0.05），显示试验组神经功能缺损改善优于对照组。

阳类证组治疗后 28 天，愈显率试验组 58.0%，对照组 50.4%；病死率试验组 11.3%，对照组 8.8%。两组比较，差异无统计学意义（P > 0.05）。阳类证组 3 个月后随访愈显率试验组 85.4%，对照组 74.6%；两组比较，差异有统计学意义（P=0.006 < 0.01）。提示 3 个月后随访的临床疗效，试验组优于对照组。

②阳类证两组病人生活质量疗效比较：生活能力状态（ADL）比较，秩和检验，治疗后 28 天，u=0.55，P=0.580；随访后 3 个月，u=2.23，P=0.026；阳类证病人 28 天 ADL 积分两组比较，差异无统计学意义（P > 0.05）；随访 3 个月 ADL 积分两组比较，差异有统计学意义（P < 0.05），提示 3 个月随访病人试验组 ADL 积分改善优于对照组。

日常生活活动量表（BI）分级比较，阳类证组治疗后 28 天 BI 两组比较，差异无统计学意义（P > 0.05）；3 个月后随访 BI 两组比较，差异有统计学意义（P=0.05），提示 3 个月随访病人试验组 BI 改善优于对照组。阳类证病人试验组与对照组两组病人治疗 28 天 BI 评分差值比较，差异无统计学意义（P > 0.05）。3 个月后随访 BI 评分差值比较，差异有统计学意义（P=0.028 < 0.05），显示试验组改善优于对照组。

生存质量（QLI，Spitzer 生活质量指数）评分比较，治疗后 28 天 QLI 两组比较，差异无统计学意义（P > 0.05）；3 个月后随访 QLI 两组比较，差异有统计学意义（P=0.01 < 0.05），提示 3 个月后随访（阳类证）病人试验组 QLI 改善优于对照组。阳类证病人试验组与对照组两组治疗 28 天、3 个月后随访 QLI 评分差值比较，差异无统计学意义（P > 0.05）。

社会功能活动问卷（FAQ）评分比较，阳类证病人两组治疗后 28 天 FAQ 两组比较，差异无统计学意义（P > 0.05）；3 个月后随访 FAQ 两组比较，差异有统计学意义（P=0.014 < 0.02），提示 3 个月后随访病人试验组 FAQ 改善优于对照组。阳类证病人试验组与对照组两组病人治疗 28 天、3 个月后随访 FAQ 评分差值比较，差异均无统计学意义（P > 0.05）。

③阳类证两组病人中医证候评分改变比较：阳类证病人治疗后中

医证候积分总分改变比较，治疗后 7d、14d、21d，差异有统计学意义（P=0.020、0.004、0.040 < 0.05），试验组在对中医证候积分改变方面优于对照组。阳类证病人治疗后中医证候积分不同时点差值比较，治疗后 7d、14d、21d，差异有统计学意义（P=0.02、0.03、0.03 < 0.05），试验组在对中医证候积分差值改变方面优于对照组。

④阳类证患者临床疗效小结：神经功能缺损评分改变及临床愈显率比较，阳类证病人神经功能缺损评分改变比较，治疗后 28 天及 3 个月后随访，试验组较对照组平均下降大于 2 分，差异均有统计学意义（P=0.015，P=0.032），表明试验组优于对照组。28 天及 3 个月后随访神经功能缺损评分（差值）协方差分析显示，组间差异有统计学意义（P < 0.05），提示神经功能缺损评分改善试验组优于对照组。阳类证病人临床疗效比较，治疗后 28 天愈显率试验组 58.0%，对照组 50.4%，病死率试验组 11.3%、对照组 8.8%，两组比较，差异均无统计学意义（P > 0.05）；3 个月后随访愈显率试验组 85.4%，对照组 74.6%，两组比较，差异有统计学意义（P=0.006），提示试验组临床疗效优于对照组。

改善生活质量比较，治疗后 28 天，ADL 评分、BI、QLI、FAQ 组间比较，差异均无统计学意义（P > 0.05）。3 个月后随访 ADL、BI、QLI、FAQ 改善等比较，差异均有统计学意义（P=0.026、P=0.050、P=0.048、P=0.014），提示试验组优于对照组。

中医证候评分改变比较，两组阳类证病人的证候评分改变比较，显示其两组之间的差异主要表现在 7 ~ 21d，经统计学分析，差异有统计学意义（P < 0.05），显示试验组在 7 ~ 21d 中医证候评分改变优于对照组，一方面考虑与所采用的评分标准对临床实际的特异度、反应度有关，同时，中医证候评分仅在某个侧面反映中医药的辨证论治效果。

通过以上结果显示，阳类证病人试验组在神经功能缺损评分改善、提高随访愈显率、改善生活质量以及中医证候评分各方面均优于对照组，在 3 个月后随访时段尤其明显。

（2）阳类证病人可能影响预后主要因素分组疗效分析：通过按照阳类证病人（治疗前）意识状态、不同出血量、不同病程以及是否接受手术等因素分别进行分层疗效比较，各组比较结果如下：

阳类证意识清楚病人治疗后 28 天、3 个月后随访的神经功能缺损积分改善、临床疗效以及改善生活质量相关指标（BI、ADL、QLI、FAQ）等方面两组比较，差异均有统计学意义（$P < 0.05$），试验组均优于对照组；其中神经功能缺损积分比较，治疗后 28 天、3 个月后随访，差异有统计学意义（$P < 0.05$），试验组优于对照组；并且各时点神经功能缺损积分改善程度，差异有统计学意义（$P < 0.05$），试验组优于对照组，其中治疗后 28 天、3 个月后随访神经功能缺损积分改善试验组较对照组下降大于 2 分，试验组优于对照组；临床疗效比较，治疗后 28 天愈显率试验组 76.2%、对照组 59.3%，差异有统计学意义（$P < 0.05$），试验组优于对照组；3 个月后随访愈显率试验组 91.6%，对照组 76.3%，差异均有统计学意义（$P < 0.05$），试验组优于对照组。

对阳类证出血量＜ 30mL，或病程 6h 以上，或非手术病人，试验组在治疗后 28 天、3 个月后随访神经功能缺损积分，以及治疗后 28 天、3 个月后随访的临床疗效、BI、ADL、QLI、FAQ 改善等不同时点、不同方面显示试验组优于对照组，具体表现为：出血量＜ 30mL 病人治疗后 28 天、3 个月后随访神经功能缺损积分改善试验组较对照组下降大于 2 分，差异有统计学意义（$P < 0.05$），试验组优于对照组；阳类证病程 6h ～ 24h 病人 3 个月后随访 ADL 及 FAQ 改善方面，差异均有统计学意义（$P < 0.05$），试验组优于对照组；病程＞ 24h 病人治疗后 28 天、3 个月后随访神经功能缺损积分改善试验组较对照组下降均大于 2 分，差异均有统计学意义（$P < 0.05$），以及治疗后 28 天 QLI、FAQ 改善以及 3 个月后随访临床疗效比较，差异均有统计学意义（$P < 0.05$），试验组均优于对照组；阳类证非手术病人治疗后 28 天神经功能缺损积分下降程度、3 个月后随访神经功能缺损积分以及临床疗效比较，差异均有统计学意义（$P < 0.05$），试验组优于对照组；其余各项差异均无统计学意义（$P > 0.05$）。

其他重要因素分层疗效分析显示，对于阳类证意识障碍，或出血量≥ 30mL 以上，或病程＜ 6h，或手术病人，试验组与对照组疗效比较，差异均无统计学意义（$P > 0.05$）。

阳类证不同危险因素分层疗效比较分析显示：对于占大多数的轻度、中度病人（清醒者 56.68%、出血量小于 30mL 占 83.42%、非手术者 300 例占 79.21%），中医药辨证论治综合救治方案（试验组）具有明显的疗效优势，与对照组比较，差异有统计学意义（$P < 0.05$）。而对于阳类证意识障碍，或出血量 30mL 以上，或病程 $< 6h$，或手术病人，试验组与对照组疗效比较，差异均无统计学意义（$P > 0.05$）。

3. 阴类证病人疗效比较（表略）：阴类证病人 61 例，在 28 天内脱落 1 例，低依从性 1 例，死亡 4 例；进行随访的病人 56 例，随访期死亡 3 例，失访 1 例。死亡病人参与包括临床疗效部分指标的分析。

（1）阴类证两组病人神经功能缺损评分、临床愈显率比较：阴类证病人试验组与对照组治疗前、治疗后 14 天、21 天、28 天神经功能缺损评分比较，差异均无统计学意义（$P > 0.05$）；3 个月后随访神经功能缺损评分比较，差异有统计学意义（$P=0.000 < 0.01$），显示试验组记平均分比对照组低。阴类证两组病人神经功能缺损评分下降程度比较，试验组较对照组平均多下降近 2 分（治疗后 28 天 1.85 分）或大于 2 分（3 个月后随访为 2.99 分），但差异无统计学意义（$P > 0.05$）。

临床疗效比较，阴类证组治疗后 28 天，愈显率试验组 76.2%，对照组 52.6%；病死率试验组 9.5%，对照组 5.3%，两组比较，差异无统计学意义（$P > 0.05$）。3 个月后随访，愈显率试验组 94.7%，对照组 69.5%；差异有统计学意义（$P=0.07 < 0.05$）。

（2）阴类证两组病人生活质量疗效比较：①生活能力状态（ADL）比较：治疗后 28 天 ADL 积分两组比较，差异有统计学意义（$P < 0.05$）。提示试验组在 28 天 ADL 改善优于对照组。治疗后 3 个月随访病人 ADL 积分两组比较，差异有统计学意义（$P=0.004 < 0.01$），提示 3 个月随访病人试验组 ADL 积分改善优于对照组。

②日常生活活动量表（BI）分级比较：阴类证两组治疗后 28 天 BI 两组比较，差异无统计学意义（$P > 0.05$）；3 个月后随访 BI 两组比较，差异有统计学意义（$P=0.000 < 0.01$），提示 3 个月后随访病人试验组 BI 改善优于对照组。阴类证病人试验组与对照组两组病人治疗 28 天 BI 评分差值比较，差异无统计学意义（$P > 0.05$）。3 个月后随访 BI 评分差值比较，差异有统计学意义（$P=0.008 < 0.01$），显示试验组改善优于对照组。

③生存质量：（QLI，Spitzer 生活质量指数）评分比较阴类证两组治疗后 28 天 QLI 两组比较，差异有统计学意义（$P=0.032 < 0.05$），3 个

月后随访 QLI 两组比较，差异有统计学意义（*P*=0.000 < 0.01）。提示治疗后 28 天、3 个月后随访病人试验组 QLI 改善优于对照组。阴类证病人试验组与对照组两组病人治疗 28 天 QLI 评分差值比较，差异无统计学意义（*P* > 0.05）。3 个月后随访 QLI 评分差值比较，差异有统计学意义（*P*=0.19 < 0.05），显示 3 个月后随访试验组 QLI 改善优于对照组。

④社会功能活动问卷（FAQ）评分比较：阴类证两组治疗后 28 天 FAQ 两组比较，差异无统计学意义（*P* > 0.05）；3 个月后随访 FAQ 两组比较，差异有统计学意义（*P*=0.000 < 0.01），提示 3 个月后随访病人试验组 FAQ 改善优于对照组。阴类证病人试验组与对照组两组病人治疗 28 天 FAQ 评分差值比较，差异均无统计学意义（*P* > 0.05）。3 个月后随访 FAQ 评分差值比较，差异有统计学意义（*P*=0.002 < 0.01），显示 3 个月后随访试验组 FAQ 改善优于对照组。

（3）阴类证两组病人中医证候评分改变比较：阴类证病人治疗后不同时点中医证候积分总分改变比较，差异均无统计学意义（*P* > 0.05），试验组在中医证候积分改变方面与对照组无差异。阴类证病人治疗后中医证候积分不同时点差值比较，差异均无统计学意义（*P* > 0.05），试验组在中医证候积分差值改变方面与对照组无差异。

（4）阴类证患者疗效比较小结：阴类证病人神经功能缺损评分改变，治疗后 28 天试验组较对照组平均多下降近 2 分（1.85 分），但差异无统计学意义（*P* > 0.05）；3 个月后随访神经功能缺损评分改善比较，试验组较对照组平均下降大于 2 分，但差异无统计学意义（*P* > 0.05），而神经功能缺损评分，试验组低于对照组，差异有统计学意义（*P* < 0.01），试验组神经功能缺损改善优于对照组。

两组阴类证病人临床愈显率比较，治疗后 28d 愈显率试验组 76.2%、对照组 52.6%，试验组病死率 9.5%，对照组病死率 5.3%，两组比较，差异无统计学意义（*P* > 0.05）。3 个月后随访愈显率试验组 94.7%、对照组 69.5%，两组比较，差异有统计学意义（*P*=0.027），提示临床疗效，试验组优于对照组。

治疗后 28 天 ADL 评分、QLI 改善比较，差异有统计学意义（*P*=0.027、*P*=0.032），试验组在 28 天 ADL、QLI 改善优于对照组。3 个月后随访 ADL 评分及 QLI、FAQ 改善比较，差异有统计学意义

（$P < 0.05$），试验组 ADL 评分、QLI、FAQ 改善优于对照组。

阴类证病人治疗后不同时点中医证候积分总分改变及差值比较，差异均无统计学意义（$P > 0.05$），试验组在中医证候积分（差值）改变方面与对照组无差异。

阴类证总的疗效显示，在神经功能缺损评分改善、临床愈显率和生活质量相关指标改善方面，试验组均优于对照组，尤其在 3 个月后随访疗效方面。

4. 疗效评价指标体系分析：选取了各阶段可能对于临床有意义的效应指标进行反应度评价分析。在超急性期（0 ~ 1d），包括 GCS 的所有指标的反应度均不敏感；GCS 评分对病人的敏感性在 0 ~ 7d 开始升高，至 0 ~ 14、0 ~ 21d 对所有全部病人敏感，在 21 ~ 28d 开始下降。神经功能缺损评分的反应度在 14d、21d、28d 对全部病人的敏感性较高，且逐渐增高，而后明显下降，但至 3 个月后随访仍有相对相好的敏感性。BI 指数评分，在 0 ~ 21d 对轻度、中度病人敏感，在 28d ~ 3 个月后随访对于轻度病人敏感。QLI 评分对 0 ~ 21d 轻度、中度病人及 28d ~ 3 个月后随访轻度病人敏感。FAQ 评分对 0 ~ 21d、28d ~ 3 个月后随访轻度病人敏感。ADL 评分对 21 ~ 28d 所有病人、28d ~ 3 个月后随访轻度病人敏感。中医证候评分（ZH）对全部病人 0 ~ 7d、0 ~ 14d、14 ~ 28d 的反应度均敏感，而 28d 后变为不敏感（除重度病人外），反映了（出血）中风病急性期的证候多变性，提示在 28d 内采用中医证候评分，对其证候变化评判，具有较高的敏感性；重度病人对采用的所有指标的反应度，除 0 ~ 21d 的 GCS、BI、QLI 和 28d ~ 3 个月后随访的中医证候评分相对敏感外，均较不敏感。

临床效应指标的反应度分析结果显示，对于出血中风急性期病人，所选择的 7 个指标（GCS、NF、BI、QLI、FAQ、ADL、ZH）均有较好的反应度，尤其对于 21d 所有病人和 28d、3 个月后随访的轻度、中度病变病人，这可能与临床试验中轻度、中度病人占多数（清醒者 56.68%、出血量小于 30mL 占 83.42%）有关。

发病时 NF、GCS、BI、QLI 各指标虽有较好的相关性，但却不能相互替代，其反映的均是病人病情的重要方面。证候评分与其他评价指标之间相关性较小，可能证候是病人病情的另一个方面的反映，其作用是其他指标无法取代的；FAQ 不适合于急性期（刚发病时）评价病人的病情，可能是中风病发病时病人的社会功能活动无法进行测量所致。

28d 疗效评价指标体系的构成分析，7 个指标的主成分因子分析，只有一个主成分，解释了 62.35% 的信息量，提示此 7 个指标评价的均是 3 周时出血中风病人的病情，此时证候评分和 FAQ 评分均是病人病情的重要反映，说明对出血中风病人而言，此时（相对于发病时）证候评分和 FAQ 评分对全面评价病人病情／疗效的重要性提高了。

3 个月后随访时疗效评价指标体系的构成分析显示，7 个指标的主成分因子分析，只有一个主成分，解释了 78.916% 的信息量，说明 3 个月后随访时此 7 个指标能较好地反映中风病人的病情和评价出血中风病人的疗效。

可以看出，不同时点进行比较，证候评分的公因子方差比 3 个月后随访时最高，提示此时其对反映病人病情较为重要。

5.临床病人剔除、脱落、失访、低依从性情况：10 例被剔除，其中 1 例为脑干出血病人，5 例为深昏迷病人，1 例进入研究后发现为脑梗死后出血，2 例进入研究后发现合并胰腺癌，1 例为肿瘤出血。虽然进行临床试验的研究人员均按照执行要求经过合格培训，但仍存在将不合格的受试对象纳入的现象；同时，脑出血的临床特殊性说明其影像学提供的资料有时也可能造成误诊。

28 天共计脱落 24 例，试验组、对照组各 12 例，其中经济原因各 6 例，转他院治疗试验组 3 例、对照组 5 例，自动放弃试验组 2 例、对照组 1 例，"非典"封病房试验组 1 例。由于客观、主观原因脱落的情况均存在，主要是经济原因和要求转外院治疗者；在脱落时段上两组基本一致。

失访 9 例，试验组 5 例，对照组 4 例。失访原因：其中对照组 1 例出国，1 例家住外地，失去联系，2 例原因不明；试验组 1 例电话联系中断，其余 4 例原因不明。脱落、失访合计 33 例，占 8.17%，小于多中心临床试验的最高脱落失访比例。

低依从性共 24 例，其中试验组 16 例，对照组 8 例。

（三）讨论与结论

1.脑出血急性期多中心临床试验的必要性：（1）中风病多中心临床

试验的研究背景：中风病其发病率、致残率、病死率、复发率都很高（称"四高"），中国患病人数达 500 万以上，每年新发病人约 130 万，死于中风者近 100 万。WHO 新近公布了全球最大的心血管 10 年协作研究结果，21 个国家 38 个中心参与、调查监测 2000 多万人群的 MONICA 研究结果表明，中国脑卒中发病率为 250/10 万，居世界第二，幸存者中约 3/4 有不同程度丧失劳动能力，其中重度致残者占 40% 以上。中风病在临床上常分为出血性和缺血性两大类，出血中风约占 20%～30%，病死率远高于缺血中风。

长期以来，国内外缺血性脑血管病基础与临床相关研究进展较快，而对脑出血的研究没有引起足够重视。几项美国和欧洲的大型静脉 rt-PA 治疗急性缺血性卒中的 3 期临床试验结果表明卒中病人可能从该治疗中获益，国家"九五"攻关国产尿激酶（UK）静脉溶栓治疗急性脑梗死及中国急性卒中试验（CAST）21106 例急性缺血性卒中的随机双盲安慰剂对照试验取得肯定疗效。脑出血的多中心临床试验工作则投入较小，在国家"十五"科技重点攻关计划中，脑出血的外科手术治疗研究正由卫生部组织、全国数十家医院共同完成，"中风病急性期综合治疗方案研究"被列为科技部"中医药现代化研究与产业化开发十五重点科技攻关"，进行多中心临床试验，强调循证医学的应用、多中心临床试验方案的正确设计和数据信息的收集及处理等引起非常重视。

（2）中风病急性期综合救治方案的建立思路：随着医学、医疗模式的变化，其综合治疗不断得到重视，早期康复受到非常重视，被列入"九五"国家攻关。面对多因素所致的出血中风急危重症病人，必须采取有效的综合措施，取长补短，多环节、多水平、多靶点的综合救治措施，发挥综合效能，才能取得最好的疗效。综合救治是现代卒中治疗的标志，是脑出血的基本有效模式。中西医各有长处和优势，必须相互为用，取长补短，以发挥更大的救治效果，尤其要发挥现代医学对急危重症病人的应急能力（有如血肿清除术）和微观处置（有如针对水电解质、酸碱失衡的对症处理）的长处，发挥中医药辨证论治整体调控的优势。中医药对中风病的治疗有悠久的历史和丰富的经验，通过辨证分型进行治疗，更能切中病情，扶正或祛邪，或攻补兼施，发挥复方的整体调控优势，才能更好地提高疗效。出血中风病因病机复杂，立法处方历来多种多样，五花八门，不利于把握和交流。临床辨治中，必须抓住根本，以共通的病因病机为基础，进行立法，并在可能的情况下与个性相结合，求大同，存小异，才有利于实施、总结、交流；出血中风的中医药治疗立法遣方多种多样，有如八仙过海，各显神通。在辨证论治之中，有按证治疗、按型治疗、按期按证治疗、综合治疗、中西医结合治疗等，或以辨病为主者，等等。如此本可以体现个体化，更切合实际。但是，强调个性太多，难于掌握、实施和交流。只有简明扼要，才有利于交流、推广。

本临床试验综合救治方案是在既往行业诊疗规范、"九五"国家科技攻关专题"高血压性中大量脑出血血肿清除术和中医药治疗的研究"的基础上，结合近 20 年的中风病中医药治疗文献检索，遵循循证医学依据，应用临床流行病学 /DME 方法进行项目总体方案设计建立的综合救治方案，该方案融合了中医、西医救治脑出血的特色优势，并以中医共性为基础，与个性相结合，体现了中医特色，是一部比较简明扼要，发挥综合效能的救治方案，可望提高脑出血的临床救治水平，提高病人的生活质量。

2. 脑出血急性期阳类证、阴类证中医药辨证综合救治方案提高了临床疗效:（1）临床试验疗效小结：临床随机对照试验显示总的疗效（神经功能缺损评分、临床愈显率、生活质量及中医证候评分）试验组优于对照组。

①神经功能缺损评分改变：两组神经功能缺损评分下降程度比较，治疗 28 天及 3 个月后随访结果显示，试验组均较对照组平均下降大于 2 分，差异均有统计学意义（$P=0.006$，$P=0.008$），表明改善神经功能缺损评分方面，试验组优于对照组。其中阳类证病人神经功能缺损评分改变比较，治疗后 28 天及 3 个月后随访，试验组较对照组平均下降大于 2 分，差异均有统计学意义（$P=0.015$, $P=0.032$），表明试验组优于对照组；28 天及 3 个月后随访神经功能缺损评分（差值）协方差分析显示，组间差异有统计学意义（$P < 0.05$），提示神经功能缺损评分改善试验组优于对照组。阴类证病人神经功能缺损评分改变，3 个月后神经功能缺损评分，试验组低于对照组，差异有统计学意义（$P < 0.01$），试验组神经功能缺损改善优于对照组。

②临床愈显率比较：临床总的疗效比较，治疗后 28 天愈显率（基

本痊愈＋显著进步）试验组 60.2%、对照组 50.9%，差异无统计学意义
（$P=0.088$）；随访 3 个月愈显率试验组 86.5%、对照组 73.6%，差异有统
计学意义（$P=0.001$），试验组优于对照组；总病死率试验组 12.6%、对
照组 13.2%，差异无统计学意义（$P > 0.05$）。其中阳类证病人临床疗
效比较，治疗后 28 天愈显率试验组 58.0%，对照组 50.4%，病死率试验
组 11.3%、对照组 8.8%，两组比较，差异无统计学意义（$P > 0.05$）；3
个月后随访愈显率试验组 85.4%，对照组 74.6%，试验组病死率 2.1%，
对照组病死率 5.8%，两组比较，差异有统计学意义（$P=0.006$），试验
组优于对照组。阴类证病人临床愈显率比较，治疗后 28 天愈显率试验
组 76.2%、对照组 52.6%，差异无统计学意义（$P > 0.05$）。3 个月后随
访愈显率试验组 94.7%、对照组 69.5%，两组比较，差异有统计学意义
（$P=0.027$），试验组优于对照组。

③改善生活质量比较：两组病人改善生活质量比较，治疗后 28 天的
QLI、FAQ 改善比较，试验组优于对照组，差异有统计学意义（$P=0.037$、
$P=0.046$）；3 个月后随访生活质量疗效比较，试验组在 ADL 评分、BI 分
级、QLI 及 FAQ 评分改善均优于对照组，差异均有统计学意义（$P=0.003$、
$P=0.007$、$P=0.006$、$P=0.001$），且 ADL 等级评分比对照组低 0.56 级。而
治疗后 28 天的生活能力状态（ADL）、BI 分级比较，两组差异无统计学
意义（$P > 0.05$）。其中阳类证病人治疗后 28 天，ADL 评分、QLI、FAQ
组间比较，差异均无统计学意义（$P > 0.05$），提示两组在 28 天 ADL、
QLI、FAQ 改善差异无统计学意义。3 个月后随访 ADL 评分及残疾
率、QLI、FAQ 改善等比较，差异均有统计学意义（$P=0.026$、$P=0.037$、
$P=0.048$、$P=0.014$），提示试验组优于对照组。阴类证病人治疗后 28 天
ADL 评分、QLI 改善比较，差异有统计学意义（$P=0.027$、$P=0.032$），试
验组在 28 天 ADL、QLI 改善优于对照组。3 个月后随访 ADL 评分及残
疾率、QLI、FAQ 改善比较，差异有统计学意义（$P < 0.05$），试验组
ADL 评分、QLI、FAQ 改善优于对照组。

④中医证候评分改变比较：两组所有病人以及单纯阳类证病人的中
医证候（风证、火热证、痰湿证、瘀血证、气虚证、阴虚阳亢证）评分
改变比较，均显示其两组之间的差异主要表现在 7～21 天，经统计学分
析，差异有统计学意义（$P < 0.05$），显示试验组在 7～21 天中医证候

评分改变较对照组明显，一方面考虑与所采用的评分标准对临床实际的特异度、反应度有关，同时，中医证候评分仅在某个侧面反映中医药的辨证论治效果。

综上所述，多中心临床试验显示，两组治疗 28 天、3 个月后随访总的疗效分析显示：3 个月后随访神经功能缺损评分改变，试验组较对照组下降大于 2 分，临床愈显率、生活质量（ADL、BI、QLI 及 FAQ 等）各方面指标均显示试验组疗效优于对照组；而治疗后 28 天试验组神经功能缺损评分、中医证候评分及部分生活质量相关指标改善方面均优于对照组。

按照阳类证、阴类证不同对其做了进一步的疗效比较分析，结果显示，其（阳类证、阴类证）试验组在神经功能缺损评分改善、临床愈显率、中医证候评分及生活质量相关指标改善优于对照组，3 个月后随访较为明显，其结果与整组病人（包括阳类证、阴类证）疗效基本相当。同时，通过对阳类证病人进行影响脑出血预后重要因素分层疗效分析显示，中医药辨证综合救治方案对占大多数的轻度、中度病人（清醒者229 例占 56.68%、嗜睡者 108 例占 27.73%、出血量小于 30mL 者 292 例占 72.28%、非手术者 320 例占 79.21%）有较好的近期和远期疗效，阳类证病人（3 个月后随访）神经功能缺损评分改变、ADL、BI 评分改善的协方差分析、Meta 分析等也支持这一结果，与总的疗效基本一致。

（2）关于多中心临床试验疗效分析：中风病具有"四高"特点，而出血中风的病死率和致残率在临床上表现尤为突出，相对于缺血中风，出血中风的研究力度和深度均显远为逊色，文献和临床实际表明（中西医结合）综合救治的必要和可行，多中心临床试验是达到其目标的重要方法。我们融合了目前中医、西医救治脑出血的特色优势，并以中医共性为基础，与个性相结合，建立的救治方案，进行了本次多中心临床试验。

近十多年来，众多的临床研究者在应用各种方法救治脑出血病人的临床试验中，更多的侧重中医是否减轻存活病人的致残程度和改善其生活质量，近几年国内有关脑出血的几个多中心试验，主要涉及内科治疗、内外科的比较、手术方式的评价等，且缺乏国家顶层设计、各中心的代表性不强等问题。国际脑出血的多中心试验（ISTICH）正着手研究外科手术或药物治疗的对比，计划纳入 1000 例病人，一项对发病 24h 内的 ICH 给予胞磷胆碱的随机对照试验正在进行。中医药介入治疗的多中心试验，只有我们"九五"国家攻关专题相关内容的报道，临床完成 201 例随机对照试验，治疗后 28 天愈显率试验组 77.6%、对照组 55.1%，随访 6 个月愈显率试验组 86.3%、对照组 64.3%，病死率治疗后 28 天试验组 10.7%、对照组 23.5%，随访 6 个月，试验组 13.7%，对照组 32.1%；治疗后 28 天、6 个月生存病人 ADL 积分比较，试验组均优于对照组；试验组总并发症以及并发肺部感染、上消化道出血率低于对照组，且由于肺部感染引起的死亡试验组少于对照组；中医药辨证论治方案疗效主要表现在降低其急性期的并发症发生率及急性期、随访病死率以及整个临床疗效。本临床试验中医药辨证救治方案是在"九五"国家攻关研究基础上建立的，其结果符合出血中风疾病本身有其病理、转归特点，即脑神经损害病征恢复需要一定的时间，在减轻存活病人的致残程度和改善生活质量方面，短期内难于取得明显的疗效；同时也从侧面反映中医药整体辨证论治在治疗出血中风疗效方面的特色优势和显效时段所在；方案对于占大多数的轻度、中度病人疗效较好，提示其危重病人的救治仍是临床工作的难点，也是符合临床客观实际的；总的临床疗效提示方案是"九五"专题所建立的中大量脑出血救治方案的延伸和补充，初步证明了其科学性、合理性、可行性。

　　研究所建立的中西医结合救治方案，首先在理论上融合了中医、西医救治脑出血急性期的特色，两者优势互补，"九五"国家科技攻关专题 201 例中大量（基底节区）脑出血的（外科＋中医药辨证）救治研究初步显示其科学性、可行性。本试验在其基础上扩大研究对象，进行（基底节区、脑叶）404 例脑出血急性期的多中心中西医结合临床试验，结果显示中医药辨证论治试验组疗效优于西医治疗组，主要表现在改善患者的残损（神经功能缺损评分）、残疾（BI、ADL）以及生活质量（包括 QOL、FAQ 等）等方面，尤其对于占大多数的轻度、中度病人（清醒者 229 例占 56.68%、嗜睡者 108 例占 27.73%、出血量小于 30mL 者 292 例占 72.28%、非手术者 320 例占 79.21%）较为突出，是本方案显示的优于西医治疗的优势所在。当然，其具体的药效学等可能作用环节有待更深入的研究。

3. 临床试验结果初步提示了出血中风急性期阳类证为主的证型构成：中风一病，古人未言出血、缺血之别，根据影像学表现，分为出血和缺血中风两大类，这对于进一步深化中风的认识和规范化研究，无疑具有重要意义。同时现代医学认为，其发病机制诸方面有其共同的基础，更多不同的差异，在临床上二者证候分布和病情演变上确也不尽相同，尤其在急性期，差异更为明显。中医认为，中风病之发生，风、痰、瘀、虚是共有的病理因素，不同之处主要在于火热。综合分析了 1999—2001 年 19 篇较大样本的临床报道，出血中风阳热证占 80%～95%，我们在"九五"国家攻关专题中观察 201 例中大量脑出血病人，其中阳热证 184 例（占 91.54%）；本次临床试验中脑出血急性期阳类证占 84.9%（353/404 例）。有报道缺血中风证型分布呈极度偏态，大多集中在风痰阻络，约占 75.34%。我们回顾性分析了 1990—1999 年收治的 739 例急性缺血中风的证候分布显示，以风痰瘀血痹阻脉络证及气虚血瘀证为多见，分别占 49.6% 和 17.3%。初步认为，出血中风急性期火热之象明显，以阳类证为多；缺血中风以阴类证为多，火热之象不明显。当然，尽管我们对其可能机理进行了探讨和文献研究，但尚未完全阐明，这对于启发我们对出血中风深入研究，以及结合对缺血中风和所有中风病证治规律进行研究，都是有一定学术和临床意义的。

4. 脑出血急性期多维疗效评价体系的初步探索分析：正确评价中医药临床疗效的两个关键环节是建立中医药干预措施有效性的科学假说和应用科学方法检验假说，强调中医药有效性科学假说的建立必须以包括辨证论治、整体调节在内的中医药理论和临床治疗基本特点为前提，国内中风病研究残障水平的日常生活活动能力和生存质量的测量较少，选择恰当的疗效判定指标如 BI 等残障指标是国际上急性卒中试验常用功能水平指标，临床试验中常用指标的效度和信度研究工作尚未开展，目前中医界有关中风的临床试验极少采用功能和生存质量层次的指标。而且缺少合适的证候疗效评定标准，不利于合理地判断以"辨证论治"为主的中医药治疗干预措施的有效性。而对 ADL、BI、QOL、FAQ 等指标进行效度等评价后，引入中医临床并进行推广、应用，从而改善中医药界临床疗效评定指标的构成，以更好地验证中医药的疗效。从传统、公认的疗效评定指标、中医证候疗效评定指标、生存质量、社会活动功能等客观和主观诸方面，在必要改善的基础上，对不同分期、不同严重程度的脑卒中患者运用不同的指标进行综合、动态的评价，建立起科学系统的、多维的中风疗效评价体系，很有可能是发展与弘扬中医学、促进其走向世界的一个很好的切入点。

本研究是在国家"九五"攻关"建立中医综合临床疗效评价指标体系关键技术的研究"的基础上，运用"九五"形成的技术路线和方法，将其成功运用到多中心、大样本的中风病临床试验中，利用本研究更具代表性的中风病例、更规范的中医综合治疗，以验证运用多维、动态且具有中医特色的疗效评价指标体系能够更科学地评价中医药治疗中风病的真正疗效这一科学假说，并对如何在中医临床疗效综合评价中运用多种数理统计技术进行进一步的研究。结果已经进一步验证了我们的科学假说，如最常用的神经功能缺损评分，其反应度在发病后二、三、四周对中风病人的敏感性逐渐增高，而后逐渐下降，说明急性期疗效评价应该以反映神经损害为主的指标（如神经功能缺损计分等）为主。在急性期后（恢复期和后遗症期），加入功能评价的指标（如 ADL、FAQ）和反映生存质量的指标（如 QLI），主成分因子分析所解释的信息量明显增加，说明在恢复期和后遗症期，功能评价和生存质量评价是全面、科学评价病人病情与疗效的重要组成部分。证候指标的研究相对复杂得多，本研究中中医证候评分对急性期中风病人的反应度均敏感，28d 后不敏感（除重度病人外），反映出中风病（出血）急性期的证候变化较快，提示此时应该采用辨证论治的治疗方法，并在疗效评价时加入中医证候相关指标的疗效评价。急性期与超急性期评价指标构成分析时发现潜在因子的解释的信息量偏少，提示此期可能需要其他方面的指标协助方能更好地评价此期的中风病人的病情和疗效。

中风病多维、动态的疗效评价是一个较庞大和复杂的系统工程，各阶段、不同病情的指标构成和评价需要不断地对国际中风病结局评价研究领域的进展进行学习和掌握，也需要对更多、更具有普遍性和代表性的中风病患者、中医药综合疗法进行研究，综合评价的技术和方法才能更加成熟，综合疗效评价指标的成果才能不断地清晰、实用。

5. 脑出血阴阳类证辨治多中心临床试验研究结论：通过临床试验和分析讨论，得出以下初步结论。

（1）类证辨证综合救治方案可提高脑出血总的疗效，在随访3个月尤为突出。

（2）中医药综合救治方案的临床疗效在整组与阴类证、阳类证各亚组之间基本相当。

（3）与单纯西医治疗组比较，阴阳类证辨证综合救治方案在改善患者的残损（神经功能缺损评分）、残疾（BI、ADL）以及生活质量（包括QOL、FAQ等）等方面优于对照组，尤其对于占大多数的轻度、中度病人较为突出，是本方案显示的优于西医治疗的优势所在。

（4）初步提示了脑出血急性期阳类证为主的证型构成。

（5）初步提示不同指标在中风不同阶段的反应度存在差异，根据不同时段选择疗效评价指标可能有助于更加科学、合理地评价临床疗效。

资料来源

[1] 国家科技十五攻关课题"中风病急性期综合治疗方案研究"（No.2001 BA701A12b）多中心临床试验总结报告.

[2] 黄培新，黄燕，卢明，等.急性脑出血中西医结合综合治疗方案研究[J].中国中西医结合杂志，2006，26（7）：590–593.

第三节　类证临床医案

刘茂才及其团队从事中风病研究已逾40余年，其中专在脑出血救治方面也至少积累了30年的宝贵经验。数十年的临床淬炼，使刘茂才及其团队逐步形成了一套自成体系的类证辨治方法及应用方案。现选取不同部位/类型脑出血及常见并发症（发热），和脑出血恢复期后遗症期类证辨治医案（其中中医辨证分型，病历住院系统因卫生行政部分管理需要，在规范统一的中风病辨证基础上进行阴阳类证辨证分类），报告如下。

一、基底节脑出血案

自发性脑出血以基底节区出血为最常见，因为神经解剖的特殊性，该区的较小量出血往往比脑叶较大量出血的临床症状还要严重许多，同时也较不容易恢复。临床上，既往应用于该部位的各种血肿清除术，近些年也逐渐不主张推荐使用。总而言之，基底节脑出血是脑出血临床综合救治康复的重点和难点，其希望更多寄于内科保守治疗，因此中医药诊治的介入在给患者带来临床获益的同时，也为该病的救治和康复带来了新的希望。

（一）基底节脑出血案 1

吴某，男，73 岁，入院日期：2016 年 6 月 16 日。

主诉：被发现意识不清伴小便失禁 4 小时。

病史：今上午 10：30 左右患者被家属发现其跌倒在家中，意识不清，呼之不应，小便失禁，家属急呼我院 120 接回。入院后测血压175/122mmHg，查体：深昏迷，双侧瞳孔等大等圆，直径约 3mm，对光反应迟钝，肌力检查不配合，右侧巴氏征（＋）。颅脑 CT 提示：左侧额叶，基底节区，放射冠脑出血，出血量约为 47mL，出血破入双侧脑室，伴轻度大脑镰下疝。予急行气管插管，降颅压，降血压及补液对症支持治疗，症状缓解不明显，考虑病情危重，遂收入我科进一步专科诊疗。

入院症见：深昏迷状，呼吸促，停留气管插管接呼吸机辅助呼吸，痛刺激无睁眼，不能言语，四肢刺痛下未见活动反应，痰多，小便失禁，大便未解。

既往史：高血压病史 10 余年，最高达 180/140mmHg，平素服药不规律，血压控制不详。2008 年因脑出血到我院住院治疗，经治疗好转后出院，无明显后遗症。

中医诊断：中风，中脏腑（阳类证，证属风火痰瘀、痹阻清窍）。

西医诊断：脑出血（急性，左侧额叶、基底节区、放射冠，破入双侧脑室）。

初诊：患者家属拒绝手术，要求行内科治疗。西医方面予以脱水降颅压、降压、化痰解痉及对症治疗。予益脑脉胶囊、清开灵注射液清热息风、开窍醒神，通腑醒神胶囊通腑泻热后，患者仍呈昏迷状，留置气管插管，可吸出黄白黏痰，高热，持续冰毯降温，大便量少难解。舌苔未及，脉弦数。刘茂才查看病人后认为，患者热象明显，离经之血即为瘀，复以风火上扰清窍，夹痰夹瘀。治以清热平肝、祛瘀涤痰、通腑醒神，拟羚角钩藤汤加减。

处方：羚羊角 30g（先煎），钩藤 20g，黄芩 15g，鱼腥草 30g，虎杖 20g，肿节风 20g，天竺黄 15g，桃仁 15g，红花 10g，瓜蒌仁 15g，石菖蒲 15g，制远志 10g。日 1 剂，水煎服，每日 2 次。

二诊：服药 7 剂后患者有间断发热，在原方基础上易黄芩为石膏加强清肺胃之热。

处方：羚羊角 30g（先煎），钩藤 20g，生石膏 30g（先煎），鱼腥草 30g，虎杖 20g，肿节风 20g，天竺黄 15g，桃仁 15g，红花 10g，瓜蒌仁 15g，石菖蒲 15g，制远志 10g。日 1 剂，水煎服，每日 2 次。

三诊：药后热势渐退，神志昏睡，右侧肢体乏力，仍可吸出少量黄白黏痰，便溏，舌苔未及，脉弦。治以清热、平肝，开窍、醒神，佐以益气健脾。

处方：羚羊角 30g（先煎），钩藤 20g，生石膏 30g（先煎），鱼腥草 30g，肿节风 20g，天竺黄 15g，桃仁 15g，红花 10g，石菖蒲 15g，制远志 10g，山药 15g，白术 10g。日 1 剂，水煎服，每日 2 次。

上方等综合调治 2 周，患者有睁眼动作，有时有哭等情感反应，或有对声音、光等跟踪表现，右侧肢体偏瘫，痰少，大便调，转入当地医院继续综合康复治疗。

按语：《类经·阴阳类》说："人之疾病……必有所本，故或本于阴，或本于阳，病变虽多，其本则一。"根据病人的体质不同，可分别归属于阴阳两类证候。对于阳类证而言，以实证突出，故立清热、平肝、破瘀、涤痰、通腑、醒神为治则。此患者属阳类证闭证者，症见高热、神昏、面赤气粗、喉间痰鸣、肢体强硬、循衣摸床、大便不通、舌红苔黄、脉弦数。采用羚角钩藤汤加减以注重清热平肝，并加虎杖通腑醒神，岭南特色药肿节风清热凉血、祛风通络，菖蒲、远志化痰开窍醒神，桃仁、红花活血化瘀，黄芩、鱼腥草清肺化痰。疾病后期，正虚之象逐渐显现，故以白术、怀山药等益气健脾，扶脾土以运化痰浊。

（二）基底节脑出血案 2

李某，男，68 岁，入院日期：2014 年 11 月 9 日。

主诉：右侧肢体偏瘫伴言语不利 3 天。

入院症见：神清，烦躁，面色潮红，口气秽浊，言语不利，饮水呛咳，右侧肢体偏瘫，纳眠差，小便自遗，大便秘结，舌暗红有瘀斑，苔黄腻，脉弦。头颅 CT 提示左侧基底节区脑出血约 20mL。

中医诊断：中风，中经络（阳类证，证属肝阳暴亢、风火夹瘀、上扰清窍）。

西医诊断：急性脑出血。

初诊：11 月 11 日，请刘茂才查看病人，同意目前诊断及西医脱水降颅压、控制血压等治疗方案，中医方面予院内制剂脑脉 2 号、通腑醒神胶囊鼻饲，清开灵注射液静滴，以清热、平肝、活血、涤痰、开窍、醒神为法。

处方：羚羊角 20g（先煎），钩藤 20g（后下），丹参 20g，黄芩 15g，白芍 15g，葛根 30g，瓜蒌仁 15g，天竺黄 15g，虎杖 15g，石菖蒲 15g，海藻 15g。3 剂，日 1 剂，分两次煎汤鼻饲。

二诊：11 月 14 日，患者复查头颅 CT 示血肿基本同前，神志清楚，烦躁较前减轻，面色潮红、口气秽浊较前改善，言语欠清，可进食少许米汤，右侧肢体乏力，排尿不畅，大便通畅，舌质暗红有瘀斑，苔黄，脉弦有力。治疗宜防治各种并发症，进行早期功能康复训练（针灸等治疗），中药汤剂于上方加益母草 30g，3 剂继服。

三诊：11 月 17 日，患者神清，无烦躁，言语较前清晰，右侧肢体乏力，已拔除胃管、尿管，可进食少许稀粥，小便顺畅，大便稀，日四次，舌脉基本同前。现大便通畅，腑气已通，停用通腑醒神胶囊，继以平肝息风为法，辅以涤痰化瘀通络。

处方：羚羊角 15g（先煎），钩藤 15g（后下），丹参 20g，益母草 30g，毛冬青 30g，白芍 15g，天竺黄 15g，石菖蒲 15g，海藻 15g，怀牛膝 15g，旱莲草 15g。7 剂，水煎服，日 1 剂。

守上方治疗至 11 月 24 日，患者言语已基本清晰，自觉气短懒言，右下肢活动尚可，右上肢仍无力，纳差，眠一般，二便正常，舌质淡红，未见明显瘀斑，苔白微腻，脉弦细。据此目前肝风已息，以气阴亏虚、痰瘀阻络、筋脉失濡为主，治应补气养阴、健脾涤痰、通经活络。辅以中西医康复治疗。

处方：黄芪 30g，党参 30g，白术 30g，山茱萸 20g，茯苓 15g，法半夏 15g，丹参 20g，川芎 15g，毛冬青 30g，鸡血藤 30g，何首乌 30g，杜仲 15g。水煎服，日 1 剂。

患者家属要求出院继服中药治疗。后以上方加减治疗至 12 月 1 日，患者病情明显好转，言语较前流利，可扶杖缓慢行走，但右上肢仍无力。舌质淡暗，苔薄白，脉细少力。效不更方，刘教授继守补气养阴、化瘀通络之法，患者坚持服用中药。随访 1 月，患者生活部分自理。

按语： 对高血压性脑出血的抢救，刘教授主张中西医结合综合救治，尤其要发挥现代医学对急危重症应急能力的长处，紧紧抓住脑出血痰瘀互结、闭阻神明清窍的主要病机，提倡多疗法综合应用，如针灸、灌肠、各种物理疗法、中药针剂、口服液等。该患者入院后除了常规脱水降颅压、控制血压、营养支持、对症治疗等，同时积极进行中医辨证治疗。初起患者神清，烦躁，面色潮红，口气秽浊，言语不利，饮水呛咳，右侧肢体偏瘫，纳眠差，小便自遗，大便秘结，舌暗红有瘀斑，苔黄腻，脉弦。当属肝阳内动，风火上扰清窍，故立清热泻火、平肝息风、开窍醒神之法。方选羚羊角、钩藤、黄芩清热平肝息风；石菖蒲、天竺黄、海藻清热化痰，开窍醒神；虎杖、瓜蒌仁通腑泻下，引热引血下行；丹参、白芍活血祛瘀，滋阴息风；葛根舒筋通络。结合院内制剂脑脉 2 号、通腑醒神胶囊鼻饲，清开灵注射液静滴，加强清热平肝、涤痰开窍、祛瘀通腑作用。经二十余天治疗，患者风火已息，而以气阴亏虚、筋脉失濡为主证，法随证变，立补气养阴、通经活络之法。药用北黄芪、党参、白术、茯苓健脾补气；何首乌、山茱萸、杜仲滋阴养血，补益肝肾；丹参、川芎、毛冬青、鸡血藤活血化瘀，舒筋通络；法半夏配伍黄芪、党参、白术、茯苓燥湿化痰，祛经络无形之痰。同时辅以针灸及功能康复锻炼等综合疗法而取效。

刘茂才认为，脑出血的病机复杂多变，急性期风、火、痰、瘀等诸般皆可出现，不同患者的个体情况千变万化，活血化瘀只是针对其中"瘀"的一个方面，因此在临床应用活血化瘀药物时，应强调个体化的区别，辨病与辨证结合，标本兼顾，联合通腑泻热、平肝息风、祛痰醒神、填精补髓等不同治法，保持辨证论治的中医特色。另外，活血化瘀药可适当选用一些具有活血与止血双重作用的活血化瘀类药，如三七、大黄、血竭等，毕竟增加治疗的安全性也是十分必要的。

二、外囊大量脑出血案

本案中，患者因不慎外伤导致大量脑出血，昏迷嗜睡，刘茂才在西医治疗基础上予中医辨证论治，以清热平肝、涤痰祛瘀、通腑醒神为法，术后进行早期功能锻炼，患者恢复良好。

肖某，男，58岁，1999年6月6日下午3时半骑自行车时，突然跌倒在地，神志不清，小便自遗，被人送至四会市中医院急诊，当时考虑"脑出血"给予脱水、降血压、防感染等治疗，后转至我院。入院CT检查示：右外囊区脑出血约75mL，右侧脑室稍受压变形，中线结构向左偏移0.8cm，入院后行去骨瓣减压血肿清除术。

术前初诊：6月9日，患者嗜睡状态，呼之能应，言语不清，左肢偏瘫，面色潮红，便秘，尿黄。舌质红苔黄干，脉弦。

中医辨证：中风，中脏腑（阳闭类证，证属风火痰瘀、上扰清窍）。以清热、平肝，涤痰、祛瘀、通腑、醒神为法，中成药选用脑脉2号、通腑醒神胶囊鼻饲，清开灵注射液静滴。

处方：羚羊角18g（先煎），钩藤18g，黄芩18g，白芍18g，益母草30g，葛根30g，虎杖15g，丹参20g，石菖蒲12g，海藻18g，瓜蒌仁15g，天竺黄12g。3剂，日1剂，分两次煎汤鼻饲。

二诊：术后第二天，患者神志逐渐转清，GCS评分14分，经中西医结合治疗，昨日复查头颅CT示血肿较前减少，量约14mL，神志清楚，言语欠清，可进食少许米汤，左侧肢体乏力，大便通畅，舌质红苔黄，脉仍弦有力。治疗宜加强术后护理，防治各种并发症，进行早期功能康复训练（针灸、神经肌肉治疗）。中药汤剂以清热平肝、涤痰祛瘀、通腑醒神为法，于上方加川秦艽18g，3剂继服。

三诊：6月16日，患者神清，言语欠清，左侧肢体乏力，大便稀，日四次，排尿不畅，舌质暗红，苔黄而干，脉弦。现大便通畅，腑气已通，停用通腑醒神胶囊，继以清热平肝为法，辅以涤痰化瘀，西药继按原方案治疗。

处方：羚羊角骨18g（先煎），丹参20g，白芍30g，怀牛膝18g，钩藤18g，天竺黄12g，毛冬青30g，川秦艽18g，益母草30g，海藻18g，旱莲草18g，石菖蒲12g。水煎服，日1剂。

四诊：7月2日，患者已言语清楚，自觉气短懒言，左下肢活动尚可，左上肢仍无力，纳差，二便正常，舌质淡红，苔薄白，脉细。据此目前肝风已息，以气阴亏虚、痰瘀痹阻、筋脉失濡为主证，治应补气养阴、健脾化痰、祛瘀通络。辅以中西医康复治疗。

处方：黄芪30g，党参30g，白术30g，山茱萸18g，茯苓15g，法半夏12g，丹参20g，川芎15g，毛冬青30g，鸡血藤30g，何首乌30g，杜仲15g。

后以上方加减治疗至7月26日，患者病情明显好转，可扶杖行走，生活基本自理，脑部伤口愈合好，无脑组织膨出。左侧肢体肌张力低，左上肢肌力3级，下肢肌力4级，舌质淡暗，苔薄白，脉细少力。效不更方，继守补气养阴、化瘀通络之法，以上方加减治疗至8月5日，患者要求出院继服中药治疗。随访半年，患者生活基本自理。

按语：对高血压性中大量脑出血的抢救，刘茂才主张中西医结合综合救治，尤其要发挥现代医学对急危重症的应急能力（如脑出血的血肿清除术、脑室穿刺引流术、去骨瓣减压术等）及微观处置（如针对水电解质、酸碱失衡的对症处理）的长处，紧紧抓住出血中风痰瘀互结、闭阻神明清窍的主要病机，提倡多疗法综合应用，如针灸、灌肠、各种物理疗法、中药针剂、口服液等。该例患者入院后CT检查示：右外囊区脑出血约75mL，右侧脑室稍受压变形，中线结构向左偏移0.8cm。且有意识障碍，年龄较轻，身体状况良好，故及时手术治疗是最佳选择。经行右颞骨去骨瓣减压和血肿清除术并传感器植入术，术后第二天患者神志即逐渐转清。同时积极进行中医辨证治疗，初起患者呈嗜睡状态，呼之能应，言语不清，左肢偏瘫，面色潮红，便秘，尿黄，舌质红苔黄干，脉弦硬，当属肝阳内动、风火上扰清窍，故立清热泻火、平肝息风、开窍醒神之法。方选羚羊角、钩藤、黄芩清热平肝息风；石菖蒲、天竺黄、海藻清热化痰，开窍醒神；虎杖、瓜蒌仁通腑泻下，引热引血下行；丹参、益母草、白芍活血祛瘀，滋阴息风。结合自拟经验方脑脉2号、通腑醒神胶囊鼻饲，清开灵注射液静滴，加强清热平肝、涤痰开窍、祛瘀通腑作用。经二十余天治疗，患者风火已息，而以气阴亏虚、筋脉失濡为主证，法随证变，立补气养阴、通经活络之法。药用黄芪、党参、白术、茯苓健脾补气；何首乌、山茱萸、杜仲滋阴养血，补益肝肾；丹参、川芎、毛冬青、鸡血藤活血化瘀，舒筋通络；法半夏配伍北黄芪、党参、白术、茯苓燥湿化痰，祛经络无形之痰。同时辅以针灸、神经肌肉治疗、功能康复锻炼等综合疗法而取效。

三、丘脑出血破入脑室案

刘某宗，男，62岁，入院时间：2017年9月28日。

主诉：头晕伴右侧肢体功能障碍1天。

病史：既往有血压升高数年。患者9月27日15：00左右出现头晕，期间呕吐3次，呈喷射状，呕吐胃内容物，逐渐出现右侧肢体无力、不能言语。至当地医院就诊，行颅脑CT提示诊断为"左侧丘脑、基底节及放射冠脑出血并破入脑室"，予脱水降颅压、调节电解质平衡等治疗，症状未见明显好转。神志嗜睡，烦躁不安，为进一步治疗转至我院。

入院时症见：嗜睡，烦躁不安，右侧肢体无活动，不能言语，暂无呕吐，面色潮红，纳眠可，二便调。舌暗，苔白微腻，脉弦数。查体：体温38℃，脉搏90次/分，呼吸20次/分，血压179/95mmHg。查体欠合作，双侧瞳孔等大等圆，直接、间接对光反射消失，右侧肢体刺痛下未见屈曲，左上肢可抬离床面，左下肢见自主活动。脑膜刺激征未引出。入院后完善相关检查，复查颅脑CT提示左侧基底节区、放射冠区脑出血，破入双侧侧脑室内、三脑室、四脑室内。排除手术禁忌后行脑室切开引流术及脑内血肿清除术。术后予以药物镇静，呼吸机辅助通气，抗感染及对症治疗，予天麻钩藤饮加减。经治疗后患者症见嗜睡，烦躁不安，反复发热，以午后及傍晚时分低热为主，痰多，大便秘结，小便黄，舌暗红，苔薄黄，脉弦数。

中医诊断：中风，中脏腑（阳类证，证属肝阳暴亢、风火上扰）。

西医诊断：脑出血（左侧丘脑出血并破入脑室）。

治法：清热利湿，活血化瘀，养阴生津。

方药：牡丹皮10g，栀子10g，茵陈20g，生地黄20g，赤芍15g，益母草15g，三七片5g，白茅根20g，延胡索15g，虎杖20g，盐牛膝15g，紫菀15g。3剂，水煎服，每日2次。

二诊：患者神志逐渐转清，自主睁眼，不能对答，右侧肢体在刺激下可见屈曲反应，左下肢见自主活动，痰量较前稍减。舌暗红，苔薄黄，脉弦滑。

治法：清热利湿，活血化瘀，养阴生津。

方药：牡丹皮 10g，栀子 10g，茵陈 20g，生地黄 20g，赤芍 15g，益母草 15g，三七片 5g，白茅根 20g，延胡索 15g，虎杖 20g，盐牛膝 15g，佩兰 10g。水煎服，日 1 剂。

三诊：患者神清，右侧肢体可平移，痰少，舌暗红，苔薄黄，脉弦滑。予加强康复治疗，并配合复方北芪口服液益气活血善后。

按语：患者起病即意识模糊，属出血中风，中脏腑。因素有阳亢之体，饮食不洁，脾胃受损，运化失常，内生痰湿，蕴久化热、生瘀；加之情志不畅，肝气郁结，土虚木乘，肝阳暴亢，夹热生风，上扰清窍，则见烦躁；脾失运化，受困于痰湿，致脾胃不和，经络失养，故见嗜睡、肢体乏力。肝疏泄失司，肝火内窜，则反复发热，结合舌脉均为肝阳暴亢之象。因此辨证为肝阳暴亢，风火上扰。以平肝息风、清热活血为法。经治疗后患者火势已减，然余热未清，此为湿热瘀阻之象。湿性黏滞，湿、热、瘀缠绵互结，湿不除，瘀不散，则热难退，患者以午后发热多见，热入血分则伤阴耗血，故在清热利湿、活血化瘀之余，需兼顾养阴。治以清热利湿、活血化瘀、养阴生津为法。方予牡丹皮活血凉血，栀子、茵陈、白茅根、虎杖清热利湿，生地黄清热凉血、养阴生津，赤芍、益母草、延胡索、三七活血化瘀通络，牛膝引火下行。

四、脑干出血案

朱某，男，52 岁。

主诉：突发左侧肢体无力伴言语不利 2 天。

病史：患者 2 天前无明显诱因突发左侧肢体无力，左手不能持物，行走不能，口角歪斜，言语含糊不清，恶心欲呕，轻微头晕，无剧烈头痛，无昏迷，无肢体抽搐，二便失禁，由家属急送至当地医院。行头颅 CT 提示脑干出血，予止血、护脑、抑酸、控制血压等治疗后，肢体乏力较前好转，复查 CT 提示脑干出血量较前增多。为进一步治疗以"脑干出血"收入我科。既往有高血压病史 6 年余，血压最高达 200/120mmHg。

现症见：嗜睡，呼之可应，对答基本切题，言语不利，偶有烦躁，口角歪斜，左侧肢体乏力，可抬离床面，无咳嗽咳痰，纳眠差，留置导尿，大便未解。舌质稍红，舌苔黄腻，脉弦数。

中医诊断：中风，中脏腑（阳类证，证属肝阳暴亢、风火上扰）。

西医诊断：脑干出血（急性期）。

治法：清热平肝，息风潜阳，化痰活血。

处方：龟甲 15g（先煎），生地黄 15g，牡丹皮 10g，夏枯草 15g，菊花 10g，蝉蜕 10g，石决明 30g（先煎），化橘红 10g，虎杖 15g，毛冬青 15g。水煎服，日 1 剂。

二诊：患者神志仍有嗜睡，发热，偶有烦躁，咳嗽咳痰，舌质红，苔黄腻，脉弦滑。刘茂才查看患者，分析认为证属风火痰瘀互结，治当以清热、平肝、破瘀、涤痰、通腑、醒神为主。

方药：羚羊角粉 1 袋（0.3g 冲服），钩藤 20g，黄芩 20g，虎杖 20g，桃仁 15g，红花 10g，制远志 10g，石菖蒲 15g，大黄 10g，天竺黄 15g，竹茹 15g，瓜蒌仁 15g。水煎服，日 1 剂。

经治疗，患者神志转清，仍言语不利，少许咳嗽咳痰，无发热，予康复治疗善后。

按语：《景岳全书·杂证谟》云："非风一证，实时人所谓中风证也。此证多见卒倒，卒倒多由昏愦，本皆内伤积损颓败而然，原非外感风寒所致。"该患者急性起病，为风动之象，言语不利为风邪入络。肝胃不和，胃气上逆则呕吐。烦躁，大便不通，乃痰、瘀、热互结，中焦气机不利，瘀热壅滞胃肠，腑气不通。浊气不降，上蒙清窍，则神志不清。治疗上应以平肝潜阳、息风通络为法，予羚角钩藤饮加减。及时运用清热平肝、破瘀涤痰、通腑醒神，一可清热平肝，调畅气机，二可祛瘀通络，敷布气血，三可通畅腑气，急下存阴，泻下浊邪。通腑醒神法应以大便通泻为度。

五、双侧大脑半球出血案

董某，男，36 岁，入院日期：2015 年 9 月 20 日。

主诉：被人发现意识不清 5 小时。

病史：患者今日凌晨 0：40 被路人发现倒在路边，肢体抽搐，口吐白沫，遂呼 120 接入我院，测血压 214/182mmHg，急查头颅 CT 提示双侧基底节区脑出血，出血量约 39mL，予以降压、镇静等对症处理后转入我科。

入院时症见：昏迷，双上肢疼痛刺激下可见过伸反应，呼吸急促，牙关紧闭，无二便失禁，舌苔未及，脉弦数。既往有高血压病史多年，未规律服用降压药物。查体：GCS 评分 4 分，昏迷，查体不配合，双上肢疼痛刺激下过伸反应。脑膜刺激征（－）。

中医诊断：中风，中脏腑（阳类证，证属肝阳暴亢、风火上扰）。

西医诊断：脑出血（急性期，双侧基底节），高血压 3 级。

初诊：患者入院后持续昏迷，呼吸急促，以镇静、气管切开及对症支持治疗。经治疗患者仍昏迷，气促，发热，经气管套管可吸出大量痰液，大便调，舌苔不能查，脉弦滑。刘茂才查房后辨证为肝阳暴亢、风火痰瘀、痹阻脑窍，治以平肝清热、潜阳息风、活血化瘀、化痰开窍。

处方：羚羊角 30g（先煎），钩藤 25g，黄芩 20g，鱼腥草 30g，虎杖 20g，肿节风 20g，天竺黄 15g，毛冬青 30g，红花 10g，石菖蒲 15g，制远志 10g。水煎服，日 1 剂，每日 2 次。

二诊：患者神志改善，偶可见自主睁眼，痰量仍较多，热势渐轻，大便不畅，舌暗红，苔黄腻，脉弦滑。续守法方，加桃仁 10g 增强活血化瘀之功。

三诊：浅昏迷状，低热，经气管套管可吸出黄白黏痰，腹胀，大便溏，舌苔未及，脉弦滑。此为痰瘀热结，脾失健运，去虎杖，加石榴皮、山楂涩肠止泻，行气运脾。

处方：羚羊角 30g（先煎），钩藤 25g，黄芩 20g，鱼腥草 30g，毛冬青 30g，肿节风 20g，天竺黄 15g，红花 10g，石菖蒲 15g，制远志 10g，石榴皮 15g，山楂 10g。水煎服，日 1 剂，每日 2 次。

按语：该患者正值壮年，身材肥胖壮实，嗜食肥甘厚味，脾胃乃伤，痰湿内生，日久则化热、生瘀；喜饮酒吸烟，作息不良，耗伤肝阴。土虚木乘，肝阳暴亢，肝经风动夹痰热上扰，则猝然昏仆，牙关紧闭；牵引宿痰，蒙蔽清窍，则意识不清；痰热闭肺，则呼吸粗促，痰声辘辘。四肢乏力为脾虚失养，痰湿内阻所致。治以肝潜阳，活血化瘀，化痰开窍，以羚角钩藤汤加减。刘茂才在应用毛冬青治疗脑出血颇有心得，毛冬青别名救必应，性寒，味苦，归肺、肝、大肠经，能清热、解毒、活血，主治内热、咽喉肿痛等。此取毛冬青活血之功祛瘀行血，以苦寒之性清肝、肺、大肠经之内热。现代药理研究显示，毛冬青甲素可具有抗血栓，改善脑血液循环，促进脑血肿吸收，加速神经功能恢复的脑保护作用。此外，毛冬青能抑制心血管疾病的炎症反应，抑制流感病毒等免疫调节与增强作用。

六、溶栓后脑出血案

刘某，女，74岁，入院时间：2018年6月7日。

主诉：言语不清，右侧肢体无力3小时。

病史：患者3小时前无明显诱因出现言语不清，右侧肢体无力，无法举臂，不能站立行走，口角歪斜，意识清醒，无恶心呕吐，遂呼我院120接回。

入院时症见：嗜睡状，呼之可睁眼，言语不清，口角向右歪斜，吞咽困难，右侧肢体偏瘫，纳眠一般，无二便失禁。既往高血压，糖尿病病史。急诊予完善头颅CT提示脑多发腔隙样脑梗死。头颅MRI提示左侧大脑中动脉主干闭塞。考虑急性脑梗死，急诊予阿替普酶静脉溶栓后，患者症状未见明显好转，立即行大脑中动脉取栓及血管腔内成形术，术后患者神志较前变差，复查头颅CT提示溶栓取栓后出血，乃行颅内血肿清除去骨瓣减压术。术后患者呈昏迷状，呼之不应，不能睁眼，右上肢无活动，痰多，体温波动于37.7～38.5℃之间。舌暗红，苔白腻，脉弦细。

中医诊断：中风，中脏腑（阴类证，证属痰湿蒙蔽心神）。

西医诊断：大脑动脉闭塞脑梗死（急性，左侧大脑半球），脑内出血。

治法：涤痰祛瘀，健脾祛湿，醒脑开窍。

处方：胆南星15g，法半夏15g，枳实15g，茯苓15g，石菖蒲15g，党参30g，黄芪30g，甘草10g，大黄15g，肿节风15g，毛冬青15g，川芎15g。水煎服，日1剂，每日2次。

二诊：仍呈昏迷状，热势逐渐转为低热（37.3℃～38.0℃），痰量减少，尿液混浊，舌暗红，苔白腻，脉弦细。治法同前，稍佐清热化湿。

处方：泽泻20g，法半夏15g，枳实15g，茯苓30g，白术15g，党参 40g，黄芪 40g，甘草 10g，滑石 30g（先煎），生石膏 30g（先煎），知母 15g，川芎 15g。水煎服，日 1 剂，每日 2 次。

三诊：患者由昏迷转为昏睡状，呼之可睁眼，左上肢刺痛下可抬离床面，右上肢刺痛未见活动，舌暗红，苔白腻，脉弦细。此为风痰瘀血易从阳化热，耗伤气阴，故在原方基础上加强益气生津药物。

治法：涤痰祛瘀，益气养阴，醒脑开窍。予涤痰汤加减。

处方：石菖蒲 15g，法半夏 15g，炙甘草 10g，茯苓 30g，白术 15g，党参 40g，黄芪 40g，甘草 10g，柴胡 15g，黄芩 15g，知母 15g，川芎 15g。水煎服，日 1 剂，每日 2 次。

按语：缺血中风溶栓、取栓，乃取中医破血逐瘀之法。该患者年已七旬，正气亏虚，虚风内动；脾失健运，聚湿生痰。经溶栓、取栓后纵使脑络复通，然破血势必耗气，气虚摄血无力，血溢脉外，与痰湿相合，蒙蔽心神，则神志不清。此为本虚标实之候，以痰瘀为标，肝肾脾虚为本。治疗以祛湿涤痰、醒神开窍为主。患者入院时热象不明显，现反复低热，乃表里俱虚、邪气伤阴、气阴两虚所致。因此在涤痰汤基础上酌情加入知母、黄芩清热生津，黄芪、党参益气扶正。

七、脑出血恢复期后遗症期案

中风病的最佳康复期是发病后 1～3 个月，部分患者的致残和残障是家庭和社会的重大负担，且在我国，这个问题更为突出。而在脑出血恢复期后遗症期寻求中医药治疗，进行后续的综合康复，可以在帮助提高患者整体康复效果和综合调治其阴阳气血等方面起到较好的作用，在一定程度上缓解由残障带来的家庭和社会负担。

（一）脑出血恢复期——正气亏虚、痰瘀类证案 1

本案患者有脑出血恢复期病史，现遗留左侧肢体拘急瘫痪，口角时有流涎。本案以肝肾亏虚为病之本，痰瘀互阻为病之标。久病气虚血瘀，痰瘀阻滞脑窍、肢体经络，故治以益气化痰，活血通络，收效甚佳。

张某，男，55 岁，初诊时间：2013 年 12 月 4 日。

病史：患者既往脑出血恢复期病史，现遗留左侧肢体拘急瘫痪，口角时有流涎，神疲乏力，西医诊断为脑出血恢复期，中医诊为中风——痰瘀阻络，曾多方治疗效果欠佳，今来诊。

初诊：症见左侧肢体拘急瘫痪，口角时有流涎，神疲乏力，偶有头晕，昏沉不适，纳眠可，二便调，舌红，苔薄白，脉弦细。对于本病的诊疗，刘茂才认为，中风发病不外乎本虚标实，本虚多为肝肾亏虚，气血不足，标实主要表现为风、火、痰、瘀。"邪之所凑，其气必虚"，疾病缠绵不愈，表明正不能胜邪，故强调久病属虚。另外，中风病后多呈现一系列阳亢、血瘀、痰盛等邪实现象，整个过程贯穿着本虚邪实。其关键在于补虚泻实，调整阴阳。治疗立法上则应遵循"急则治其标，缓则治其本"，祛邪安正，益气活血，化痰通络。此患者四诊合参，当诊为中风，证属肝肾亏虚为本，痰瘀阻络为标，治以补益肝肾、益气活血、化痰通络为法。

处方：黄芪45g，太子参20g，山茱萸15g，女贞子15g，益母草15g，赤芍15g，牡丹皮15g，法半夏10g，胆南星10g，土鳖虫10g，宽筋藤20g，甘草5g。7剂，水煎服，日1剂。

二诊：12月11日，肢体拘急不适感较前减轻，舌淡红，苔薄白，脉弦。加重黄芪用量继续加强补气之效，加丹参以加强活血化瘀之力，加伸筋草以舒筋活络、通行血脉。继服14剂。

三诊：12月25日，肢体拘急不适感较前明显好转，晨起偶有口干，无口苦，纳眠可，小便调，大便干。舌红，苔白，脉弦。加北沙参以滋阴清热，加火麻仁润肠通便，并求上病下取，利于醒脑通脉。继服14剂。

按语：刘茂才认为，中风之发病多为老年人，病理基础多为肝肾亏虚。因肝肾亏虚，则肝阳易于上亢，复加饮食起居不当，情志刺激或感受外邪，气血上冲于脑，神窍闭阻。本患者中风后遗留左侧肢体拘急不适，为风痰横窜经络、血脉瘀阻、气血不能濡养机体之征。病机关键在于肝肾亏虚，气血失调，痰瘀为患。痰、瘀是脏腑功能失调的病理产物，其产生之后，又可阻滞脉络，壅闭脑窍，诱发和加重病情。故而补益肝肾，痰瘀同治则应贯穿始终。本方以黄芪、太子参等大补元气之亏虚，以山茱萸、女贞子等补益肝肾，益母草、丹参、赤芍、牡丹皮等以活血化瘀，法半夏、胆南星等祛风化痰，伸筋草、宽筋藤等疏通肢体经络。另本方中刘茂才用土鳖虫以祛瘀通络，是考虑到虫类药为血肉之质，具有动跃攻冲之性，体阴用阳，能深入经隧，直至肢体经脉旋转阳动之气，攻剔痼疾结之瘀积。诸药同用，共助补益肝肾、益气活血、化痰通络之效。

（二）脑出血后遗症期——正气亏虚、痰瘀类证案 2

本案患者脑出血后遗症期，现遗留左侧肢体无力，时有抽搐，头晕，言语不利，纳眠可，舌红，苔薄，脉弦。患者既往高血压病史。本案以肝肾亏虚为病之本，痰瘀阻络为病之标。故治以补益肝肾，益气化痰，活血通络，收效甚佳。

梁某，男，60 岁，初诊时间：2014 年 6 月 4 日。

病史：患者既往有脑出血、高血压病史，现遗留左侧肢体瘫痪，神疲乏力，头晕，言语不利，时有抽搐。西医诊断为脑出血后遗症期，中医诊为中风，曾多方求治而效果欠佳，故而来诊。

初诊：症见左侧肢体瘫痪，神疲乏力，时有头晕，昏沉不适，言语不利，诉偶有抽搐发作，口干口苦，纳眠可，二便尚调，舌红，苔薄，脉弦。对于本病的诊疗，刘茂才认为，中风病不外乎本虚标实，后遗症期本虚多为肝肾亏虚、气血不足，标实主要表现为风、痰、瘀。治则上其关键在于补虚泻实，调整阴阳。此患者四诊合参，当诊为中风（肝肾气血亏虚，痰瘀阻络），以补益肝肾、益气活血、化痰通络为法，中成药以益脑健胶囊益气健脑、银杏叶滴丸活血化瘀通络。

处方：盐杜仲 20g，怀牛膝 15g，女贞子 15g，益智仁 15g，黄芪 45g，太子参 15g，天麻 15g，钩藤 20g，赤芍 15g，牡丹皮 15g，三七片 10g，土鳖虫 10g。7 剂，水煎服，日 1 剂。

二诊：6 月 18 日，服药后精神改善，左侧肢体瘫痪同前，仍有头晕，无头痛，暂无抽搐发作，舌暗淡，苔白，脉弦。患者头晕，考虑气虚血瘀，浊邪上犯清窍，前方去赤芍、牡丹皮，加益母草、川芎增强活血化瘀之力，加山茱萸、泽泻育阴泄浊，继服 7 剂。

三诊：8 月 13 日，患者间断来诊，服中药数十剂后，现精神可，无头晕发作，抽搐次数减少，行走时左侧下肢重着无力感，伴有左侧口角下垂，言语不利，纳眠一般，二便可，舌暗淡，苔微黄，脉弦缓。治疗上以扶正为主，固本培元，平调阴阳。

按语：中风病多由气血逆乱，产生风、火、痰、瘀，导致脑脉痹阻或血溢脉外，临床上以突然昏仆、半身不遂、口舌㖞斜、言语謇涩或不语、偏身感觉麻木为主症，以意识有无丧失，分有中经络和中脏腑。刘茂才根据多年临床经验，总结出中风急性期以风证、火热证、痰证及其组合证型多见；后遗症期以肝肾气血亏虚、痰瘀阻络证多见，痰瘀互结是中风的基本病机，并贯穿疾病的始终。另外，应该注意到，水湿之邪与痰饮同源，水湿浊邪上犯清窍亦可致眩，反观本患者，浊阴不降，则清阳不升，以泽泻泄水湿，而头晕缓解。本案中，患者属中风后遗症期，治疗前期以标本兼治为法，在补肝肾、益气健脾基础上，加强息风、活血通络之功，后期主以培元固本而收全功，这种分期、分层论治的思想，值得后生借鉴。

（郭建文　卢明　王立新　杜宝新　郑春叶　刘文琛　丘宇慧）

第八章　脑出血类证模型复制评价及
经验方干预研究

　　中医药现代化是近几十年的热点话题，通过建立尽可能与临床病症相似的动物模型，应用现代医学的评价方法研究中医证候或 / 和其疗效也是常见的临床基础或基础的重要研究方法。随着我们对脑出血临床认识的不断提高，其动物模型的相关实验等也逐步成为我们研究方法中必不可少的一环。从最初复制高血压脑出血大鼠模型观察发现其病证有类于肝阳上亢证表现，到后来逐步根据脑出血中医证候临床特点，根据临床最常见的脑出血肝阳上亢证病证，在模拟肝气郁结证和肝肾阴虚证后复制高血压性脑出血模型，建立具有病证结合特征的高血压性脑出血肝阳上亢证大鼠模型，通过临床对证的天麻钩藤饮进行干预评价。针对脑出血临床腑实类证为常见证候的特点，进行脑出血痰热腑实模型的复制评价，并以治疗脑出血腑实类证的通腑醒神胶囊进行干预观察。在以上研究基础上结合相关进展，复制具有脑出血阳类证特点的病证结合模型，同时应用临床治疗脑出血阳类证确有疗效的经验方药的干预研究等。尽管动物证候模型及其中医药干预实验与临床存在一定的差距，但我们也尽可能的从病证结合等方面进行更多的证据寻求和方法学探讨，为提高脑出血类证临床诊治水平的最终目的而服务。

第一节　病证结合模型的研究思路

中医药的理论和临床有数千年的历史，而随近几十年与现代医学的汇通与结合，中医药的临床基础及实验基础研究就成为中医药现代化的重要方向之一。动物实验研究是其主要的方法，而其具体应用则必然要考虑到中医药不同于西医的因素，即证候的问题。因此，在开展脑出血的基础实验研究时，在诸多脑出血动物模型的基础上如何去处理临床上脑出血证候的相关问题，必然会成为进行该项研究的瓶颈之一。

一、中医证候动物模型

"证候"是中医学的专用术语，辨证论治是中医防治疾病的精髓，中医证候动物模型的研制则是为传统中医与现代中医建立一架沟通的桥梁，尤其是在中药药理和新药开发研究过程中，符合中医特点的动物模型的成功建立显得尤为重要。事实上，古代文献就有动物实验的记载，如唐代陈藏器《本草拾遗》记载："黍米及糯，饲小猫、犬，令脚屈不能行，缓人筋故也。"还记载了诸如六畜作为赤铜屑接骨作用观察的动物模型，用牛、马作为大豆药性寒温观察的动物模型等。此外，中兽医则一直在家畜体上实践中医的证候理论，随着对外学术交流活动的日益开展，中兽医在国外引起了重视，美国兽医学会1996年对有关法律做了相应的修改，强调针灸、天然植物疗法（包括中药）是兽医学不可缺少的一部分。

证候动物模型是在中医学整体观念及辨证施治思想指导下，运用藏象学说和病因病机理论，把人类疾病原型的某些特征在动物身上加以模拟复制而成，是中医学人体证候的具体再现，是开展中医证候规范化及实质研究的一个重要手段。通过造模分析、验证、解释临床证候与相关指标的关系，分析、归纳某个中医证候的现代物质基础，找出该证候的特异性指标，对揭示中医证候的病理本质，使证候诊断客观化、标准化具有重要意义。动物模型的成功与否直接关系到中医实验研究的可行性。自20世纪60年代塑造了首例中医阳虚动物模型至今，国内学者经40余年之努力，通过190余种方法，共建立了40多类中医证候的动物模型，对揭示中医"证"的本质，提高临床诊疗水平，起到了巨大推动作用。但是由于证候的概念具有模糊性、全身性的，与正常体质呈渐变关系的特点，而中医证的症状主观性、模糊性强，特异性弱，则加大了动物模型复制的难度，同时也增加了评价造模是否成功的难度。中医的证横跨了西医许多种病，这些不同的病在不同的阶段存在共性，可能被中医的一个证所涵盖。另一方面，相同的病由于发病个体的差异，可以产生不同的证，有着中医理论不同的发病机制。一个中医的"证"可以包含许多种西医的病，动物模型研究要复制出可以代表多种疾病的某一证是难以完成的，结合现代医学的病来研究中医的证是现实而又符合临床实际的。"病证结合"的研究方法有效地限制了证的泛性，使得动物模型的研究在可控的条件下进行。在既往研究的基础上，进行多因素复合制作病证结合模型已经得到大家认可。

中医证候动物模型的成功与否取决于符合中医临床证候特征的评价体系的建立。目前对制作"证"的动物模型的基本要求包括下列4项：①根据中医理论，模拟中医传统病因，尽量达到符合自然致病，即多种因素致病的原则。②符合该证的基本内容，即症状、体征及病理变化应与临床相符，在证的实质尚未阐明前，模型与临床病人在体征上应当相似。③有客观的实验室指标，具有一定的特异性及敏感性。④可用治疗该证的方药进行验证，使动物改善症状或症状消失。陈小野等则本着与临床一致的原则，提出中医证候诊断模型的五大诊断依据：①症状（本证）：症状是形体上表现出来的病理状态，在中医证候的临床诊断中起着最重要的作用，故称本证，因此动物模型的诊断依据也应以此为主。②病因（正证）：证候是由病因引起的，病因与证候之间有相互的特异性。③治疗（反证）："证治同治亦同，证异治亦异"，证与治的这种对应关系使治疗效果成为检验证候诊断是否正确的一个重要参数。④相关因素（佐证）：中医的证要结合地方风土、季节、气候及病人年龄、性别、职业等情况来判定疾病的本质，在动物模型的复制中，也要考虑动物的年龄、雌雄、体质、种属等差异。⑤客观指标（佐证）：运用现代科学的各种客观指标来辅助中医证候的诊断。因此，在建立中医证候动物模型的评价体系时需满足上述4项基本要求或5大诊断依据，至于病证结合动物模型的建立不仅要考虑"证"的动物模型评价的基本要求，而且要能够模拟相关"疾病"的病理改变和临床症状。

二、脑出血病证结合模型

"病证结合"是目前中医临床诊疗的特点，也是中药新药研究的要求，更是中西医结合的切入点。但是在中医药动物模型的建立上，病证结合却被忽视，主要表现：一是借用现代医学"病"的模型，没有体现中医辨证论治的特色。二是单纯从中医"证"的角度入手，同属一证的不同病的多种病理变化，同一动物模型难以全面体现。因此有的学者认为，研制病证结合模型是研究中医药比较理想的动物模型，建立以病统证、病证合参的动物模型是实用而可取的。就中风病而言，有关病证结合的动物模型多见于缺血中风的研究中，如气虚血瘀证脑缺血动物模型的研制。而在出血中风研究中，更多的是借用现代医学的病理型模型，且多为手术后的继发反应，与临床相应病证产生的病因条件有较大的不同，其病理指标与临床病证的病理指标亦有较大出入。至于模型复制后所出现的症状、体征、理化指标以及缺乏相应的中医特色的内容如行为、性情、大便、舌脉等指征，也难以对该类模型进行中医证型的定性与分类。得出的研究结果无法说明中医学辨证论治对脑出血治疗的优势，也很难筛选出中医药防治脑出血的优势治法与方药。

中医药干预脑出血动物模型多借用西医的病理型模型，而且在选用不同的模型进行研究时并不考虑该类模型是否适合所选观察项目指标的研究，如胶原酶脑内注射法适用于观察神经功能缺失，血肿大小的改变及其与血肿相关的一些研究。而脑内注血法适用于脑水肿的研究，却并不适合用于评价神经功能的缺失。再者，完全模仿现代医学的研究思路，借用西医的病理模型很难模拟中医临床中出血中风的致病因素的多样性，发病特点及病证的复杂性，应用此类模型来探讨中医药治疗脑出血的作用机理很难具有说服力。人们也在积极地探索中医的脑出血动物模型，即病证结合模型，可以说是为脑出血动物模型在中医药中的应用提供了一条很好的思路，即在西医病理型脑出血动物模型所造成的"病"的基础上，从疾病多种致病因素及本病多种病证之间相互转化的角度入手，建立某种"证"的模型，并从血肿的大小、神经体征的缺失评分及中医所特有行为、性情、大便、舌脉等角度进行评价，从病证结合角度探索大鼠脑出血动物模型的研制，进行相关的方药干预，无疑是一种较切合中医药理论和中医药现代化的基本要求的。

第二节　肝阳上亢证大鼠模型的建立及其评价

肝阳上亢证是高血压性脑出血的主要证型之一，研究采用慢性束缚应激法结合悬吊应激法造成大鼠肝气郁结证和肝肾阴虚证后，使用双肾双夹法复制出肾血管性高血压模型，再向脑内注入胶原酶诱导大鼠脑出血模型，试图建立具有病证结合特征的高血压性脑出血肝阳上亢证大鼠模型，并从症状和体征观察、组织形态学检查、神经机能测定、生化指标检测及方药测证等方面对该模型进行评价。

一、肝阳上亢证脑出血大鼠模型的建立思路

高血压性脑出血是急性脑血管病中的危重类型，属于中医学"出血中风"范畴。其发病率、病死率及致残率均高，严重危害人类健康与生命。现代医学对其病理生理机制尚未完全阐明，临床也缺乏有效治疗手段。近年来，中医药在防治该病方面积累了丰富的经验，显示出一定的优势，而且开发出多种中药新药。但在进行有关新药的药效学和药理学机制研究时，大多采用单纯脑出血动物模型，未见应用病证结合动物模型的研究报道，该点与"病证结合，辨证论治"的中西医结合临床诊疗特点不符合。因此，需要建立病证结合脑出血动物模型，使中医药防治脑出血实验研究更加接近于临床实际情况。

肝阳上亢证的主要病机是肝肾阴虚，阴不制阳，而致肝阳偏亢。主要临床证候为眩晕、头痛、烦躁易怒、面红目赤或面部烘热、口苦而渴、脉弦。文献报道的部分肝阳上亢模型与临床肝阳上亢证病因病机符合性较差。胶原酶诱导的大鼠脑出血是近年来国内外脑出血实验研究中较多使用的一种动物模型，与人类自发性脑出血发病过程比较接近，但缺乏类似人类高血压动脉硬化的病理生理基础。易卒中肾血管性高血压

大鼠（RHRsp）有与人类高血压病相似的脑血管病变，其血压上升较快、幅度较大，血压上升后保持稳定，易发生脑卒中。以往有研究认为，肾血管狭窄高血压模型属肾阴虚型高血压，由人造的肾动脉狭窄导致肾脏血虚（阴虚）而引起的血压升高，符合中医阴虚阳亢的病机认识。说明RHRsp有与中医中风病相似的病因病机，以及高血压（肝阳上亢证）→脑卒中（肝阳化风证）。我们将自体动脉血注入RHRsp大鼠脑内复制出肾血管高血压性脑出血大鼠模型，在实验中观察到大鼠表现出类似人类肝阳上亢证的一些症状，如烦躁多动、易激惹等。因此，本研究向肾血管性高血压大鼠脑内注入胶原酶诱导脑出血，作为高血压性脑出血的疾病模型。

慢性束缚应激作为一种非损伤性刺激，与人的心理应激比较相似，可重复性也比较好，是目前公认的抑郁症动物模型。中医学形神统一观认为，形受束缚则情志易郁怒，故理论上认为束缚应激模型符合肝气郁结证的病因和发病机理。乔明琦等通过评价该模型的整体反应，测定下丘脑等器官去甲肾上腺素（NA），5-羟色胺（5-HT）和多巴胺（DA）等单胺递质，以及采用疏肝理气方药治疗等方面研究，认为束缚应激大鼠模型属于肝气郁结证。包天桐发现，悬吊应激小鼠具有类似中医临床肾虚证的某些病理变化，可用于补肾药及其他补益药的研究。中医理论认为，"恐伤肾""房劳伤肾""劳则耗气伤精""久病及肾"，即这些原因均可导致肾虚证。连晓媛等研究表明，悬吊应激导致小鼠性行为低下和血清睾酮水平明显下降。因此，我们采用束缚和悬吊应激法造成肝气郁结证大鼠模型后，使用双肾双夹法复制出肾血管性高血压，再运用脑内注入胶原酶方法诱导大鼠脑出血。以模拟人类脑出血的发病情况与肝阳上亢证病因病机特点及其发生发展过程：肝气郁结→肝肾阴虚→肝阳上亢、气血逆乱、直冲犯脑→血溢脉外，从而建立大鼠高血压性脑出血肝阳上亢证模型。

二、材料与方法

（一）主要试剂、药物及仪器

细菌胶原酶（Ⅶ型）、去甲肾上腺素（NE）和5-羟色胺（5-HT）标准品，美国Sigma公司产品；肾素活性（PRA）、血管紧张素Ⅱ

（Ang Ⅱ）、醛固酮（ALD）、血清睾酮（T）、血清雌二醇（E）放射免疫检测试剂盒，购自北京北方生物技术研究所。天麻钩藤饮（出自《中医内科杂病证治新义》）：由天麻 9g，钩藤（后下）12g，生石决明（先煎）18g，山栀 9g，黄芩 9g，川牛膝 12g，杜仲 9g，益母草 9g，桑寄生 9g，夜交藤 9g，茯神 9g 组成。自来水煎煮 2 次，合并两次煎煮药液，浓缩至含生药 1g/mL，高压灭菌，分装，4℃保存备用。

STOELTING 鼠脑定位仪（美国产）；MRB–Ⅲ A 大鼠血压心率仪（上海高血压研究所产品）；Liang 氏 100 型配套血液流变仪、DXC–400 型红细胞变形能力测定仪（上海医科大学仪器厂生产）；SN–695B 型 γ 记数仪（上海日环仪器厂）；岛津 AA–6809 型原子吸收光谱仪（日本产）；JEX–1200E 透射电子显微镜（日本产）。

（二）动物分组及造模方法

纯种雄性 Sprague–Dawley 大鼠，鼠龄（60～90）天，体重（90～120）克，由广州中医药大学实验动物中心提供。随机分为 3 组：假手术组（20 只），模型＋蒸馏水组（模型组，30 只），模型＋天麻钩藤饮治疗组（天麻钩藤饮组，30 只）。术后各组均以普通饲料喂养，自由饮水。给药方法：动物麻醉清醒 1h 后开始给药，天麻钩藤饮组和模型组大鼠每天分 2 次灌胃给予天麻钩藤饮煎煮浓缩液（11.8g/ kg body BW/d，按照大鼠与人体表面积等效剂量折算，相当于 70 kg 成人剂量的 6 倍）或等体积蒸馏水；假手术大鼠不作任何治疗。造模流程：束缚应激法结合悬吊应激法诱导大鼠肝气郁结证、肝肾阴虚证→双肾双夹法造成大鼠肾血管性高血压→脑内注入胶原酶法诱导大鼠脑出血。假手术大鼠不实施束缚和悬吊应激，仅作腹部和头部假手术。

慢性束缚应激法结合悬吊应激法造成肝气郁结、肝肾阴虚证大鼠模型：将大鼠双侧前、后肢分别用绷带捆绑在一起，尾朝上头朝下悬吊于笼内。每天开始时间及束缚、悬吊时间均不相同，第 1d 为 4h，以后每天增加 30min，连续 7d。造模过程中禁食、禁水。

大鼠肾血管性高血压模型制作：参考 Zeng 等方法，用内径为 0.3mm 的银夹夹闭双侧肾动脉。假手术大鼠开腹、钝性分离双侧肾动脉后关腹。血压测量：术前一天测基础血压；术后 1 周开始，每 1～2 周测定一次；待血压升高后，每 2 周测定一次。造模时间为 90 天，术后切口完全愈合后，重复上述肝气郁结、肝肾阴虚模型制作步骤，每周 3 次，以维持和 / 或强化肝肾阴虚证状态。

大鼠肾血管性高血压脑出血模型制作：参考 Rosenberg 等方法，在鼠脑立体定位仪引导下，向肾血管性高血压大鼠右侧尾状核（前囟前 0.2mm，旁开 3mm，深 6mm）注入含 0.4U 细菌胶原酶（Ⅶ型）的生理盐水 2μL，诱导大鼠脑出血。假手术大鼠仅注入 2μL 生理盐水。

（三）观察项目及检测方法

1. 一般情况及神经机能：（1）一般情况：包括活动情况、毛色光泽度、双眼结合膜颜色加深、变红改变、易激惹程度、饮水量、大便性状、舌质和舌苔改变等。饮水量测定：将大鼠放入代谢笼内，测定 24h 饮水量。旋转时间测定：根据文献自制旋转平台，分 3 次每隔 10sec 调速一次，转速分别为 15、30、45 转 / 分。将大鼠置于其上，记录跌下时间，如果 2min 仍不跌下，则停止测试。双肾双夹术后 90d 以及脑内注入胶原酶术后 72h 各观察一次。

（2）血压及神经机能检查：血压测量按文献方法，在 37℃清醒状态下经尾动脉测定大鼠收缩压。神经机能检查按照 Peeling 等方法，从大鼠向患侧旋转、前爪抓力及爬杆能力等方面进行神经功能缺失体征评分。将症状由轻到重分别记 0 ~ 4 分，3 项测试总分为 12 分，积分越高表示神经缺损程度越重。动物苏醒 2h 后作首次评分，以后每天评分 1 次，直至实验结束。

2. 组织病理学及脑组织含水量测定：将各组大鼠深度麻醉（假手术组 4 只，模型组和天麻钩藤饮组各 6 只），经升主动脉快速灌注 4℃生理盐水 100mL 冲洗血液，随后灌注磷酸缓冲液配制的 2% 多聚甲醛和 2.5% 戊二醛混合固定液（0.1mol/L，pH7.4），4h 后取脑，以注射点为中心切取两块 5mm 厚冠状脑片，一块置 10% 福尔马林液中固定，常规石蜡包埋，作 5μm 厚连续切片，苏木精 - 伊红染色，光镜观察。另一块取血肿周围约 1mm×1mm×2mm 大小的大脑皮质，置上述混合固定液中固定，常规电镜制样，超薄切片，醋酸铀 - 柠檬酸铅双重染色，透射电镜观察。

脑组织含水量测定采用干、湿重法测定。大鼠经心脏取血后，迅速开颅，取右侧脑半球组织，去除小脑及脑干，用电子天平称湿重，放入 105℃烤箱中，烘烤 48h 至恒重（最后 2 次重量差 ≤ 0.2mg），再称干重，按 Elliott 公式计算脑组织含水量（%）：（湿重 – 干重）÷ 湿重 ×100%。

3.生化指标：（1）血液流变学检测：从假手术组随机取出 6 只，模型组和天麻钩藤饮组随机取出 9 只大鼠，麻醉后经心脏取血 5mL，肝素抗凝，检测全血黏度高切（HS）、低切（LS）、血浆黏稠度（PV）、红细胞聚集指数（RF）、血细胞比容（HT）；采用热沉淀比浊法检测纤维蛋白原（Fg）。

（2）血浆肾素活性（PR-A）、血管紧张素Ⅱ（Ang Ⅱ）和醛固酮（ALD）含量，血清睾酮（T）、雌二醇（E2）含量测定：从各组分别随机取出 12 只大鼠，麻醉后经心脏取血，分别置入预冷的抗凝管内，4000转 / 分，4℃，离心 10min 分离血浆或血清，–20℃保存待测。用放射免疫法检测，按试剂盒说明进行操作。绘制标准曲线，根据标准曲线计算样品各指标的含量。

（3）下丘脑去甲肾上腺素（NE）和 5- 羟色胺（5–HT）含量测定：大鼠经心脏取血后，迅速开颅，在冰上切取下丘脑，匀浆，用酸性正丁醇和正庚烷抽提，按照王孝媛等方法，用荧光分光光度计检测。发射 /激发波长分别为，NE：475nm/385nm，5–HT：475nm/350nm。

三、研究结果

（一）一般情况及神经机能

所有模型，共死亡 8 只，其中模型组 5 只，天麻钩藤饮组 3 只。模型组在双肾双夹术后 72d、80d 和 88d 各死亡 1 只，天麻钩藤饮组在双肾双夹术后 78d 和 86d 各死亡 1 只，病理检查证实死亡原因为脑出血和（或）脑梗死。模型组在脑内注入胶原酶后 4h 和 8h 各死亡 1 只，天麻钩藤饮组在脑内注入胶原酶后 12h 和 1d 各死亡 1 只，肉眼观察发现死亡原因为大量脑出血。

1.一般情况：束缚、悬吊后，模型组大鼠表现为毛发不荣、精神委顿、倦怠嗜睡、活动减少、四肢蜷缩、不思饮食、大便稀溏、舌淡红、苔薄白。双肾双夹术后，大鼠逐渐烦躁易怒、互相打斗、撕咬、饮水量增加、大便干结、舌质红，苔薄黄。脑内注入胶原酶之后，大鼠除了具有明显的左侧肢体偏瘫、旋转爬行或拖步行走、前爪抓力减弱和爬杆困难等神经缺损症状之外，还表现出明显烦躁、易激惹。饮水量显著增加、大便干结、舌质红、苔黄少津，旋转时间明显缩短（提示头晕）。天麻钩藤饮组大鼠上述症状、体征明显改善（表 8-1）。

表 8-1　各组大鼠易激惹程度、饮水量和旋转时间比较

组别	n	双肾双夹术或假手术后 90 天					脑内注入胶原酶或假手术后 3 天				
		性情变化			饮水量（mL）	旋转时间（s）	性情变化			饮水量（mL）	旋转时间（s）
		I	II	III			I	II	III		
A	20	0	0	0	33±4	120.0±0.0	0	0	0	34±3	120.0±0.0
B	25	5	12	8	48±6▲	58.3±7.8△	1	10	14	50±8▲	49.3±6.5△
C	27	6	13	8	46±5	78.3±10.2★	2	14	11	43±5★	71.2±9.2✩

注：A 为假手术组，B 为模型组，C 为天麻钩藤饮组。与假手术组比较，△$P < 0.01$，▲$P < 0.05$；与模型组比较，✩$P < 0.01$，★$P < 0.05$。

2. 动物血压变化及神经功能检查（见表 8-2）。

表 8-2　各组动物血压变化（$\bar{x}±s$，mmHg）

组别	n	造模前	束缚、悬吊后	双肾双夹术或假手术后 90d	脑内注入胶原酶或假手术后 3d
A	20	110±8	–	112±9	110±7
B	25	110±9	114±9	214±29△	210±30△
C	27	110±9	112±8	216±26△	203±22△

注：A 为假手术组，B 为模型组，C 为天麻钩藤饮组。与假手术组比较，△$P < 0.01$。

　　各组神经功能检查结果，脑内注入胶原酶或生理盐水后，假手术组大鼠无明显神经功能缺失体征。模型组大鼠术后 1、2、3 天时神经功能缺失体征评分分别为 [（8.8±1.2）分，（5.9±0.9）分，（4.6±0.6）分，均 n=25]；天麻钩藤饮组大鼠神经功能缺失体征评分 [（7.2±1.0）分，（4.3±0.7）分，（3.4±0.4）分，均 n=27] 较模型组相应时间点明显降低（$P < 0.05$）。

（二）各组病理组织学检查结果

　　光镜观察假手术组大鼠脑组织光镜结构正常；模型组大鼠脑内血肿

大，充满变性红细胞，无正常结构。周围存在大量坏死神经细胞和严重水肿微血管，可见中性白细胞、吞噬细胞和胶质细胞；治疗组大鼠脑内血肿较局限，血肿周围可见散在变性神经细胞。电镜观察假手术组大鼠注射点周围组织超微结构正常；模型组大鼠血肿周围组织大多数细胞可见染色质边聚，核仁消失，胞浆水肿，内容物减少，线粒体水肿，空泡化，核膜破裂。间质水肿明显，胶质细胞和内皮细胞水肿明显；治疗组大鼠血肿周围组织超微结构明显改善。

各组脑组织含水量监测，模型组脑含水量显著高于假手术组[（84.5±0.5）% 和（78.2±0.4）%，N=10]（$P < 0.01$）；天麻钩藤饮组脑含水量[（81.3±0.4），N=10]较模型组显著降低（$P < 0.01$）。

（三）生化指标

1.各组动物血液流变学改变，见表 8-3。

表 8-3 各组血液流变学改变（$\bar{x} \pm s$）

组别	n	LS	HS	RF	PV	HT（%）	Fg（g/L）
A	6	11.6±3.1	7.2±1.9	1.7±0.2	1.7±0.2	40.2±4.0	1.7±0.4
B	9	17.9±3.6△	9.7±2.1▲	2.2±0.5▲	2.1±0.3▲	47.7±5.0△	1.8±0.5
C	9	13.2±3.3★	7.5±1.9★	1.8±0.3★	1.8±0.2★	42.8±4.5☆	1.7±0.4

注：A 为假手术组，B 为模型组，C 为天麻钩藤饮组。与假手术组比较，△$P < 0.01$，▲$P < 0.05$；与模型组比较，☆$P < 0.01$，★$P < 0.05$。

2.各组血清睾酮（T）和雌二醇（E_2）含量，血浆肾素活性（PR-A）、血管紧张素Ⅱ（Ang Ⅱ）和醛固酮（ALD）含量，见表 8-4。

表 8-4 各组 T、E_2、PR-A、Ang Ⅱ、ALD 含量（$\bar{x} \pm s$）

组别	n	T（ng/mL）	E_2（pg/mL）	PR-A（pg/mL）	Ang Ⅱ（pg/mL）	ALD（pg/mL）
A	12	3.9±0.8	14.2±3.2	1.6±0.4	76.4±9.2	186.4±12.7
B	12	2.2±0.6△	30.1±9.7△	4.8±0.8△	185.±16.1▲	295.2±16.4▲
C	12	3.1±0.7★	19.9±4.5★	2.9±0.5★	119.2±14.5★	203.6±11.8★

注：A 为假手术组，B 为模型组，C 为天麻钩藤饮组。与假手术组比较，△$P < 0.01$，▲$P < 0.05$；与模型组比较，☆$P < 0.01$，★$P < 0.05$。

3. 各组下丘脑去甲肾上腺素（NE）和 5- 羟色胺（5-HT）含量，见表 8-5。

表 8-5　各组下丘脑 NE、5-HT 含量（$\bar{x} \pm s$）

组别	n	NE（ng/g 湿重）	5-HT（ng/g 湿重）
A	8	312±24	495±42
B	8	498±40 △	310±24 △
C	8	364±36 ★	372±35 ★

注：A 为假手术组，B 为模型组，C 为天麻钩藤饮组。与假手术组比较，△$P < 0.01$；与模型组比较，★$P < 0.05$。

四、结果分析与讨论

（一）高血压脑出血肝阳上亢证大鼠模型研究结果分析

结果显示，束缚和悬吊应激后，大鼠均呈现毛发不荣、精神委顿、叫声尖细、活动减少、饮食减少、大便稀溏等情志和行为改变，提示束缚、悬吊应激大鼠具有肝气郁结证特征。还具有与人类肾虚证类似的表现：精神委顿、倦怠嗜睡、活动减少、四肢蜷缩。此外，大鼠血清睾酮含量显著降低，血清雌二醇（E_2）含量显著升高，与樊蔚虹等制作的肝肾阴虚证动物模型的变化趋势相似。我们认为，较长期束缚和悬吊，使大鼠较长期处于恐惧、紧张和过劳状态，导致肾虚证。

模型大鼠具有烦躁易怒、互相打斗、撕咬、头晕、饮水量显著增加、大便干结表现，与临床肝阳上亢证的证候极其相似。生化检测还发现，大鼠脑内去甲肾上腺素（NE）含量增高、5- 羟色胺含量明显下降，可能是肝阳上亢证出现头痛、烦躁易怒的生化基础。

模型鼠血液流变学检查呈高凝血症改变，表明已存在发生脑血管疾病的基础。我们认为，肝气郁结、情志不畅、气机阻滞可能是其重要的病理基础。脑内注入胶原酶诱导 RHRsp 大鼠脑出血后，大鼠的高凝血症进一步加重，说明该模型具有明显类似血瘀证的变化。林秀瑾等研究发现急性脑出血患者急性期血液呈高凝状态，本实验结果与之相符合。中医学认为"离经之血为瘀血""脑出血为离经之血"，本实验结果为脑出血存在血瘀证提供了客观依据。

天麻钩藤饮是临床治疗脑出血肝阳上亢证的代表方剂，使用该方治疗后，模型鼠症状明显改善；各项生化指标、神经病理和神经机能也显著改善，从"方证对应"角度为该模型提供了反证依据。

（二）高血压脑出血肝阳上亢证大鼠模型复制及其评价思考

实验采用的造模方法和过程较好地模拟了人类脑出血肝阳上亢证的病因病机特点及其发生发展过程：肝气郁结→肝肾阴虚→肝阳上亢、气血逆乱、直冲犯脑、血溢脉外。建立的大鼠模型具备临床高血压性脑出血肝阳上亢证的基本特征：①所有模型大鼠血压均明显升高，模型大鼠脑内均形成明显的血肿，光镜和电镜检查显示脑组织呈出血性损伤病理形态改变。②模型组大鼠除了出现偏瘫等神经缺损症状之外，还表现出烦躁、易激惹、眼结膜深红、头晕、头痛、口渴、大便干结、舌质红、苔薄黄等症状和体征。③血液流变学呈高凝改变；血浆肾素活性、血管紧张素Ⅱ和醛固酮含量显著升高；血清睾酮含量明显降低，雌二醇显著含量升高，下丘脑去甲肾上腺素含量明显上升、5-羟色胺含量显著下降。天麻钩藤饮组大鼠上述症状、体征、生化指标、组织病理损伤和神经功能缺损等均明显改善。

我们认为，此模型的制作将在一定程度上解决病证结合脑出血模型缺乏的问题，为中医药防治脑出血作用机理研究及有效方药筛选和研制提供必要的动物模型工具。

资料来源

[1] 何纲（合作教授：刘茂才）. 高血压性脑出血肝阳上亢证大鼠模型的建立及其评价 [D]. 广州中医药大学，2003.

[2] 何纲，李桂英，刘新波，等. 一种高血压脑出血肝阳上亢证大鼠模型的建立及其评价 [J]. 中国中西医结合急救杂志，2005，12（4）：218-222.

第三节　痰热腑实证大鼠模型的初建及通腑醒神胶囊的治疗观察

痰热腑实证是脑出血急性期的主要证候之一，是影响脑出血病势轻重、预后转归的重要因素。通腑醒神胶囊针对脑出血腑实类证等具有较好临床疗效，现从基础研究角度复制脑出血痰热腑实证大鼠模型，并观察了通腑醒神胶囊对该模型大鼠的干预影响，探讨了该药的可能治疗作用机制。

一、痰热腑实证脑出血大鼠模型建立的理论及思路

中风多属肝肾阴亏，水不涵木，肝阳上亢而致阳升风动，脑窍蒙塞，亦可因气虚血瘀、脉络阻滞，但无论何因，均可致腑气不通。肝为起病之源，胃为传病之所，木横土衰或气虚血瘀，必致脾胃斡旋升降失常，致中州运化传导失职，糟粕内停，且脑出血急性期多为阳火亢盛，火热内炽既可烁液成痰，助阳化风，又可消烁津液，致胃肠燥结，腑气不通。腑实既可作为脑出血后的一种诱发因子，又可作为一种病理状态，持续存在于其病程中，在急性期腑实尤为常见。脑出血并发颅内压增高时，由于迷走神经兴奋性增强，胃肠张力障碍或卧床少动，胃肠蠕动减弱皆可致便秘。加之临床治疗脑出血常采用脱水剂降低颅内压，使大量体液由肾脏通过尿液排出，因而更易发生便秘。腑气不通，胃肠积热，可加重火升阳亢之势，煽动痰浊之邪上逆，蒙蔽清窍，而致神昏加重，再者腑气不通，中焦气机受阻，有碍气血之输布流通，使肢体功能恢复延缓。此外，由于邪盛壅结，腑实不通，邪出无门，又致惊厥、烦躁、气急等变证迭出，病情更为复杂。因此，我们认为，脑出血急性期，痰热腑实为常候，处理好痰热腑实证是脑出血急性期治疗的关键。通腑化痰法是痰热腑实证的主要治法，一可直折肝气之暴逆，迅速截断血瘀脑络之病理环节；二可荡涤积热，使邪有出路，通过通腑化痰，使伏火风痰得以

降除，浊邪不得上扰神明。

胶原酶脑内注射是复制脑出血模型较成熟的方法，该方法能造成稳定而均一的颅内血肿和脑水肿。大鼠自体粪便灌胃是复制实热便秘模型的一种方法，该方法的机制一是减低肠蠕动，并且产气，造成腹胀、便秘；二是通过大量细菌繁殖产热，最终形成实热便秘。我们将这两种方法有机地结合起来，复制中风病痰热腑实证大鼠模型。通腑醒神胶囊由番泻叶、人工牛黄粉、瓜蒌仁等组成，诸药合用具通腑泻下、涤痰活血、醒神开窍之功用，主治中风病急性期见痰邪瘀热积滞以及腑气不通之证。通过该药对模型鼠的干预，期望对脑出血痰热腑实证的动物模型进行有益的尝试和治疗可能机制的有益探讨。

二、实验材料与方法

（一）材料、动物及模型制备

1.材料与动物：胶原酶Ⅶ（Sigma 公司产品）；肝素（市售）；通腑醒神胶囊（TFXSH，广东省中医院制剂科提供），主要由番泻叶、虎杖、人工牛黄、天竺黄、瓜蒌仁等组成，主要功效是清热化痰、通腑醒神。

Wistar 大鼠 45 只，雌雄各半，体重 250～300g，随机分通腑醒神胶囊治疗组、痰热腑实证模型组合单纯脑出血模型组，每组 15 只。

2.动物模型制备及指标检测：（1）脑出血模型：大鼠入代谢笼，正常喂养 3 日，每日收集粪便 1 次，观察粪便性状，记录粪便粒，粪便重量。参照文献方法复制脑出血模型：大鼠用 10% 水合氯醛 300mg/kg 腹腔麻醉，俯卧位固定头部于立体定位仪上，沿中线切开头顶部皮肤约 1.5cm，以前囟为坐标原点，定位尾壳核坐标为前囟前 0.2mm，中线右侧旁开 4.0mm，用牙科钻在颅骨表面钻孔，调整固定在立体定位仪上的微量注射器针尖于钻孔处，垂直进针 5.5mm，缓慢注射胶原酶Ⅶ肝素混合液 1.25μL（含胶原酶Ⅶ 0.5U，肝素 7U），注射 10 分钟，留针 10 分钟，消毒，缝合皮肤。

（2）各证型模型制备及给药：从脑出血模型术前 2 日起，痰热腑实证组和通腑醒神胶囊组参照文献方法复制实热便秘模型：用 10% 自体粪便 1mL/100g 灌胃，每日 1 次，连续 3 日。每日给大鼠定量投放饲料（10g/100g 体重），饮水不限，并每日收集粪便 1 次，观察粪便性状，记录粪便粒数，粪便重量。单纯脑出血模型组以等体积凉开水灌胃，每日1次，连续3日。通腑醒神胶囊治疗组在灌胃自体粪便后第3日开始，用1g/kg（体重）通腑醒神胶囊灌胃，每日1次，连续3日；其余组用等体积凉开水灌胃，每日1次，连续3日。

（3）观察指标：①脑出血后存活期。②临床症状和神经体征。按Bederson神经症状分级法，1级：将大鼠尾巴提起，瘫痪侧前肢回收屈曲于胸前，正常侧前肢伸展0～4分；2级：除1级体征外，向瘫痪侧推大鼠时阻力较向健侧推时明显降低0～4分；3级：除上述体征外，大鼠有向瘫痪侧旋转的行为0～4分。③粪便、粒数及重量。④脑系数及脑组织含水量：脑系数=全脑重/体重×100%；脑组织含水量=（脑湿重－脑干重）/脑湿重×100%。

二、干预结果及分析

（一）实验干预结果

1.脑出血后存活期：3组共复制脑出血模型大鼠45只，脑出血后12小时内死亡6只，12～24小时死亡3只，24～48小时死亡2只，存活34只，死亡率24.4%，见表8-6。

表8-6　各组大鼠脑出血后存活期比较（n）

组别	< 12 小时	12～24 小时	24～48 小时	> 48 小时
痰热腑实证组	3	2	2	8
通腑醒神胶囊组	1	0	0	14
单纯脑出血模型组	2	1	0	12

2.症状和神经体征：脑出血后第2日大鼠出现不同程度神经症状，单纯脑出血模型组大鼠粪便和术前无明显变化。通腑醒神胶囊治疗组大鼠神经体征评分在术后48小时和72小时明显低于痰热腑实证模型组和单纯脑出血模型组（P均< 0.01），痰热腑实证模型组大鼠神经体征评分在术后72小时明显高于单纯脑出血模型组（P < 0.01），见表8-7。

表 8-7　各组大鼠神经体征评分比较（$\bar{x}\pm s$）分

组别	n	24 小时	48 小时	72 小时
痰热腑实组	8	9.43±2.29	8.13±1.52	6.55±1.01**
通腑醒神组	14	8.99±1.96	5.77±1.20**	2.10±0.56**
单纯出血组	12	9.58±2.07	8.11±1.80	4.77±1.21

注：与单纯脑出血模型组比较：**$P < 0.01$。

3. 模型大鼠痰热腑实证表现：自体粪便灌胃后第 3 日和通腑醒神胶囊灌胃后第 3 日大鼠粪便平均粒数和重量，见表 8-8。痰热腑实证组和通腑醒神胶囊组大鼠自体粪便灌胃后第 2～3 日，粪便明显干结，大鼠烦躁，饮水多，粪便粒数和重量明显多于单纯脑出血模型组（$P < 0.01$ 和 $P < 0.05$）。通腑醒神胶囊组在灌胃通腑醒神胶囊后第 3 日粪便增多、变软，粪便粒数和重量与灌胃前比较有显著差异（$P < 0.01$）。通腑醒神胶囊组粪便粒数和重量较痰热腑实证组明显增多（$P < 0.01$）。

表 8-8　各组大鼠粪便粒数和重量比较（$\bar{x}\pm s$）

组别	n	自体粪便灌胃 3 日后		通腑醒神胶囊灌胃 3 日后	
		粒数	重量（g）	粒数	重量（g）
痰热腑实组	8	16.08±3.11**	2.85±0.79*	15.21±3.15** △△	2.24±0.63** △△
通腑醒神组	14	15.13±2.53**	2.31±0.49**	20.56±2.83 ▲▲	3.75±0.87 ▲▲
单纯出血组	12	19.81±2.88	3.28±0.86	19.44±2.56	3.17±0.66

注：与单纯脑出血模型组比较：*$P < 0.05$，**$P < 0.01$；与通腑醒神胶囊组比较：△△ $P < 0.01$，与自体粪便灌胃 3 日后相同指标比较：▲▲ $P < 0.01$。

4. 脑系数与脑组织含水量：痰热腑实证模型组大鼠脑系数和脑组织含水量明显低于单纯脑出血模型组（$P < 0.05$ 和 $P < 0.01$），通腑醒神胶囊组脑组织含水量明显低于痰热腑实证模型组和单纯脑出血模型组（$P < 0.01$），见表 8-9。

表 8–9　　各组大鼠脑系数与脑组织含水量比较（$\bar{x} \pm s$）

组别	n	脑系数	脑组织含水量
痰热腑实组	8	0.59±0.07[*]	80.16±1.89[**]
通腑醒神组	14	0.49±0.05 [△△]	75.15±1.54[**] [△△]
单纯出血组	12	0.53±0.06	77.63±1.24

注：与单纯脑出血模型组比较：*$P < 0.05$，**$P < 0.01$；与痰热腑实证组比较：△△$P < 0.01$。

（二）结果分析

我们用脑内注射胶原酶配合大鼠自体粪便灌胃的方法复制出了中风病痰热腑实证大鼠模型，通过大鼠体征观察和脑组织含水量等测定，表明该模型大鼠有较明显的神经缺损体征和粪便干结、烦躁、鼻分泌物多、喉中痰鸣等痰热腑实证表现明显减轻，脑组织含水量明显低于痰热腑实证表现；脑含水量测定示该模型大鼠脑组织含水量明显高于单纯脑出血模型组。通腑醒神胶囊是我院研制的治疗中风急性期痰热腑实证的一种新制剂，通过其对中风病急性期痰热腑实证模型大鼠的治疗观察，结果神经体征和粪便干结、烦躁、鼻分泌物多、喉中痰鸣等痰热腑实证模型组和单纯脑出血模型组，说明模型是成功的；通腑醒神胶囊对中风病急性期痰热腑实证有较好的治疗作用。

资料来源

[1] 广东省中医药局课题"急性脑出血痰热腑实证形成与脑肠肽 CCK 的相关性研究"（编号：102030–2011KT1122）研究报告．

[2] 孙景波，华荣，黄培新，等．通腑醒神胶囊对中风病痰热腑实证大鼠的治疗作用 [J]．中国中西结合急救杂志，2001，8（6）：341–343．

第四节　阳类证病证结合动物模型的初建及评价

通过大量临床研究，我们总结出脑出血以阳类证多见，整个发病及病机转变均体现阳类证相关的风火痰瘀变化及腑实常候的特点。在既往出血中风阳类证、阴类证急性期救治临床试验和相关病证结合出血中风大鼠模型研究基础上，围绕出血中风阳类证的肝风（阳）、火（热）、痰、瘀以及由此所致"因果循环"的"腑实"的病机特点，从疾病、病因、病机、证候等角度对高血压性脑出血阳类证大鼠模型进行多因素（高血压性脑出血、病因模拟肝阳上亢证、药物所致阳热并腑实证）模拟复制。通过疾病、证候相关指标、微观指标以及针对性治疗（针对出血中风阳类证益脑脉胶囊、通腑醒神胶囊，具有清热、平肝、破瘀、涤痰、通腑、醒神等作用）等角度对模型进行评价，同时从氧化应激角度简单探讨针对性治疗的作用机制，以期为出血中风病证结合动物模型的研究和出血中风急性期阳类证辨证救治方案的可能作用机制做一些有益的探索。

一、材料和方法

（一）主要试剂与药物

Ⅶ型胶原酶（SIGMA 公司）、10% 水合氯醛（中国五联化工厂，生产批号：28821125）、多聚甲醛（广州化学试剂厂，生产批号：200006013）、磷酸氢二钠（广州化学试剂厂，生产批号：20060108-1）、磷酸二氢钠（广州化学试剂厂，生产批号：20000402）、复方地芬诺酯片（Compound Diphennoxylate Tablets，CDX，产自常州康普药业有限公司，产品批号：0509024）、戊二醛（Nacalail Tesque.INC.KYOTO.JAPAN，2004518）、锇酸（上海主流贸易有限公司）、安尔碘（上海利康消毒高科技有限公司，生产批号：20060116）、青霉素（华北制药厂生产，批号：0503305）、氯化 2，3，5 三 苯 基 四 氮 唑（2，3，5-Triphenyltetrozolium，TTC；AMRESCO 公司，国内分装）、苏木素（UNI-chem，批号：M61320-7E-GD6113095）、伊红（国药集团化学试剂有限公司，批号：71014544）。熟附子（产地：四川；生产批号：060410）、肉桂（产地：广西；生产批号：20060105）、干姜（产地：四川；生产批号：20051219）由广东省中医院药剂部按照 1995 年版《中国药典》（一部）收载品种标准提供。益脑脉胶囊（由人工牛黄粉、水牛角、龙胆草、水蛭、益母草等组成）及通腑醒神胶囊（由番泻叶、虎杖、天竺黄、瓜蒌仁等组成）均由广东省中医院药剂科提供。

（二）主要仪器

银夹（自制环形银夹，环的内径为 0.3mm）由中山大学附属第一医院神经科病研究室提供。定时器，眼科无齿镊，手术剪，止血钳，缝合针，缝合线，1mL 注射器，无菌纱布，棉签；天平，容量瓶，三角瓶，移液管，玻璃搅拌棒。立体定向仪（STOELTING 鼠脑定位仪，美国产）、RBP–1 型大鼠血压计（中日友好临床医学研究所）、石蜡切片机（MICROM 340E，德国）、生物显微镜（Nikon eclipse 80i，日本）Liang 氏 100 型配套血液流变仪（上海医科大学仪器厂生产）、电子分析天平（赛尔多斯 BS224s 型，北京赛尔多斯仪器系统有限公司）、JEX–1200E 透射电子显微镜（日本产）。

（三）动物与分组

纯种雄性 Sprague Dawley 大鼠（SD 大鼠），鼠龄 60 ～ 90d，体重 90 ～ 120g，由广州中医药大学实验动物中心提供，动物级别为 SPF 级。整个实验过程中 SD 大鼠均饲养于广州中医药大学实验动物中心屏障环境（温度 20℃～ 25℃，相对湿度 40% ～ 70%）中。统一用颗粒型普通大鼠饲料喂养，自由饮水。饲料配方（质量比）：玉米 31%，小麦 18%，豆粕 21%，稻谷 4%，黄豆 2%，麸皮 10%，蛋黄粉 3%，鱼粉 6%，预混料 3.5%，植物油 1.5%，多种维生素 1%。将 200 只 SD 大鼠随机分为 8 组：A 组（脑出血组，30 只）、B 组（腑实组，30 只）、C 组（热证组，30 只）、D 组（阳类证组，30 只）、E 组（病证结合组，30 只）、F 组（治疗组，30 只）、G 组（正常对照组，10 只），H 组（假手术组，10 只）。其中 A、E、F、H 组共称为病证结合（含假手术组比较）组，B、C、D、G 组共称为证候（含正常组比较）组。

（四）动物模型制作

1.证候大鼠模型制备：（1）腑实证大鼠模型的制备：采用参考

文献方法复制腑实便秘模型，动物禁食 12 小时，用复方地芬诺酯 50mg/kgBW·d^{-1} 灌胃，每日 1 次，连续 3d。每日给大鼠定量投放饲料（10g/100gBW），饮水不限，并每日观察粪便性状。

（2）热证大鼠模型的制备：参照陈小野等方法以预先制备的热性药物煎剂（熟附子、肉桂、干姜）灌服复制热证模型，熟附子、肉桂、干姜按 1:1:1 比例常规制成 200% 煎剂（熟附子先煎 30min）。用量 10g/kgBW·d^{-1} 灌胃（按大鼠与人体表面积等效剂量折算，相当于 70kg 体重成人临床剂量的 2 倍），共 4 周。

（3）阳类证大鼠模型的制备：参照热证大鼠模型的制备方法，先用热性药物煎剂灌胃 4 周，后 3 天合并灌服复方地芬诺酯，灌胃剂量与热证及腑实证组一致。

2. 脑出血大鼠模型的制备：（1）肾血管性高血压大鼠模型的制备：按照 Zeng 等方法，用内径 0.3mm 的银夹使双侧肾动脉狭窄，制成肾血管性高血压大鼠模型。

（2）脑出血大鼠模型的制备：参照 Rosenberg 等方法，大鼠用 10% 水合氯醛（350～400mg/kg）腹腔注射麻醉，俯卧位固定于立体定向仪上。剃毛，常规消毒，头皮下正中切口约 0.8cm，根据《大鼠脑立体定位图谱》用立体定位仪定位，确定右侧尾状核的位置。于颅骨背侧前囟后 0.2mm，中线向右旁开 2.9mm 处钻孔，用固定于立体定向仪上的微量进样器（针头直径约 0.7mm）沿钻孔进针，深约 6mm（此处为右侧尾状核位置），缓慢注射含 0.4U Ⅶ型胶原酶的生理盐水溶液 2μL，注射 3 分钟，注射后留针 5 分钟，退针后缝合头皮。术口局部涂金霉素眼膏抗感染。

B、C、D 组大鼠购入后普通饲料喂养 4 周，后 4 周按照证候组动物模型的复制方法进行复制。

A 组：先制作肾性高血压模型，造模后每 2 周测定血压一次。造模时间 8w；高血压模型术后 8w 形成稳定的高血压后，复制脑出血模型。

E 组：造模方法同"A 组"，后 4 周并用"D 组"方法（同前）。

F 组：同"E 组"，脑出血术后麻醉清醒 1h 后开始，F 组大鼠每日分 2 次给予治疗性药物通腑醒神胶囊、益脑脉胶囊（各 1g/kgBW·d^{-1} 灌胃，按大鼠与人体表面积等效剂量折算，相当于 70kg 体重成人临床剂量的 3 倍)。

H 组：在制作高血压模型时，大鼠经麻醉、开腹、钝性分离双侧肾动脉，不夹闭后关腹。在制作脑出血模型时，向大鼠右侧尾状核注入 2μL 的生理盐水。

G 组：普通饲料喂养 8 周。

术后 A、E、H 每日给予等体积蒸馏水灌胃，连续 3d。

（五）观察指标及方法

1. 动物死亡情况记录：记录实验过程中大鼠的死亡数，并分析原因。

2. 一般情况和证候学指标观察：（1）外观、性情变化：外观指毛色是否光泽、双眼结合膜颜色、大便次数及性状。性情变化根据易激惹程度分为 3 级：Ⅰ级指活动增加、经常有跳跃和咬铁笼行为；Ⅱ级指在Ⅰ级基础上，兼有捉持颈部时尖叫、惊跳；Ⅲ级指在Ⅱ级基础上，兼有同笼大鼠频繁打斗行为。

（2）饮水量的观察：每个代谢笼放大鼠一只，用带刻度的 200mL 容量水瓶供水，24h 后刻度的变化值加上灌药或蒸馏水的量即为每日饮水量。

（3）活体舌象观察：用拇指和食指捏住大鼠双耳及其间头皮，由另一观察者用细线拴住大鼠下齿向下牵拉，大鼠舌体自然伸出，在自然光下观察大鼠舌象，由 2 位观察者来评价舌质和舌苔，观察内容参照中医临床要求。

（4）大鼠舌象的病理学观察：在各组大鼠中每组随机抽取 2 只，深度麻醉后经升主动脉快速灌注 4℃生理盐水 100mL 冲洗血液，随后灌注 0.1mol/L 磷酸缓冲液配制的 4% 多聚甲醛 300mL，灌注固定后，从舌根部剪下舌，4% 多聚甲醛液固定，避开舌中沟，纵向取材，常规石蜡包埋，做 5μm 厚连续切片，苏木精 – 伊红染色，光镜观察其舌背黏膜上皮层，以 200 倍视野为单位。HE 染色主要程序：将石蜡切片常规脱蜡，蒸馏水洗，苏木精染液中浸染 1min，水洗 10min，0.6% 盐酸乙醇分化 30s，水洗 20min，伊红浸染 3min，脱水，透明，中性树胶封片。

3. 血压测量：血压测定采用尾动脉容积法，将清醒状态的大鼠置于 37℃恒温箱中预热 20min。将大鼠固定于测量箱中，以 RBP-1 型大鼠尾动脉血压计测量大鼠尾动脉血压，每次测取 3 个值，取平均数。A、E、

F、H 组术前 1d 测量其基础血压，每次测取 3 个值，取平均数。术后 1w 开始，每 1～2w 测定一次；待血压升高后，每 2w 测定一次。术后 60d（约 8w）大鼠可形成稳定性的高血压。

4. 动物神经缺损功能测定：在脑出血造模术后不同时间点（术后 2h、24h、48h、72h）参考 Bederson 等的三级评分方法进行行为检测。具体如下：1 级：将大鼠尾巴提起，瘫痪侧前肢回收屈曲于腹下，正常侧前肢向地面伸展；2 级：除 1 级体征外，向瘫痪侧侧推大鼠时阻力较从对侧明显降低；3 级：除以上体征外，大鼠有向瘫痪侧旋转的行为。

5. 脑组织含水量测定：A、E、F 组随机抽取 12 只，H 组中抽取 8 只大鼠，采用干、湿重法测定和计算脑含水量（%）。具体操作步骤：大鼠经心脏取血后，迅速开颅，取右侧脑组织，去除小脑及脑干，用电子天平称湿重，放入 105℃烤箱中，烘烤 48h 至恒重（最后 2 次重量差 ≤ 0.2mg），再称干重，按 Elliott 公式计算脑组织含水量（%）=（湿重 – 干重）÷ 湿重 ×100%。

6. 脑组织的病理学及超微结构观察：参照舌的病理观察的取材步骤，取舌后，立即开颅取脑，以注射点为中心切取两块 5mm 厚冠状脑片，一块置 4% 多聚甲醛中固定，常规石蜡包埋，作 5μm 厚连续切片，苏木精 – 伊红染色，光镜观察大鼠脑组织的病理结构。另一块取血肿周围约 1mm×1mm×2mm 大小的大脑皮质，置 4% 多聚甲醛和 2.5% 戊二醛混合液中行前固定，1% 的四氧化锇行后固定，常规电镜制样，超薄切片，醋酸铀 – 柠檬酸铅双重染色，透射电镜观察及超微结构变化。光镜标本由广东省中医院病理科协助制片、阅片、摄片；电镜标本由广州中医药大学电镜中心协助制片、阅片、摄片。

7. 血液流变学指标观察：脑出血造模术后 3 天或相当时间点，从 G、H 组随机取出 6 只，其他组随机取出 10 只大鼠，麻醉后经心脏采血 5mL 取血后，立即采用 Liang 氏 100 型配套血液流变仪，检测全血黏度高切（HS）、中切（MS）、低切（LS）、血浆黏稠度（PV）、红细胞聚集指数（RF）。由于大鼠血液极易发生凝血等原因，各组大鼠最终纳入结果分析的动物数分别如下：A—D 组各 10 只，E、F 组各 9 只，G、H 组各 6 只。

（六）统计学处理

采用 SPSS13.0 统计包软件进行统计，采用描述性分析，计量资料结果以均数 ± 标准差（$\bar{x} \pm s$）表示，采用完全随机设计方差分析（One-Way ANOVA）；死亡情况比较采用 χ^2 检验，"性情变化"比较采用 Ridit 分析；组间"眼结膜充血"比较采用行 × 列表资料的 χ^2 检验，检验水平 α =0.05。

二、结果及分析

（一）动物死亡情况

B、C、D、G 组大鼠在实验过程的死亡情况：B 组和 D 组大鼠在灌服 CDX 后相互打斗致各死 1 只，其余组大鼠未见死亡。A、E、F、H 组大鼠不同时间点的死亡情况，如表 8–10，死亡原因包括双肾双夹术中动脉破裂出血、术后 3 天内感染引起的死亡，术后 6 ～ 8w 血压升高引起的自发性卒中；脑出血术前麻醉过量、出血量较大破入脑室及原因不明的死亡等。A、E、F 组在整个实验过程中总体死亡率分别为：13.3%、23.3%、20.0%；A、E、F、H 的死亡率比较差异无统计学意义（$P > 0.05$）。

表 8–10　各组大鼠不同时间点死亡情况一览表（单位：只）

| 组别 | n | 双肾双夹术（8w） | | | | 脑出血造模术 | | | | 合计 | （%） |
		术中	术后 3d	术后 6～8w	合计	术中	术后 1d	术后 2d	合计		
A	30	1	1	1	3	0	1	0	1	4	13.3
E	30	0	2	3	5	0	1	1	2	7	23.3
F	30	1	1	2	4	1	1	0	2	6	20.0
H	10	0	0	0	0	0	0	0	0	0	0

（二）一般情况和证候学指标观察

1. 证候组大鼠一般情况和证候学指标观察：B 组、D 组模型大鼠出现精神萎靡、毛色枯槁、消瘦、鼻尖处发红、分泌物干燥、大便较少，部分大鼠无大便排出。C 组大鼠灌服热性药后，模型大鼠逐渐出现精神萎靡、体重减轻。三组大鼠造模后均出现双眼结合膜颜色加深变红、饮水量增加（提示口渴）、烦躁易激惹、互相打斗等表现；三组大鼠与正常组比较，差异有显著性（$P < 0.01$ 或 $P < 0.05$），C组与D组比较有差异有显著性（$P < 0.01$），说明腑实证、热证、阳类证大鼠均出现易激惹的性情改变，其中阳类证大鼠易激惹程度较单纯热证组明显；饮水量方面，C组、D组大鼠与正常组比较差异有显著性（$P < 0.01$），B组、C组大鼠与D组比较差异均有显著性（$P < 0.05$ 或 $P < 0.01$），说明阳类证大鼠口渴明显，且较热证、腑实证大鼠口渴表现明显，见表 8-11。

表 8-11　证候组大鼠一般情况证候学比较

| 组别 | n | 性情变化 | | | 眼结膜充血 | 饮水量（$\bar{x} \pm s$, mL） |
		I	II	III		
B	29	6	5	5△△	10	41.62±2.44**
C	30	5	3	4△ **	10	44.53±4.75△△ *
D	29	6	7	8△△	16△	47.07±4.40△△
G	10	1	0	0	0	39.20±4.16

注：△表示与G组比较 $P < 0.05$；* 表示与D组比较 $P < 0.05$；△△表示与G组比较 $P < 0.01$；** 表示与D组比较 $P < 0.01$。

2. 病证结合组大鼠一般情况和证候学指标观察：病证结合组各组的一般情况和证候学观察，见表 8-12。双肾双夹术后 8w 时，与 H 组比较，E、F 组大鼠的性情改变明显（$P < 0.01$），眼结膜充血增多（$P < 0.05$），饮水量增加（$P < 0.01$）；脑出血术后 3d 时，与 H 组比较，F 组大鼠的性情改变、眼结膜充血、饮水量均无显著性差异（$P > 0.05$）；与 E 组比较，F 组性情改变、眼结膜充血的大鼠数目减少（$P < 0.05$）、饮水量减少（$P < 0.01$）。

表 8–12　病证结合组大鼠一般情况证候学比较表

组别	n	双肾双夹术后 8w 性情变化			眼结膜充血	饮水量（mL）	n	脑出血术后 3d 性情变化			眼结膜充血	饮水量（mL）
		I	II	III				I	II	III		
A	27	4	3	0**	1*	46.40±5.32**	26	3	3	0*	0	44.95±2.16**
E	25	5	5	6△△	16△	53.10±5.15△△	23	5	4	3△△	14△	53.43±2.00△△
F	26	7	5	5△△	15△	52.07±5.36△△	24	4	3	0*	3*	39.80±2.76**
H	10	1	0	0	0	41.00±7.02	10	0	0	0	0	38.80±1.69

注：△表示与 H 组比较 $P < 0.05$；* 表示与 E 组比较 $P < 0.05$；△△表示与 H 组比较 $P < 0.01$；** 表示与 E 组比较 $P < 0.01$。

3. 模型大鼠活体舌象观察：G 组（空白对照组）：舌体柔嫩，舌色淡红，苔薄白，不同于人体舌象的是，舌中部有一较深纵沟，将舌分成左右两半；B 组（腑实证组）：舌质红，苔白腻；C 组（热证组）：舌质红，苔少；D 组（阳类证组）：舌质红绛，舌面有红星，苔薄腻。H 组（对照组）：舌色红，苔薄白；A 组（脑出血组）：舌质红，苔薄少；E 组（病证结合组）：舌质暗红，苔腻；F 组（治疗组）：舌质暗红，苔薄白。

4. 模型大鼠舌病理学观察：（1）证候模型大鼠舌象病理学观察：G 组大鼠舌象的病理特点：正常舌组织镜下角化层连接紧密，丝状乳头多，无脱落上皮细胞、细菌或食物残屑堆积或白细胞渗出；棘细胞层细胞核大，胞浆相对较少；基底层细胞排列紧密，核大，染色深。B 组大鼠舌象的病理学特点：丝状乳头体积增大，乳头数目增多，角化丝有分支，或者倒伏；颗粒层嗜碱性颗粒增大，部分有核空泡样变，基底层核分裂相频数增多，扁平上皮增厚。部分固有层有毛细血管扩张。C 组大鼠舌象的病理学特点：角质层疏松，角质颗粒染色嗜伊红性增强，层次性明显，丝状乳头密度增加，颗粒层嗜碱性粒细胞颗粒增大，丝状乳头颗粒层细胞核空泡变明显，基底层细胞核分裂相频数增多。D 组大鼠舌象的病理学特点：角化过度，角化丝增高，分支增多或倒伏，伴有上皮脱屑过多，过多脱屑之细胞积于分支多或倒伏的角化丝中，乳头增高，颗粒层嗜碱性颗粒增大，部分固有层有毛细血管扩张。

（2）病证结合模型大鼠舌象病理学观察：H组正常组大鼠舌象的病理特点：正常舌组织镜下角化层连接紧密，丝状乳头多，无脱落上皮细胞、细菌或食物残屑堆积或白细胞渗出；棘细胞层细胞核大，胞浆相对较少；基底层细胞排列紧密，核大，染色深。A组大鼠舌象的病理学特点：角化层变薄，颗粒层嗜碱性颗粒增大，有空泡样变性，基底层细胞排列紊乱，部分固有层有毛细血管扩张。E组大鼠舌象的病理学特点：丝状乳头数目增多，角化丝有分支，或者倒伏，角化层增厚；颗粒层嗜碱性颗粒增大，部分有核空泡样变，基底层核分裂相频数增多，扁平上皮增厚；固有层结缔组织疏松，部分固有层有毛细血管扩张，有炎性细胞浸润。F组大鼠舌象的病理学特点：角质层增厚，角化丝无分枝，层次性明显，颗粒层嗜碱性粒细胞颗粒增大，未见明显的核空泡样变，固有层结缔组织略有疏松。

（三）病证结合组各组动物血压变化

A、E、F组双肾双夹术后第1周起模型大鼠血压持续上升，第6～8周达高峰，术后8w血压明显升高，与假手术组比较差异有显著性（$P < 0.01$），见表8-13。

表8-13 病证结合组各组动物不同时点血压值（$\bar{x} \pm s$，mmHg）

不同时点	A组	E组	F组	H组
0d	92.74±14.67（n=30）	94.91±17.21（n=30）	92.03±14.86（n=30）	90.63±17.30（n=10）
2w	115.24±15.13△（n=28）	116.95±13.10△（n=28）	123.50±18.77△△（n=28）	102.67±15.02（n=28）
4w	133.29±19.86△△（n=28）	140.94±19.32△△（n=28）	142.79±18.82△△（n=28）	101.37±10.57（n=10）
6w	134.38±17.84△△（n=28）	157.03±20.28△△（n=27）	155.93±19.66△△（n=27）	94.77±14.83（n=10）
8w	155.00±19.84△△（n=27）	162.91±23.02△△（n=25）	168.62±19.34△△（n=26）	93.80±15.16（n=10）

注：△表示与H组比较 $P < 0.05$；△△表示与H组比较 $P < 0.01$。

（四）各组神经功能缺损程度评分结果

术后相同时间点比较，除术后 2h 外，A 组和 F 组大鼠 Bederson3 级评分均显著低于病证结合模型 E 组（$P < 0.05$ 或 $P < 0.01$），见表 8-14。

表 8-14 各组动物 Bederson3 级评分结果（$\bar{x} \pm s$）

组别	术后 2h	术后 24h	术后 48h	术后 72h
A 组	1.78±0.42（27）	2.38±0.50（26）**	2.08±0.50（26）**	1.71±0.62（26）*
E 组	1.68±0.48（25）	2.75±0.44（24）	2.57±0.51（23）	2.30±0.70（23）
F 组	1.80±0.58（25）	2.21±0.51（24）**	2.08±0.50（24）**	1.71±0.62（24）**

注：** 表示与 E 组比较 $P < 0.01$；* 表示与 E 组比较 $P < 0.05$；（ ）内为动物数。

（五）脑含水量比较

脑出血 A 组、病证结合 E 组大鼠脑含水量高于假手术 H 组，差异有显著性（$P < 0.01$）；治疗 F 组大鼠脑含水量较病证结合 E 组模型降低（$P < 0.01$），与假手术组比较差异无显著性（$P > 0.05$），见表 8-15。

表 8-15 AEFH 各组脑含水量比较（$\bar{x} \pm s$）

组别	n	脑含水量（%）
A 组	12	83.05±2.86△△
E 组	12	84.50±3.37△△
F 组	12	78.36±1.92**
H 组	8	76.48±1.17

注：方差不齐采用 Mann-Whitney U 秩和检验；△△ 表示与 H 组比较 $P < 0.01$；** 表示与 E 组比较 $P < 0.01$。

（六）大鼠脑组织的病理学和超微结构观察

1. 大鼠脑组织的病理学观察：假手术组大鼠光镜下并未见到明显出血，脑组织结构正常。而 A、E、F 组注射点周围可见大片出血，红细胞完整，出血灶边缘往往有软化的脑组织。其中，脑出血组和病证结合组大鼠病灶中及病灶周围大量红细胞漏出，散在有多形核白细胞浸润，灶周毛细血管扩张、破裂和出血，大量神经细胞皱缩浓染变性甚至消失，少量胶质细胞及胶质纤维增生。而治疗 F 组脑内出血范围较小，灶中及灶周可见少量多形核白细胞及小胶质细胞渗出，神经元轻度变性，胶质细胞增生明显。

2. 大鼠脑组织的超微结构观察，见表 8-16。

表 8-16 大鼠脑组织超微结构比较

组别	神经元	胶质细胞	微血管
A组	细胞核近卵圆形，核膜双层尚可辨，核内染色质凝聚，胞浆疏松，线粒体轻度肿胀，嵴断裂，胞膜不完整	细胞明显水肿，细胞核边缘模糊，核膜不清，核内水肿，染色质凝聚显著，粗面内质网扩张，糖原颗粒增多	管腔变窄，基膜界限轻度模糊不清，局部有松散断裂病变，内皮细胞肿胀，向管腔内凸出，吞饮泡多，大小不一，管壁内有致密性团块形成，管周有水肿病变
E组	细胞核有明显切迹，核内有异染色质凝聚块，核膜凹陷，胞浆呈空泡状，线粒体肿胀明显，其嵴有断裂病变，粗面内质网，高尔基氏器肿胀	细胞呈椭圆形，细胞核轻度水肿，染色质凝聚较明显，异染色质减少，核膜模糊，胞质水肿，细胞器少，糖原颗粒增多	血管大部分内皮细胞内的胞饮小泡数量明显增多，基底膜增厚，质淡，部分呈"虫蚀状"，部分基底膜与界膜分离或界膜破溃。管周介质疏松，有空泡形成
F组	神经元细胞轻度肿胀，核内染色质稀疏，异染色质边集。胞质略淡，内质网轻度扩张，核糖体脱落，线粒体大致正常	细胞核质淡，染色质疏松。胞质透亮，细胞器稀少，内质网明显扩张，线粒体肿胀	血管管腔不规则，内皮细胞胞浆疏松，有致密颗粒形成，未有胞饮小泡形成，周围介质有空泡
H组	细胞核近卵圆形，双层核膜易辨。线粒体、粗面内质网形态正常，高尔基氏器轻度肿胀，胞质中有少量脂褐素	细胞不规则，细胞核无水肿病变，双层核膜基本可辨，染色质无凝聚，胞质无水肿，线粒体形态无异常	横切面呈椭圆形，管腔无狭窄，基膜完整清晰，内皮细胞无肿胀，表面光滑，无吞饮泡，管周轻度水肿

（七）模型大鼠血液流变学改变

1. 证候模型大鼠血液流变学比较，见表 8-17。

D 组 HS、MS、LS、PV 与 G 组比较差异有显著性（$P < 0.05$ 或 $P < 0.01$），

说明阳类证模型大鼠血液流变学异常，表现出高黏、高聚的状态。B组的 LS、MS 与对照组比较差异有显著性（$P < 0.01$），说明腑实证组血流变学表现出一定的异常。C组的各项血流变学指标与 G 组比较差异无显著性（$P > 0.05$），说明热证组大鼠血液流变学无异常改变。

表 8-17　证候模型大鼠血液流变学的比较（$\bar{x} \pm s$）

组别	n	LS	MS	HS	PV	RF
B组	10	12.30±2.35 △△	6.09±0.81 △△	4.27±1.01	1.02±0.04	2.82±0.60
C组	10	10.63±2.21	5.44±0.81	4.26±0.51	0.98±0.04	2.77±0.92
D组	10	11.87±1.23 △△	5.89±0.55 △	4.47±0.85 △	1.03±0.05 △	2.77±0.37
G组	6	9.03±0.92	5.01±0.23	3.57±0.30	0.99±0.04	2.28±0.11

注：△表示与 G 组比较 $P < 0.05$；△△表示与 G 组比较 $P < 0.01$。

2. 病证结合模型大鼠血液流变学比较，见表 8-18。

A组、E组血液流变学的 5 项指标与 H 组比较差异有显著性（$P < 0.05$ 或 $P < 0.01$），说明高血压脑出血模型大鼠、出血中风阳类证模型大鼠血液流变学异常，表现出高黏、高聚的状态。F组的仅 HS 与 H 组比较差异有显著性（$P < 0.05$），说明针对阳类证的治疗可以部分改善出血中风阳类证大鼠的血液流变学。

表 8-18　病证结合模型大鼠血液流变学的比较（$\bar{x} \pm s$）

组别	n	LS	MS	HS	PV	RF
A组	10	11.78±2.04 △△	6.02±0.44 △△	4.22±0.51 △	1.13±0.12 △	2.65±0.38 △
E组	9	11.22±1.21 △△	5.92±0.53 △△	4.23±0.40 △	1.11±0.08 △	2.73±0.30 △
F组	9	10.17±1.39	5.54±0.55	4.10±0.60 △	1.00±0.15	2.51±0.36
H组	6	8.96±0.98	5.01±0.58	3.59±0.23	0.98±0.04	2.30±0.21

注：△表示与 H 组比较 $P < 0.05$；△△表示与 H 组比较 $P < 0.01$。

三、出血中风阳类证复制及其干预研究结果分析

（一）热证、腑实证及阳类证模型的制备

目前证候动物模型的造模方法有西医的病理模型、中医的病因模型，

中西医结合的病因病理动物模型三种主要的造模方法。热证模型的造模方法是参照陈小野的温热药喂养造模法属于根据中医病因学造模的方法。附子、肉桂、干姜皆为辛、热之品。附子"入心、肝、肾三经"(《本草再新》),"其性走而不守"(《本草纲目》),能温一身之阳;肉桂"专入命门、肝……直透肝肾血分,大补命门相火"(《本草求真》);干姜"大热无毒,守而不走……故书则有附子无姜不热之句"(《本草求真》)。三者合用温养全身阳气,"阳盛则热",从而制作热证模型。文献报道,该热证模型大鼠能较好地模拟临床热证。本研究中,热证组模型大鼠逐渐出现双眼结合膜颜色加深变红、饮水量增加(提示口渴)、烦躁易激惹、互相打斗,与正常组比较有显著性差异($P < 0.05$),表现出一派阳热之象,与梁月华报道相一致,提示热证模型造模成功。腑实证模型的制作,则是从西医病理学,结合中医发病特点制作动物模型。复方地芬诺酯的药理作用,即具有收敛作用,使大肠过度吸水,肠蠕动减慢,粪便长时间停留于肠内。以中医角度来讲,糟粕逐渐化热,或热灼阴液受伤,或热灼津液凝而为痰。在本实验中,腑实证组模型大鼠不仅表现出无粪便或粪便干结等单纯便秘的表现,更表现出烦躁易激惹、饮水量增多等腑实化热之征。而且采用CDX复制腑实证动物模型时,实验动物无需特殊的喂养条件,符合动物正常状态的生理活动规律,是一种简便合适的动物模型。阳类证组大鼠模型则是在热证、腑实证组造模的基础之上,将二者的造模方法结合起来,该模型大鼠易激惹程度、饮水量与正常组比较差异非常明显,与热证、腑实证组比较有差异明显。结合该模型大鼠舌质红,甚至有红星,符合阳类证的临床诊断标准(即面赤身热、烦躁不安、口苦咽干、舌质红、舌苔黄、脉数,见以上症状三项或以上者可诊断)。

有研究者认为,由人造的肾动脉狭窄导致肾脏血虚(阴虚)而引起血压升高,符合中医阴虚阳亢的病机认识,大鼠表现出体温上升,体重减轻,毛发干枯,易激惹程度增高类似于人类阴虚阳亢的表现。本文在肾性高血压大鼠模型的基础上,并用附子、干姜、肉桂温通三焦之阳,必将耗伤精血,夺肝肾之阴而致肝肾阴虚,灌服复方地芬诺酯造成腑气不通,胃肠积热,可加重火升阳亢之势,亢而化风,脑内注入胶原酶后,大鼠表现出偏瘫、烦躁、易激惹、眼结膜深红、饮水量增加(口渴)、大便干结等症状和体征，与人类肝阳化风（脑卒中）的发展过程较相似。方药测证研究结果提示，通腑醒神胶囊和益脑脉胶囊为我院院内制剂，具有清热、平肝、活血、通腑的功效，我们"九五"国家攻关通过大样本的临床研究证实，该法治疗脑出血阳类证较好的临床功效。本研究中用这两种药灌胃治疗3天后，模型组大鼠烦躁、易激惹、口渴等症状明显减轻，从药物反证角度证明了该模型具有脑出血阳类证的特征。

（二）高血压脑出血动物模型的建立依据

自20世纪60年代开始复制脑出血动物模型以来，脑出血动物模型的研究取得了不断的进展，根据制备方法的不同，可将脑出血模型为4类：脑内直接注血法、脑内植入填充物法、脑内注入胶原酶法、自发性脑出血模型。其中，胶原酶加肝素脑内注射诱发的脑出血模型脑出血非常明显，产生的血肿大小基本一致，其病理变化与脑出血病人相一致而且可以生成较长时间的血肿，多有典型的神经功能障碍，且运动功能的缺失长期存在，克服了以往脑内注血复制脑出血模型时所出现的血液易顺针道溢出，自发性脑出血大鼠的遗传性，价格昂贵等缺陷。但是，这些方法建立的动物模型所选用的大多是年轻、无高血压及脑血管硬化的动物，因其脑血管自动调节储备功能和侧支循环良好，形成的脑出血的病理过程和对治疗的反应性与临床实际不甚相同，导致动物实验与临床脑出血的发病相差甚远，在动物实验中使用的有效治疗在临床上却疗效甚微，妨碍了卒中治疗的发展与提高。脑内高血压合并细小动脉硬化是自发性脑出血最常见的病因。双肾双夹肾血管性高血压大鼠模型不仅血压上升较快较稳定，幅度较大，而且对心、脑、肾等多个靶器官的影响与人类高血压相类似。

比如该模型有与人类高血压相似的脑细小动脉损害，部分高血压大鼠还可以出现自发性脑卒中，在本研究中，双肾双夹术后6～8w期间有血压升高幅度较大的4只大鼠出现一侧或者一只肢体的瘫痪，解剖发现有脑实质的出血灶，考虑可能是由于血管内压力骤然升高或血管壁通透性增加时，病变动脉则可发生破裂或漏出性出血。但是，双肾双夹法其自发性脑出血的发生率较低及出血量与部位的不稳定而使其应用受到限制。因此在本研究中，我们采用在双肾双夹法初步建立高血压大鼠模型的基础上，定向注射胶原酶建立脑出血大鼠模型，作为高血压脑出血的疾病模型。

本实验即采用双肾双夹法复制肾血管性高血压动物模型，结果表明，脑出血 A 组、病证结合 E 组、治疗 F 组双肾双夹术后第 1 周，模型大鼠血压持续上升，第 6 ～ 8 周达高峰，这与文献报道结果相符，证明高血压模型复制成功。由于 E、F 两组同时施加灌服热性药物及 CDX 等因素，在肾性高血压大鼠模型的基础上，并用附子、干姜、肉桂温通三焦之阳，必将耗伤精血，夺肝肾之阴而致肝肾阴虚，灌服复方地芬诺酯造成腑气不通，胃肠积热，可加重火升阳亢之势，亢而化风，故 E、F 两组血压上升幅度较 A 组大。

疾病组、病证结合组及治疗组术后均出现神经行为学改变，且病证结合组的神经行为学异常持续时间较长，提示脑出血的造模成功。治疗组在术后 24 小时神经行为学功能有所恢复，提示相应治疗有效，与文献报道一致，反证病证结合模型的合理性。相同部位的脑组织含水量能客观反映出脑出血后脑水肿的严重程度，本研究中，脑出血组、病证结合组在脑出血术后第 3 天出现明显脑水肿，治疗组脑水肿不明显，由此可见通腑醒神与益脑脉胶囊能有效减轻后脑水肿。

实验对立体定位下右侧尾状核注射胶原酶诱导大鼠脑出血 3 天后血肿及血肿周围脑组织病理形态学改变进行观察发现，假手术组大鼠术后 3 天脑内均无血肿形成，组织结构正常。脑出血组、病证结合组、治疗组各组术后 3 天均在右侧尾状核及周围脑组织形成 3 ～ 4mm 大小血肿，但程度不同，治疗组的胶质细胞增生明显，一般认为，吞噬细胞的出现与坏死组织的清除有关，星形胶质细胞与毛细血管增生与水肿吸收有关，而少突胶质细胞增生与髓鞘生成有关。这些也从反面间接证明通腑醒神胶囊和益脑脉胶囊有改善脑组织病理形态学的作用。通过对模型大鼠脑组织超微结构的观察，发现 A 组、E 组两组在脑出血术后第 3 天可见到神经细胞和神经胶质细胞的线粒体显著肿胀，空泡样改变，线粒体嵴减少，神经胶质细胞核染色质的边集现象，类似高血压脑出血模型的病理改变；通腑醒神胶囊与益脑脉胶囊治疗后脑组织超微结构改善，此结果与我们以往的观察具有一致性。

综上所述，病证结合组模型大鼠脑组织含水量增多，脑组织光镜下显示注射点周围可见大片出血，血肿周围出现变性坏死，水肿明显的病理改变；电镜下神经元和胶质细胞的线粒体肿胀，血管基膜断裂，内皮细胞肿胀等超微结构的变化，与高血压脑出血的病理特点相一致；而且出现血压升高、偏瘫等神经缺损体征，说明出血中风阳类证大鼠模型可以在一定程度上模拟高血压脑出血的病理改变和临床症状，针对性治疗对各项观察指标的改善反证了该模型的合理性。

（三）模型鼠舌象的病理学观察

舌诊是中医望、闻、问、切四诊中最重要的诊法之一，也是中医临床诊治不可缺少的客观依据。但是在中医动物实验中，舌象的观察与评价具有很大难度。在本研究中，我们除了人肉眼观舌法，还观察了舌的病理学改变，试图从更为客观的角度来评价模型的证候学特征。现代舌象病理学认为，舌是由黏膜层、固有层和肌层构成，其中黏膜层有角化层、颗粒层、棘细胞层和基底层。舌的黏膜层为新陈代谢十分旺盛的复层扁平上皮，正常情况下，舌上皮细胞约3天更新1次，因此舌的变化反映了细胞代谢障碍与否。研究表明，舌上皮细胞是舌苔的主要成分，亦是舌苔形成的基础；舌苔的厚薄决定于乳头的增殖程度，而腻苔则是由于乳头数目及其分支增加所致，舌质则是由舌黏膜固有层及肌层血运情况决定的。陈氏在进行舌苔电镜观察后推测，凡是影响舌上皮新陈代谢的各种病理因素，均可使舌苔发生变化；反之，通过舌苔的表现我们也可以推断舌的代谢情况。在本研究中，热证、腑实、阳类证三组大鼠舌象共同的病理学特点：不同程度的舌上皮的增厚，颗粒层颗粒增大，基底层分裂相频数增加等代谢增快的特点。结合陈小野等有关大鼠热证模型的研究结果，三组均有热证的表现，故均表现出火热亢盛、代谢增快的病理特点。其中腑实证、阳类证组角化丝有分支与倒伏，中间有脱屑，可能与腑实证大便不通、浊气上泛从而表现为腻苔有关，与20世纪60年代的舌诊研究腻苔的表现一致。此外部分热证、阳类证组大鼠舌在光镜下的部分视野固有层毛细血管扩张，可能与阳热亢盛、热破血行有关，与阎翔等在观察温病湿热证的动物舌象病理中发现的结果有相似，但是由于本实验动物有限，未进行统计学方面的工作。而病证结合组舌黏膜与阳类证一致，表现为代谢增强，固有层血管扩张，治疗组上述表现减轻。因此，从舌的病理学改变说明了出血中风阳类证模型大鼠具有细胞代谢增强的特点。

（四）出血中风阳类证模型大鼠血液流变学改变

血液流变学检测是临床医学检验必备项目，同时广泛用于动物实验研究。人类和动物的血流变特性不尽相同，其某些实验参数亦见明显差异。因此，合理选择检验项目至为重要，就大鼠的血液流变学而言，全血黏度高切（HS）、中切（MS）、低切（LS）、血浆黏度（PV）、红细胞聚集指数（RF）应列为大鼠血流变实验的必选基础指标。其他如纤维蛋白原、红细胞沉降率和红细胞变形能力等项目，由于人类与大鼠的生物学差异性，根据人类血液流变学特点设计的血液流变学仪器不适合进行检测。因此，本研究中采用 HS、MS、LS、PV 及 RF 作为观察大鼠血液流变的指标。

血液流变学是研究血液及其成分以及与血液接触的血管的流变性质及其变化规律的学科。血流变的变化对循环血液的流动性和黏滞性、血液有形成分（主要是红细胞及血小板）的聚集性和变形性，以及无形成分血浆和血清的流动性和黏滞性等均有重要影响。血液流变学指标作为血液流动性、黏滞性、变形性、凝固性的客观量度，其中最重要的指标是血液黏度。血液黏度实际上是血管内血液层之间相互位移时的内摩擦力，它与血液流动性呈负相关。影响血黏度的因素很多，如血细胞比容、红细胞变形性、红细胞聚集及血浆黏度等，一般情况，按照血液层流之间的速度差分为全血高切、低切、中切黏度，高切时血液黏度反映的是红细胞变形时的血液黏度，低切时的血液黏度反映的是红细胞聚集时的血液黏度。血浆黏度主要是血浆的蛋白成分所形成，血浆蛋白对血浆黏度的影响决定于血浆蛋白质的含量。RF 反映血流变中红细胞聚集状况。血液黏度增高会引起血流阻力增加，使血流速度减慢，最后导致血流停滞，直接影响脏器血液供应，导致疾病。

血液的浓、黏、聚、凝是脑出血和脑梗死共同的发病基础。本研究中，高血压脑出血模型大鼠、病证结合大鼠模型血液流变学也呈高黏高聚的状态，与假手术组比较 $P < 0.01$ 或 0.05，考虑以下原因：模型大鼠是在建立在肾性高血压模型的基础之上，高血压病在高、中、低切的全血黏度均增高且增高程度和血压异常程度密切相关，双肾双夹肾性高血压大鼠的血液流变学的各项指标均较正常组大鼠增高。长期的血压升高导致动脉内膜受损，管壁发生粥样硬化，而动脉粥样硬化与血流变学的

异常密切相关，动脉粥样硬化前期已经存在着明显的血流变异常，高血压及继发的动脉粥样硬化均会引起血液流变学的异常。脑出血后机体处于一种应激状态，交感－肾上腺髓质系统兴奋性增高，大量儿茶酚胺释放入血，从而全血黏度明显升高。反之，说明病证结合模型大鼠符合高血压性脑出血的病变特点，血液流变学异常，可能存在高血压、动脉粥样硬化、脑出血的病理特点。

出血中风素体阳盛者，多发为阳类证，乃风火痰瘀交阻脑髓、闭阻神明清窍所致，其中痰瘀贯穿于出血中风始终。中医学很早就有痰瘀同源的观点，如《圣济总录·痰饮门》认为"脉道闭塞，水饮停滞"是形成痰浊的主要原因；巢元方在《诸病源候论》中明确指出："诸痰者，此由血脉壅塞，饮水积聚而不消散，故成痰也。"在中医的现代化研究中，痰浊与瘀血的实质与血液流变学密切相关，认为血液流变学的异常是痰浊证血液循环基础。因此不少学者将血流变学的异常作为痰浊的本质之一，并且认为痰浊的血液流变学特征主要表现为凝、聚。本研究中，B组（腑实证）模型大鼠，从前文提到证候学特点来讲，并无瘀血的征象，但是喉间痰鸣、舌苔腻等类似痰证的表现，该组大鼠血液流变学提示全血黏度的低切、中切增高，表明红细胞的聚集性增高，从而说明"腑实证"组大鼠具备痰证的特点。另一方面，随着对血瘀证研究的深入，对其病理生化基础的研究已积累了丰富的资料。1998 年，第二届全国活血化瘀研究学术会议将血液流变学指标的变化列为血瘀证的诊断标准之一，认为各种瘀血证患者所共同的的血液循环和微循环障碍是在血液流变变性和血液黏度异常基础上产生的，因此血液流变学是血瘀证相关研究不可或缺的重要指标。本研究中，A 组（高血压脑出血组）血液流变学的各项指标均增高，成为脑出血病存在瘀血的有力佐证，与文献报道一致。热证与血流变学的研究认为，邪热易灼伤津液，"津血同源"，津液不足则血液不足，血行不畅则生瘀，正如周学海所言"津液被火灼竭，故血行瘀滞"，热证存在血瘀或血瘀倾向，表现为全血及血浆黏度升高。本研究中，C 组（热证组）有血液流变学有改变，但是不显著（$P > 0.05$），而 D 组（证候组）结合 B 组（腑实证组）和 C 组（热证组）的造模方法，模型大鼠的全血及血浆黏度升高，考虑为痰瘀内停的表现。E 组病证结合大鼠模型建立在 A、B、C、D 基础之上，血液流变学的各项指标均升高，表现出高黏、高聚的状态，既符合高血压脑出血"病"的血液流变学特点，又符合出血中风阳类证的"痰瘀"微观证候指标。F组（治疗组）的 LS、PV、RF 均降低，说明经过通腑、清热、活血、化痰等治疗后，血液的高黏、高聚有所改善，从而从血液流变学的角度反证了病证结合组大鼠模型建立的合理性。

四、出血中风阳类证模型复制及干预评价的思考

采用复合因素复制的出血中风阳类证大鼠模型具有操作简单、成功率高的特点。从证候学、疾病、微观指标、药物反证等角度初步建立了出血中风阳类证大鼠模型的评价体系：病证结合模型出现易激惹、口渴、大便干结、舌暗红等症状或体征，其舌象的病理学特点表现为代谢增强为主，提示该模型大鼠可模拟阳类证的证候特点。同时该模型鼠出现血压升高、偏瘫等神经缺损体征，脑组织含水量增多，脑组织光镜下显示注射点周围可见大片出血，血肿周围出现变性坏死，水肿明显的病理改变。电镜下神经元和胶质细胞的线粒体肿胀，血管基膜断裂，内皮细胞肿胀等超微结构的变化，与高血压脑出血的病理特点相一致，说明出血中风阳类证大鼠模型可以在一定程度上模拟高血压脑出血的病理改变和临床症状。其大鼠血液流变学各项指标均增高，从微观辨证的角度提示，出血中风阳类证模型大鼠血液呈高黏、高聚的状态。给予治疗性药物对病证结合大鼠模型各项评价指标均有不同程度改善，从"方证对应"和"药物反证"角度证明了该模型存在热（阳亢）、痰、瘀（尚包括腑实）等出血中风阳类证的病理因素。

研究初步建立了出血中风阳类证的大鼠模型并能够在一定程度上模拟出血中风阳类证的临床特点，为临床中风病阴阳类证的简化辨证分型提供了一定的实验依据，为研究阳类证的实质内涵提供了基础，同时也为出血中风急性期阳类证辨证救治方案的可能作用机制做一些有益的探索。

资料来源

[1] 贾真（导师：黄燕）. 出血中风阳类证病证结合动物模型的初建及评价 [D]. 广州中医药大学，2008.

[2] 郑春叶，黄燕，贾真．一种出血中风阳类证大鼠模型的初建与评价 [J].
中成药，2008，6：822–826.

（乔利军　卢明　招远祺　孙景波　华荣　郑春叶　贾真　黄燕）

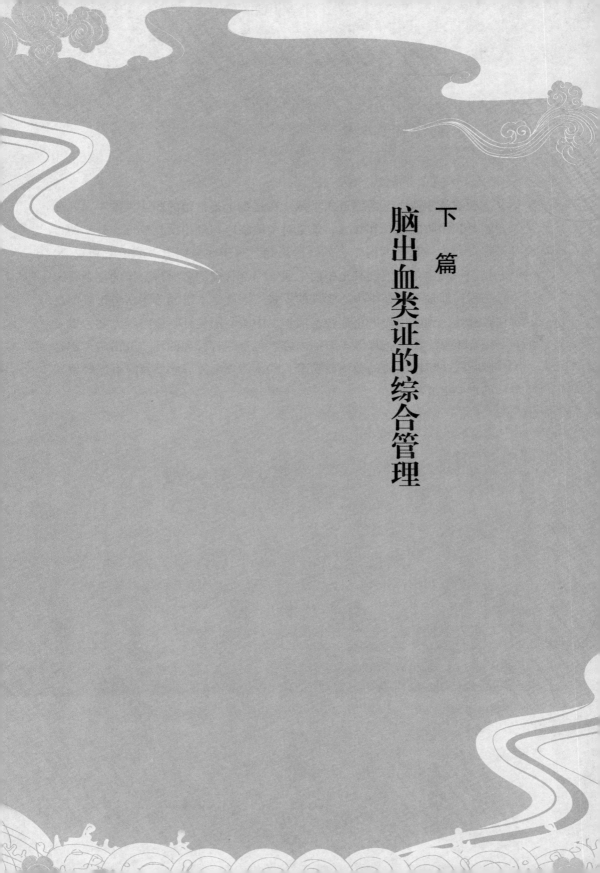

下 篇

脑出血类证的综合管理

刘茂才从医至今已近六十载。在这半个多世纪的职业生涯中，刘茂才及其团队的成长和壮大，既是对中医临床和理论反复淬炼、升华的过程，亦是一条中西医结合的漫漫长路。对于现今脑出血的诊断和救治，我们一直主张和强调其是中西汇通、综合管理的多学科合作的复杂系统工程，即现在的卒中中心管理的模式。因此，本篇涵盖了从急诊院前急救开始，到脑出血的重症救治监护、中医阴阳类证临床路径方案，以及综合康复、类证护理等多方面内容。每个综合管理的环节或措施，都是影响或决定脑出血的救治成功率、临床治疗康复有效率及降低减轻致残的重要组成部分。

第九章　脑出血的急诊管理

心脑血管卒中事件的诊断和救治，常常用"黄金五分钟"来评判，卒中的急诊管理是医院急诊和危重疾病救治的先头兵和航向标，"卒中中心"是我国综合性大医院的急诊及相关专科水平和综合管理能力的重要标志之一，也是接受上级管理部门各种考评的重要组成部分。迅速的院前识别，有效的院前处理，快捷的绿色通道，精准的诊断评估，以及简要的监护、对症和分流等，是提高脑出血救治成功率的关键。

第一节　院前急救

院前处理的关键是迅速识别疑似脑卒中患者并尽快送到医院。脑出血症状突发，多在活动中起病，常表现为头痛、恶心、呕吐、不同程度的意识障碍及肢体瘫痪等。现场及救护车上的简要处理和救治一样至关重要。

一、病人的运送

保持生命体征稳定，尽早送至医院。脑卒中一旦发生应尽快直接平稳送往急诊室或拨打急救电话由救护车运送。应送至有急救条件的医院及时诊治，最好送至有神经专科医师的综合性医院或脑血管病专科医院。

二、现场及救护车上的处理和急救

（一）疑似脑卒中患者的识别

若患者突然出现以下任一症状时应考虑脑卒中的可能：

1. 一侧肢体（伴或不伴面部）无力或麻木。

2. 一侧面部麻木或口角歪斜。

3. 说话不清或理解语言困难。

4. 双眼向一侧凝视。

5. 一侧或双眼视力丧失或模糊。

6. 眩晕伴呕吐。

7. 既往少见的严重头痛、呕吐。

8. 意识障碍或抽搐。

（二）120 现场处理及运送

现场急救人员应尽快进行简要评估和必要的急救处理，主要包括：

1. 监测和维持生命体征，必要时吸氧、建立静脉通道及心电监护。

2. 保持呼吸道通畅，有假牙者应设法取出，必要时吸痰、清除口腔呕吐物或分泌物。

3. 昏迷病人应侧卧，转运途中注意车速平稳，保护病人头部免受振动。

4. 进行必要的对症处理，如高颅压、血压过高或过低、抽搐等的处理。

5. 尽可能采集血液标本以便病人到达医院后可以立即实施血常规、生化和凝血功能等检查。

6. 评估有无低血糖。

应避免：非低血糖患者输含糖液体；过度降低血压；大量静脉输液。

应迅速获取简要病史，包括：症状开始时间，睡眠中起病者，应以最后表现正常的时间作为起病时间；近期患病史及用药情况；既往病史。

急诊 120 出车医师接到疑似脑卒中患者，在回程的路上，应与急诊神经专科医师尽快取得联系，进行卒中绿色通道预警，可预先电话通知院前信息（包括院前卒中评分，比如辛辛那提院前卒中评分或洛杉矶院前卒中评估）。应尽快完善手指血糖，并在可能的情况下，在转运途中采集患者的血样（血常规＋血型＋凝血＋急诊生化＋心酶＋肌钙蛋白＋输血4项），以便到达医院时立即将血样送检，以缩短实验室检查时间。在可能的情况下，完善心电图检查。

到院后迅速送往抢救室，与急诊神经专科医师简要交代相关情况，启动脑卒中绿色通道。

第二节 诊断与评估

脑出血的诊断与评估包括：病史与体征、影像学检查、实验室检查、疾病诊断及病因分型等。这个过程是现代卒中中心的管理和技术关键环节。

一、病史与体征

（一）病史采集

重点询问患者或目击者脑卒中发生的时间、症状、当时的活动情况、年龄，以及下述情况：是否有外伤史、高血压病史、缺血性脑卒中、糖尿病史、吸烟及饮酒史、用药史（包括是否服用阿司匹林、氯吡格雷、华法林或其他抗凝药物）、有无药物滥用（如可卡因等）、是否存在凝血功能障碍或其他诱发出血的内科疾病（如肝病等）。

（二）一般体格检查、神经系统体格检查与病情评估

首先对患者生命体征进行评估，在完成气道、呼吸和循环功能评估后，进行一般体格检查和神经系统体检，可借助脑卒中量表评估病情严重程度，判断患者预后及指导选择治疗措施。常用的量表有：格拉斯哥昏迷量表（GCS）、美国国立卫生研究院卒中（NIHSS）量表、脑出血评分量表。

二、影像学检查

影像学检查是脑出血诊断的重要手段，尤其是脑CT检查是诊断早期脑出血的金标准。因此，只要患者病情允许，都应该做影像学检查以

明确诊断和有助于了解病因。

（一）脑出血灶检查

1. CT平扫：可迅速、准确地显示脑出血的部位、出血量、占位效应、是否破入脑室及/或蛛网膜下腔及周围脑组织受损的情况，是疑似卒中患者首选的影像学检查方法。可使用易公式估算血肿的大小 [血肿量 =0.5× 最大面积长轴（cm）× 最大面积短轴（cm）× 层面数，扫描层厚 1cm]，但对于不规则血肿病灶，则欠准确。

2. 增强 CT 和灌注 CT：需要时，可做此两项检查。增强 CT 扫描发现造影剂外溢到血肿内是提示患者血肿扩大高风险的重要证据。灌注 CT 能够反映脑出血后脑组织的血流动力学变化，可了解血肿周边血流灌注情况。

（二）脑血管检查

脑血管检查有助于了解导致脑出血病变的血管及病因，指导选择治疗方案。常用检查包括数字减影血管造影（DSA）、CT 血管造影（CTA）、磁共振血管造影（MRA）、磁共振静脉造影（MRV）、经颅多普勒（TCD）等。

三、实验室检查

对脑出血患者都应进行常规的实验室检查以了解基本状况，排除相关系统性疾病。此外，应根据患者病情及医院条件，进行必要的专科检查，以明确可能的病因。

常规检查通常包括：血糖、肝肾功能和电解质；心电图和心肌缺血标志物；全血计数，包括血小板计数；凝血酶原时间、国际标准化比率（INR）和活化部分凝血活酶时间（APTT）、氧饱和度等，如疑似颅内感染，可考虑做腰椎穿刺脑脊液检查，否则一般不需要做，因为无血性脑脊液不能排除脑出血。

四、疾病诊断

脑出血诊断可根据：急性起病；局灶神经功能缺损症状（少数为全面神经功能缺损），常伴有头痛、呕吐、血压升高及不同程度意识障碍；头颅 CT 或 MRI 显示出血灶；排除非血管性脑部病因。

五、临床分型

目前常用的脑出血分型包括按出血部位分型，此方法使用很广，而病因分型尚未得到足够重视。

（一）部位分型

1. 基底节区出血：（1）壳核出血；（2）尾状核头出血。

2. 丘脑出血。

3. 脑叶出血：（1）额叶出血；（2）顶叶出血；（3）颞叶出血；（4）枕叶出血。

4. 脑干出血：（1）脑桥出血；（2）中脑出血；（3）延髓出血。

5. 垂体出血。

6. 小脑出血。

7. 脑室出血。

（二）病因分型

1. 原发性脑出血。

2. 继发性脑出血。

六、诊断流程

脑出血诊断流程应包括如下步骤：

第一步，是否为脑卒中？

第二步，是否为脑出血？行脑 CT 或 MRI 以明确诊断。

第三步，脑出血的严重程度？根据 GCS 或 NIHSS 量表评估。

第四步，脑出血的分型，应结合病史、体征、实验室检查、影像学检查等确定。

第三节　急诊处理基本原则

脑出血的治疗包括内科治疗和外科治疗，大多数患者以内科治疗为主，如果病情危重或发现有继发原因，且有手术适应证者，则应该进行外科治疗。急诊主要以维持生命体征为主。

脑出血患者在发病的最初数天内病情往往不稳定，应常规持续生命体征监测（包括血压、心电、氧饱和度）和定时神经系统评估，密切观察病情及血肿变化，定时复查头部CT，尤其是发病3小时内行首次头部CT患者，应于发病后8小时、最迟24小时内再次复查头部CT。

脑出血治疗的首要原则是保持安静、稳定血压、防止继续出血；根据情况，适当降低颅内压，防治脑水肿，维持水电解质、血糖、体温平衡；同时加强呼吸道管理及护理，预防及防治各种颅内及全身并发症。

一、内科治疗

（一）一般治疗

脑出血患者在发病后的最初数天病情往往不稳定，应常规予以持续生命体征监测、神经系统评估、持续心肺监护，包括袖带血压监测、心电图监测、氧饱和度监测。

1、呼吸与吸氧：必要时吸氧，应维持氧饱和度＞94%。气道功能严重障碍者应给予气道支持（气管插管或切开）及辅助呼吸。无低氧血症的患者不需常规吸氧。

2、心脏监测与心脏病变处理：发病24小时内应常规进行心电图检查，根据病情，有条件时进行持续心电监护24小时或以上，以便早期发现阵发性心房纤颤或严重心律失常等心脏病变；避免或慎用增加心脏负担的药物。

3、体温控制：对体温升高的患者应寻找和处理发热原因，如存在感染应给予抗生素治疗。对体温＞38℃的患者应给予退热措施。

（二）血压管理

目前关于卒中后早期是否应该立即降压、降压目标值、卒中后何时开始恢复原用降压药及降压药物的选择等问题尚缺乏充分的可靠研究证据。脑出血患者常常出现血压明显升高，且血压升高的幅度通常超过缺血性脑卒中患者，多种因素（应激、疼痛、高颅压等）均可使血压升高，且血压升高（＞180mmHg）与血肿扩大和顶后不良相关，增加了脑出血患者病死、残疾等风险。

2019年《中国脑出血诊治指南》有关血压管理的推荐：应综合管理

脑出血患者的血压，分析血压升高的原因，再根据血压情况决定是否进行降压治疗（Ⅰ级推荐，C级证据）。

对于收缩压 150 ～ 220mmHg 的住院患者，在没有急性降压禁忌证的情况下，数小时内降压至 130 ～ 140mmHg 是安全的（Ⅱ级推荐，B级证据），其改善患者神经功能的有效性尚待进一步验证（Ⅱ级推荐，B级证据）。对于收缩压 > 220mmHg 的脑出血患者，在密切监测血压的情况下，持续静脉输注药物控制血压可能是合理的，收缩压目标值为 160mmHg（Ⅱ级推荐，D级证据）。在降压治疗期间应严密观察血压水平的变化，避免血压波动，每隔 5 ～ 15 分钟进行 1 次血压监测（Ⅰ级推荐，C级证据）。

（三）降低颅内压，控制脑水肿

1. 抬高床头约 30°，头颈部位于中线上，以增加颈静脉回流，降低颅内压。

2. 对需要气管插管或其他类似操作的患者，需要静脉应用镇静及镇痛剂。镇静剂应逐渐加量，尽可能减少疼痛或躁动引起颅内压升高。常用的镇静药物有二异丙酚、依托咪醋、咪达唑仑等；镇痛药有吗啡、阿芬太尼等。

3. 若患者具有颅内压增高的临床或影像学表现，和 / 或实测 ICP > 20mmHg，可应用脱水剂，如 20% 甘露醇（1 ～ 3g/kg/d）、甘油果糖、高渗盐水、白蛋白、利尿剂等，应用上述药物均应监测肾功能、电解质、维持内环境稳定；必要时可行颅内压监护。

（四）血糖管理

无论既往是否有糖尿病，入院时的高血糖均预示 ICH 患者的死亡和转归不良风险增高。然而，低血糖可导致脑缺血性损伤及脑水肿，也需及时纠正。因此应监测血糖，控制血糖在正常范围内。血糖值可控制在 7.8 ～ 10.0mmol/L 的范围内。应加强血糖监测并相应处理：血糖超过 10mmol/L 时可给予胰岛素治疗，血糖低于 3.3mmol/L 时可给予 10% ～ 20% 葡萄糖口服或注射治疗，目标是达到正常血糖水平。

二、外科治疗

外科治疗脑出血在国际上尚无公认的结论，我国目前外科治疗的主要目标在于及时清除血肿、解除脑压迫、缓解严重颅内高压及脑疝、挽救患者生命，并尽可能降低由血肿压迫导致的继发性脑损伤和残废。

（翁銮坤　乔利军　许浩游　文龙龙）

第十章 脑出血的重症综合管理

中大量出血的脑出血患者一般病情较重，大部分患者会收入 ICU 或 NICU 治疗。但即使少量出血在急性期亦需要严密的监护，因为在脑出血后患者常会有剧烈的头痛，焦虑躁动而导致血压升高，且在急性期出血情况并不稳定，可能再产生新的出血而导致病情加重，故仍建议在监护室观察 24 ～ 48 小时。在具有循证证据的管理流程、处理原则和监测方法指导下的临床治疗措施的科学有序的落实是脑出血急性期救治的关键。

第一节 管理原则和监测方法

临床方法和具体措施的实施，都应在总体的综合管理原则指导下开展及评估等，脑出血的重症管理和治疗，就更应按照相关（特别较高循证依据的）处理原则及方法指导下实施，具体方法或药物与其急诊过程、手术相关及转入普通病房等均有关联交叉及普适性。

一、脑出血重症管理原则

参照和更新最近的相关指南[1]，我们现执行以下脑出血（重症）患者的管理总流程和处理原则（图 10-1、图 10-2）。

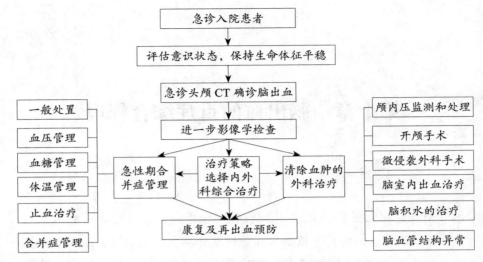

图 10-1 脑出血患者管理总流程

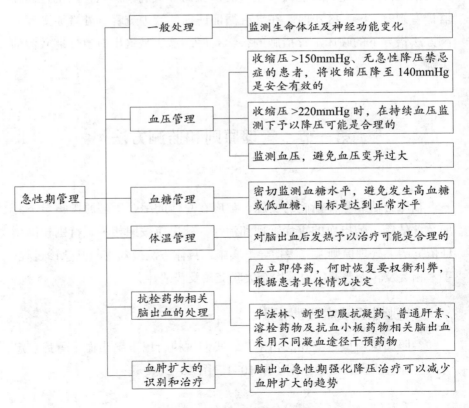

图 10-2 脑出血急性期处理原则

二、脑出血重症的监测方法

（一）一般监测评估

鉴于脑出血患者病情的变化多端，而且在发病的最初数天内病情往往不稳定，应常规持续生命体征监测（包括血压监测、心电监测、心率、氧饱和度监测）和定时神经系统功能评估，包括意识水平、瞳孔变化、肢体活动情况等，可采用 GCS 以及 NIHSS 评分等来进行定量评估。

（二）重症多模态监测

在专业的神经重症监护室中，常常配备了神经无创监护，还包括脑电图、脑氧检测以及床边经颅多普勒等。采用经颅多普勒监测可以反应脑血流速度，了解脑血管情况，并能通过波形及 PI 指数来判断颅内压变化。多功能脑电既可以进行脑电活动的监测，还能进行患者意识水平的监测，并且从电生理的角度反映脑灌注。脑氧监测操作简便，并能持续监测，对了解脑氧水平有一定帮助。有创监测还包括颅内压监测、颈静脉血氧仪、脑组织氧分压监测、代谢监测（脑微透析）、脑血流监测（脑灌注、激光多普勒流量仪以及热弥散流量仪等）。颅内压监测通过在脑室或者在脑实质内以及硬膜下等放置监测探条来测量颅压，其中以脑室内的颅压监测为首选 [2, 3]。

（三）影像监测

脑出血患者病情多变，应密切观察病情及了解颅内血肿变化，是否发生脑积水等，需定时复查头部 CT。发病 24 小时之内再出血的机率最高，应于发病最迟 24 小时内再次复查头部 CT。CT 增强和 CTA 的"点样征"有助于预测再出血 [4]。如怀疑出血原因为脑血管病变及肿瘤等，可考虑行 CTA、MRA、DSA 或增强 CT、MR 等。既往认为基底节、丘脑出血多判断为高血压出血，但随着脑血管检查的普及，许多原本认为是高血压脑出血的患者事实上是烟雾病或者血管畸形等，建议尽可能行 CTA 等检查。SWI（磁敏感成像）有助于判断微出血。

第二节　治疗策略

脑出血发病急，变化快，临床更是常见各种危急合并病症等，均需要紧急对症处理或预防性诊治措施。

一、镇痛镇静

镇痛镇静是 NICU 的基础治疗。脑出血轻症患者多伴有头痛，紧张焦虑，从而导致血压升高增加再出血风险。重症患者多伴有昏迷，颅压升高，躁动，因为留置各种管道导致疼痛不适引起颅压急血压升高。故镇痛镇静治疗可以最大程度保证患者舒适，可以降低脑氧耗代谢速率，影响脑血流、降低颅内压、抑制癫痫，通过降低再出血发生率以及降低颅压等缩短病程，改善预后 [1-6]。常用的镇静药物有：丙泊酚、咪达唑仑、盐酸右美托咪定等。镇痛药有：吗啡、芬太尼、瑞芬太尼等。对于轻症患者可首选盐酸右美托咪啶，具有镇静作用，但同时可保持患者清醒，并具有一定的镇痛作用。其实施流程见下图（图 10-3）[5]。

二、血压控制

脑出血患者最主要的治疗目标就是血压的控制，但事实上大部分的血压波动来自于患者的疼痛、焦虑和躁动，故在患者进入 NCU 后，就应该立即着手消除此类不良应激，确保患者舒适以预防血压波动。在此基础之上，如再发生持续的血压升高，应考虑再出血的可能，结合临床情况立即予以降压以及复查头部 CT 等。对于血压的控制，如果收缩压超过 150mmHg、无急性降压治疗禁忌证的脑出血患者，将收缩压降至 140mmHg 是安全的，并且可能改善患者的功能预后。当患者收缩压＞ 220mmHg 时，在持续血压监测下积极降压是合理的。在降压治疗期间应监测血压，避免血压变异性过大，每隔 5 ～ 15 分钟进行 1 次血压监测。常用静脉降压药物包括尼卡地平、乌拉地尔等，并配合使用常用口服降压药物 [6-9]。

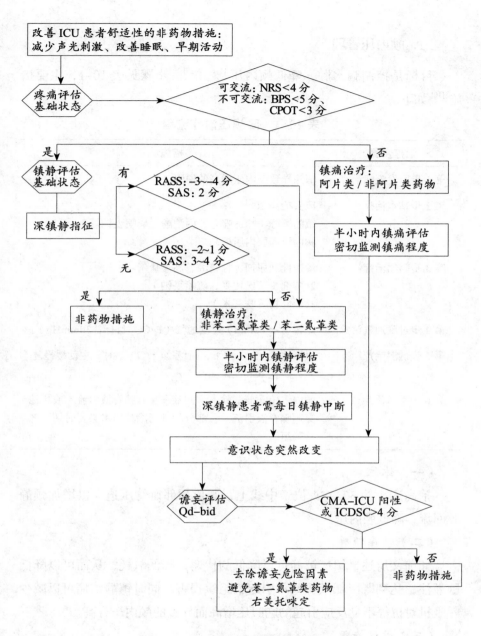

图 10-3 ICU 镇静镇痛实施流程

注：ICU 为重症医学科，NRS 为数字评分表，BPS 为行为疼痛量表，COPT 为重症监护疼痛观察量表，RASS 为 Richmond 躁动-镇静评分，SAS 为镇静-躁动评分，CMA-ICU 患者意识模糊评估法，ICDSC 为重症监护谵妄筛查量表。

三、颅内压管理

目标是控制脑水肿，降低颅内压[1-6, 9-10]。步骤见表 10-1，主要措施[10]如下。

表 10-1　降颅压治疗流程

治疗步骤	措施
第 1 步原发疾病治疗	消除导致颅内压增高的原因
第 2 步基本治疗	床头抬高 30° 镇痛镇静（咪达唑仑、丙泊酚、硫喷妥钠等） 胸内压和腹内压控制
第 3 步药物治疗	渗透性利尿剂（甘露醇、高渗盐） 麻醉剂（苯巴比妥、硫喷妥钠） 其他药物（呋塞米）
第 4 步过度通气治疗	短暂（＜ 60min）过度通气（$PaCO_2$ 目标：30mmHg）
第 5 步低温治疗	目标温度 33 ～ 35℃，持续 24 ～ 72 小时，主动缓慢复温，防止 ICP 反跳
第 6 步手术治疗	颅内占位病变清除术，侧脑室穿刺脑脊液引流术或腰池穿刺脑脊液引流术，部分颅骨切除减压术必要时切除部分脑组织

（一）体位

抬高床头约 30°，头位于中线上，避免颈部血管压迫，以增加颈静脉回流，降低颅内压。

（二）镇痛镇静

如前文所述，镇痛镇静可以降低脑代谢，降低氧耗，从而可以降低脑灌注，达到既降低颅压又不引起脑组织损害。同时镇静镇痛可以减少呼吸机对抗等不良反应引起的胸腹压增高而导致的颅内压升高。

（三）过度换气

二氧化碳分压升高可使颅内血管扩张引起脑水肿加重和颅内压升高。过度换气可以收缩颅内血管而减少颅内血容量。降低颅内压，二氧化碳分压保持或低于 30mmHg 作为推荐目标，但过度换气仅能作为降低 ICP 一个暂时性措施，亦可应用于测量 ICP 或即将发生脑疝的患者。

（四）药物治疗

若患者具有颅内压增高的临床或影像学表现，和 / 或实测 ICP ＞ 20mmHg，可应用脱水剂，如 20% 甘露醇（1 ～ 3g/kg/ 天）、甘油果糖、高渗盐水、白蛋白、利尿剂等，应用上述药物均应监测肾功能、电解质，维持内环境稳定；必要时可行颅内压监护。

（五）外科手术

根据患者具体情况可选择脑室引流术、脑血肿清除术、去骨瓣减压术等。

四、气道管理

脑出血患者常由于呼吸道不全梗阻、低通气、误吸及肺部感染等情况出现低氧血症。由于重症脑出血病患者意识障碍的发生率高、脑干功能损害严重，使气道运动功能减退、保护性反射减弱或消失，更易出现气道梗阻、误吸等症状而导致呼吸功能衰竭。建议根据患者的临床症状体征及影像学表现综合分析，决定是否对患者插管，如 GCS 评分 ＜ 10 分、呼吸衰竭、气道保护反射丧失、颅内压升高、影像学上大脑中线移位或肺炎等指标等进行判断。在患者病情缓解后，需要拔出气管插管，拔管前需考虑重症脑损伤对预后的影响 [9]。美国神经重症协会建议在以下情况可考虑拔出气管插管：自主呼吸恢复、口咽部没有唾液潴留、不需要频繁吸痰、有咳嗽反射、插管不耐受、不需使用镇痛剂及睡眠药物。如果短期内不能拔管，应考虑行气管切开术。通常如果 7 ～ 14 天内不能拔管，应考虑气管切开术 [11]。

五、血糖管理

无论既往是否有糖尿病，入院时的高血糖均预示 ICH 患者的死亡和转归不良风险增高。然而，低血糖可导致脑缺血性损伤及脑水肿，故也需及时纠正。因此应监测血糖，控制血糖在 7.7 ～ 10.0mmol/L 的范围内，避免血糖过高或过低。血糖超过 10.0mmol/L 可给予胰岛素治疗，低于 3.3mmol/L 可给予 10% ～ 20% 葡糖糖口服或注射治疗，目标是达到正常血糖水平。

六、体温管理

一般主张维持正常体温为妥。需注意的是，患者亦可因感染等原因引起发热，此时应该针对病因治疗。对于亚低温治疗，目前只有很少的证据来支持，低温治疗不能对出血所致的主要组织损伤产生影响，但可能通过改善脑水肿程度及随之而来的级联反应所致的病理过程进展而改善预后，故在颅内压增高患者经过体位引流、镇静镇痛、渗透治疗等不能控制后，建议使用亚低温疗法。

七、止血药物使用

目前临床应用的止血药物包括 rFⅦa、氨基己酸、止血环酸以及凝血酶等，但由于止血药物治疗脑出血临床疗效尚不确定，且可能增加血栓栓塞的风险，特别是许多脑出血患者同时合并存在缺血性卒中高危因素，故不推荐常规使用。

八、抗癫痫治疗

对于脑出血患者是否需要预防性使用抗癫痫药物，仍存在争议。目前大部分指南并不主张常规使用，对于有临床痫性发作的脑出血患者建议使用抗癫痫药物治疗；疑似癫痫发作者，应考虑持续脑电图检测，若脑电图提示痫性放电的患者应给予抗癫痫药物治疗。目前尚无足够证据支持预防性抗癫痫治疗，但不少外科医师主张，对于幕上血肿，围手术期预防性使用抗癫痫药物有助于降低癫痫的发生率。对于脑出血后 2～3 个月再次发生的癫痫样发作，建议按癫痫的常规治疗进行长期药物治疗[9]。

九、营养支持

营养状态与脑出血患者的预后密切相关。营养不良患者神经功能预后差、并发症发生率高、ICU 住院时间延长，死亡风险也相应增加。应积极对重症脑出血病患者进行营养风险的评估，荟萃分析显示，对营养风险高的患者给予营养支持可改善患者的预后。故应及时进行营养风险评估，制订营养支持方案，及早评估患者的吞咽功能，确定营养支持途径，推荐肠内营养支持，如因胃肠功能不全使得胃肠营养不能提供所需的全部目标热量，可考虑肠内、肠外营养结合或肠外营养支持。

十、预防深静脉血栓形成

由于重症脑出血病患者大多病情危重，常需卧床制动，预防深静脉血栓是重要内容之一。主要的预防措施包括药物、运动与物理疗法。抗凝药物是预防深静脉血栓形成（DVT）最主要的药物。脑出血患者是否使用低分子肝素，应权衡 DVT、肺栓塞及再出血的风险，应进行个体化处理。运动是预防 DVT 的重要措施。如果患者病情稳定，没有相关禁忌证，如颅内压增加、病情恶化等证据，应尽早进行运动，充气加压装置对可改善预后，降低制动患者的 DVT 风险。但对存在下肢动脉狭窄以及已经形成静脉血栓的患者存在禁忌。目前不推荐使用弹力袜或阶梯弹力袜预防 DVT。2015 年《AHA/ASA 自发性脑出血诊疗指南》指出：对于活动受限的患者，在确定出血停止后，可在发病 1～4 天后开始予以皮下低剂量低分子肝素或普通肝素，以预防静脉血栓栓塞性并发症[6]。2015 年《NCS 神经危重症患者静脉血栓形成的预防指南》对血肿稳定且尚未纠正的凝血病的患者，建议在入院 48 小时内皮下注射预防剂量的普通肝素或低分子肝素以预防 VTE[12]。对于需要进行脑室外引流的患者，在入院 24 小时内或放置 EVD24 小时内抗凝并不增加出血风险，移除 EVD 时发生出血率更高，围手术期严密的凝血功能和血小板检测和控制有助于减少出血[13]。在置管时 INR 建议保持在 1.2 以下，留管过程中 INR 保留在 1.4 以下[14]。

十一、糖皮质激素治疗

高血压脑出血患者使用糖皮质激素治疗无明显益处，而且感染、消化道出血和高血糖等并发症的风险增加。因此，脑出血患者不应常规使用糖皮质激素。

十二、神经保护剂

脑出血后是否使用神经保护剂尚存在争议，有临床报道显示，神经保护剂是安全、可耐受的，对临床预后有改善作用，但缺乏多中心安慰剂对照的高质量 RCT 研究报告，因此神经保护剂的疗效与安全性尚需开展更多高质量临床试验进一步证实。

十三、护理

护理工作在重症脑血管病的诊疗体系中起着不可或缺的重要作用，护理工作可减少患者并发症的发生率，早期评估和处理吞咽困难和误吸问题，对意识障碍患者应特别注意预防肺炎，对排尿障碍患者应进行早期评估和康复治疗，减少泌尿系统感染、DVT 和压疮的发生率等，改善患者的预后，具体方法措施等见本书相关内容。

参考文献

[1] 曹勇，张谦，于洮，等 . 中国脑血管病临床管理指南（节选版）——脑出血临床管理 [J]. 中国卒中杂志 .2019，14（8）：809–813.

[2] 中华医学会神经病学分会 . 中国脑出血诊治指南（2019）[J]. 中华神经科杂志，2019，52（12）：994–1005.

[3]A.Joseph Layon 主编；曲鑫，王春亭，周建新主译 . 神经重症医学（第二版）[M]. 北京：人民卫生出版社，2017.

[4]Cordonnier C，Demchuk A，Ziai W，et al.Intracerebral haemorrhage：current approaches to acute management[J].Lancet（London，England），2018，392（10154）：1257–1268.

[5] 中华医学会重症医学分会 . 中国成人 ICU 镇痛和镇静治疗指南 [J]. 中华重症医学电子杂志，2018，4（2）：90–113.

[6] J Claude Hemphill 3rd，Steven M Greenberg，Craig S Anderson，et al. American Heart Association Stroke Council and Council on Cardiovascular Nursing. Guidelines for the management of spontaneous intracerebral hemorrhage：a guideline for healthcare professionals from the American Heart Association/American Stroke Association.[J]. Stroke，2015，46（7）：2032–2060.

[7]Rabinstein A. Optimal Blood Pressure After Intracerebral Hemorrhage：Still a Moving Target.[J]. Stroke，2018，49（2）：275–276.

[8]Qureshi A I，Palesch Y Y，Barsan W G，et al. Intensive Blood–Pressure

Lowering in Patients with Acute Cerebral Hemorrhage[J]. N Engl J Med, 2016, 375（11）: 1033-1043.

[9] 中华医学会神经外科学分会，中国医师协会急诊医师分会，国家卫生和计划生育委员会脑卒中筛查与防治工程委员会.自发性脑出血诊断治疗中国多学科专家共识[J].中华急诊医学杂志，2015，24（12）: 1319-1323.

[10] 中华医学会神经病学分会神经重症协作组，中国医师协会神经内科医师分会神经重症专业委员会.难治性颅内压增高的监测与治疗中国专家共识[J].中华医学杂志.2018，98（45）: 3643-3652.

[11] 中华医学会神经病学分会，中华医学会神经病学分会脑血管病学组.中国重症脑血管病管理共识2015[J].中华神经科杂志，2016，49（3）: 192-202.

[12] Nyquist P，Bautista C，Jichici D，et al. Prophylaxis of Venous Thrombosis in Neurocritical Care Patients: An Evidence-Based Guideline: A Statement for Healthcare Professionals from the Neurocritical Care Society[J]. Neurocrit Care，2016，24（1）: 47-60.

[13] Fried，H.I.，Nathan，B.R.，Rowe，A.S. et al. The Insertion and Management of External Ventricular Drains: An Evidence-Based Consensus Statement: A Statement for Healthcare Professionals from the Neurocritical Care Society[J]. Neurocrit Care，2016，24（1）: 61-81.

[14] 中华医学会神经外科学分会，中国神经外科重症管理协作组.神经外科脑脊液外引流中国专家共识（2018版）[J].中华医学杂志,2018,98（21）: 1646-1649.

（王立新　马朝晖）

第十一章　脑出血阴阳类证辨治临床路径执行方案

　　临床路径是现代卒中的重要管理理念和组成部分，可以明显提高其临床诊断效率和救治效果，具有中医药（类证辨治）特色的路径更显现出其有效性和优势。

　　我们在既往脑出血类证诊治研究的基础上，建立了脑出血阴阳类证辨治临床路径方案，通过国家"九五""十五"科技攻关的前瞻性、多中心、随机对照临床试验进行临床评价，为临床提供了充分的循证医学证据。相关研究成果、脑出血阴阳类证诊治方案纳入全国高等中医药院校教材《中医内科学（案例版）》《中西医结合内科学》，制订的相应临床路径，可降低住院费用，缩短住院时间，不但易于在大型综合性中医院、西医院推广，且尤其适合在基层医院中应用。目前该路径已在全国100多家医院推广应用，取得较好的经济效益和社会效益。相关的中医药临床试验和疗效评价若干关键技术平台被国家科技支撑计划中医药项目办公室将其应用于13个项目，为客观评价中医药安全性和疗效提供了方法学示范。研究成果获得2015年度中国中西医结合学会科技进步奖二等奖。

第一节 病史采集及检查诊断

一、病史采集（自到院后＜25分钟）

（一）发病情况

本次发病至入院就诊时间；有无诱因（排便、用力、咳嗽、情绪激动），是否活动中起病，发病时是否伴意识障碍、言语障碍，有无头痛，是否伴呕吐、抽搐，是否有颅内杂音，病情演变情况（稳定、好转、进展）；左/右利手。

（二）危险因素调查

1. 必须记录项目：包括危险因素，既往史如高血压、糖尿病和动脉硬化，有无鼻出血，有无感染和外伤史等，个人史如饮酒、吸烟、性格以及家族史。

2. 选择记录项目：有无抗凝治疗及其他。

二、辅助检查

（一）必查项目

1. 急查：自到院后＜2小时，血常规、急诊生化、凝血三项，头颅CT、ECG。头颅CT扫描可见病灶中心呈高密度改变，病灶周边常有低密度水肿带。

2. 其他：生化28项、尿液常规、粪便常规＋潜血、胸片。

（二）建议检查项目

头颅MRI+MRA（或CTA）有助于某些脑出血的病因学诊断和观察血肿的演变过程。或能较好地鉴别瘤卒中，发现AVM及动脉瘤等。中青年非高血压性脑出血，或CT和MRI检查怀疑有血管异常时，应进行脑血管造影（DSA）检查。脑血管造影可清楚地显示异常血管及显示出造影剂外漏的破裂血管和部位。

三、病情评估

（一）病情严重程度评估（NIHSS 评分、Glasgow 评分）

根据美国国立卫生研究院卒中量表（The National Institutes of Health Stroke Scale，NIHSS）测量神经系统功能，评定出血性脑血管病病人病情的严重程度及长期结局。

（二）吞咽功能评估（洼田饮水试验）

根据洼田饮水试验的结果评估病人的吞咽功能。

四、明确诊断

（一）中医诊断

1. 辨中经络、中脏腑：中经络，神志清楚，病情较轻；中脏腑，神志障碍，病情较重。

2. 辨阳类证、阴类证：阳类证（≥以下 3 项），面赤身热，烦躁不安，口咽干苦，舌质红，舌苔黄，脉数；阴类证（≥以下 3 项），面唇晦暗，静卧不烦，口咽不苦，舌质淡，舌苔白，脉迟缓或沉细。

（二）西医诊断

1. 疾病诊断：急性起病，多于数分钟至数小时内达到高峰。常有头痛、呕吐、意识障碍、血压增高和局灶性神经功能缺损症状及体征，部分病例有眩晕或抽搐发作。饮酒、情绪激动、过度劳累等是常见的发病诱因。神经影像学如头颅 CT、MRI/MRA 等明确证实。

2. 病因诊断：高血压性或非高血压性。

3. 病位诊断：包括壳核出血、丘脑出血、脑叶出血、小脑出血、脑干出血、脑室出血等。

第二节　护理计划

护理在临床工作中的地位举足轻重，有时甚至起到关键的作用，尤其在脑出血的病情观察和综合护理中，对其预后有着重要的意义。于此仅简要陈述护理基本计划，专科护理的详细内容另列章节论述。

一、等级护理

（一）特级护理

1.适用对象：病情危重，需随时观察的病人；需卧床休息的病人。

2.护理内容：安排专人护理，严密观察病情及生命体征变化。制订护理计划，严格执行各项诊疗护理及护理措施，及时准确逐项填写危重患者护理记录。备好急救所需药品和用物。做好基础护理，严防并发症，确保病人安全。

（二）一级护理

1.适用对象：病情重或危重，需严格卧床休息，生活不能自理者。

2.护理内容：严密观察病情变化。一般 15～30 分钟巡视病人一次，根据病情需要定时测量体温、脉搏、呼吸、血压等；观察用药后的反应及效果。严格执行各项诊疗及护理措施，及时准确填写护理记录。加强基础护理严防并发症，满足病人身心需要。

（三）二级护理

1.适用对象：病情较重，部分生活不能自理者。

2.护理内容：1～2 小时巡视病人一次，观察病情。按相应护理常规护理。给予必要的生活照顾和心理支持，满足病人身心需要。

（四）三级护理

1.适用对象：病情较轻，生活基本能自理者。

2.护理内容：每班巡视病人一次，观察病情。按相应护理常规护理。给予卫生保健指导，督促病人遵守院规，满足病人身心需要。

二、饮食护理

（一）进食原则

1.病情较轻者：限制总热量，达到或维持理想体重。选择复合碳水化合物，限制单糖和双糖的摄入，粗细粮搭配。限制动物内脏、脂肪，忌食肥肉，烹调用食物油，以增加不饱和脂肪酸的摄入。适当增加蛋白质量，多食鱼类和豆类及其制品，摄入优质蛋白的同时增加不饱和脂肪酸，降低胆固醇。适当限制胆固醇摄入，高胆固醇血症者，每日摄入量约 80g，合并高胆固醇血症者应低于 30g，每天不能超过一个蛋黄。每天吃新鲜蔬菜和水果，适当选吃香菇、木耳、紫菜、海带等食物，以补充维生素和矿物质，对降低血脂有益。限制钠盐摄入，每天应在 5g 以下。

2. 病情重者：此类患者常不能经口进食，应定时、定量、少量多餐。在起病的 2～3 天内，如有呕吐或出血者应禁食，从静脉补充营养。3 天后开始鼻饲，为适应消化道吸收功能，先以米汤、蔗糖为主，每次 200mL～250mL，每天 4～5 次。在已经耐受的情况下，可鼻饲混合奶，如：米汤、牛奶、蔗糖和鸡蛋，以增加热量、蛋白质和脂肪。时间较长又有并发症者，应供给高热量、高脂肪混合奶，保证每天摄入量蛋白质为 90～110g、脂肪 100g、碳水化合物 300g，鼻饲时抬高床头 15°～30°，控制速度以防食物反流至气管，引起误吸。

（二）进食体位

适用患者的体位并非完全一致，在实际操作中应因人而异，予以调整。对卧床患者，一般取躯干仰卧位，头部前屈，偏瘫侧肩部以枕垫起，护士位于患者健侧，食物不易从口中漏出，利于食物向舌部运送，减少逆流和误咽。对尚能下床者，取坐直、头稍前屈位，身体亦可倾向健侧 30°，可使食物由健侧咽部进入食管。如果能转向瘫痪侧 80°，此时健侧咽部扩大，便于食物进入，以防止误咽。

（三）食物形态

食物的形态应根据摄食吞咽障碍的程度而定，从流质、半流质逐步过渡到普食。对昏睡、嗜睡和吞咽能力较差者，给予易于吞咽的流食，如鲜牛奶、蔬菜汁、果汁等。吞咽功能较好者，给予半流质饮食，如米粥、果冻状食物等，其特征是密度均匀，宜黏而不易松散，通过咽及食管时易变形、易消化的食物。

（四）进食分配和方法

根据不同的需要量，进行恰当的分配，以早餐吃好、中餐吃饱、晚餐吃少为原则。对昏睡和嗜睡患者，应边进食边鼓励，给予一定的刺激，保持在清醒状态下进食。清醒患者只需指导其进食的方法，并严格控制摄入量，一般情况下控制一口量为平时的 1/2，进食速度缓慢。具体要求：每一口必须充分咀嚼，待口腔内食物咽下后再吃下一口，确保口腔内无残余食物，每餐用完后用温开水漱口 3～4 次，含漱 90 秒 / 次，防止食物潴留在受损侧而造成误吸。进食前后须认真清洁口腔，防止口腔感染。

（五）饮食温度

脑出血患者进食时，喂饲人员应严格掌握饮食温度，不可过热或过冷，避免烫伤或引起膈肌痉挛。

三、监测项目

对病情不稳定的病人，严密观察意识、瞳孔、生命体征等变化，如有意识障碍加重，头痛剧烈，瞳孔大小不等，血压升高，呼吸、脉搏减慢，即有再出血或脑疝的可能，应及时通知医生，做好降颅压止血等抢救工作。如突然失语、肢体瘫痪程度加重、意识障碍加深等，则出血有加重的可能，应及时通知医生处理。急性出血时，由于神经内分泌功能紊乱、意识障碍、进食减少、呕吐、高热等原因，尤其是在脱水治疗时，常并发水电解质紊乱，进一步加重脑组织的损害，严重的可危及生命。应注意监测病人电解质、出入量，必要时进行中心静脉压监测。

第三节　综合管理及西医治疗

一、一般情况处理

（一）体位

患者平卧位时，头部与躯干均应呈一条直线，面部略朝向偏瘫侧。肩部和髋部各用一个枕头稍垫高，使上肢保持稍外展位，肘关节在枕头上伸展。下肢伸直，膝关节稍屈曲，足底放置支架、沙袋或棉垫。侧卧位时，瘫痪侧上肢保持肩外展位，上肢保持伸肘、伸腕和伸指姿势；下肢保持适当屈髋和屈膝体位，在膝关节处和外踝处置气枕，保持足背屈的体位。每2小时给予患者翻身一次，侧卧位时可在肩部和腰部放置枕头。

（二）血压管理

脑出血多由高血压动脉硬化引起，急性脑出血时血压多更高，这与急性高颅压有关，属于反射性高血压。脑出血时根据血压增高的程度，进行不同的处理：收缩压≥200或舒张压≥110mmHg以上者，在脱水治疗的同时应慎重平稳降血压治疗，使血压降至略高于发病前的水平或在180/105mmHg左右为宜；收缩压在170～200mmHg或舒张压100～110mmHg，不急于降血压，可通过脱水降低颅内压使血压降低，并严密观察血压变化，如血压继续升高，则按前者处理；收缩压＜165mmHg或舒张压＜95mmHg，不需降血压治疗，仅通过降低颅内压即可达到降血压效果。脑出血进入恢复期后，应积极治疗高血压病，使原有高血压降至正常范围。

（三）血糖管理

当患者血糖增高超过10mmol/L时，应立即给予胰岛素治疗，将血糖控制在7.8mmol/L以下。开始使用胰岛素时应1～2小时监测血糖一次。当血糖控制之后，通常需要给予胰岛素维持。脑出血患者很少发生低血糖，血糖太低（＜3.3mmol/L）也会加重病情，此时可用10%～20%的葡萄糖口服或注射纠正。

（四）镇静

烦躁者予镇静药，头痛予镇痛药，注意慎用阿司匹林等可能影响凝血功能的非甾体类消炎镇痛药物或吗啡、哌替啶等可能影响呼吸功能的药物。

（五）癫痫处理

对于有痫性发作危险性的脑出血患者，应保持气道通畅、持续吸氧、维持体温正常、纠正电解质紊乱及酸碱失衡、减轻脑水肿；但不推荐使用预防性抗痫治疗。脑出血急性期的痫性发作可用抗痉治疗，孤立出现的一次痫性发作或急性期的痫性发作控制后，可以不继续长期服用抗痉药；若出现癫痫持续状态，可按癫痫持续状态的治疗原则进行处置；脑出血发生2～3个月后再次发生痫性发作则应按癫痫的常规治疗方法进行长期药物治疗。

（六）褥疮

当受压部位出现皮肤发红、肿胀变硬时，应避免该部位继续受压，局部涂以 2% 的碘酒或 0.5% 的碘伏，每日数次。

当皮肤发红区出现水泡时，在无菌操作下抽出水泡内液体，保持表皮完整贴敷，局部涂以 0.5% 的碘伏，每日数次，保持创面干燥。

当水泡部位出现表皮破损时，局部涂以 0.5% 的碘伏，每 4 小时 1 次；创面可用新鲜鸡蛋内皮贴敷，促进表皮愈合，并给予红外线灯照射，上下午各 1 次，每次 15～20 分钟。

当表皮出现坏死，形成溃疡，面积逐渐扩大，并深达皮下组织时，局部给予 3% 过氧化氢去除腐烂组织，再用生理盐水清洁创面，局部涂以 0.5% 的碘伏，保持创面干燥。每日换药 1 次，每次换药时用 75% 乙醇消毒周围皮肤。

当溃疡深达肌肉组织时，需做局部清创手术，术前对创面分泌物做细菌培养和药物敏感试验，术后全身应用抗生素，创面用凡士林油纱覆盖，每日定时换药。

二、特殊情况处理

（一）气道管理
确保患者的气道通畅，有明显呼吸困难、窒息时，可采用气管插管或机械通气以保障通气。呕吐或上消化道出血的患者，应及时吸出呕吐物，保持气道通畅，预防吸入性肺炎。对缺氧者予以吸氧。

（二）颅内压管理
脑血管病患者出现头痛、呕吐、视盘水肿，脑脊液压力增高提示颅内压增高。其治疗的目的是降低颅内压，防止脑疝形成。确定为高颅压者应给予脱水治疗，首选甘露醇；不伴有颅内压增高者不宜脱水治疗。脱水治疗无效或出现早期脑疝者，可考虑外科治疗。

（三）体温管理
由于体温过低对脑出血患者没有明显的损害作用，一般不给予处理。对于中枢性发热的患者，主要以物理降温为主，可用冰帽或冰毯等，也可乙醇擦浴，必要时给予人工亚冬眠。对于感染者应及时合理使用抗生素。

（四）水电解质紊乱及补液管理
脑出血患者应常规进行水电解质检测和 / 或监测，尤其是具有意识障碍和进行脱水治疗者，应积极纠正水电解质紊乱。

1. 预防：病情较重和进行脱水治疗的急性卒中患者需监测电解质及酸碱平衡情况。不能进食的患者，每日的出入量应保持平衡，并补充足够的钾、钠离子。

2. 低钾血症：轻至中度的低钾血症（血钾 2.7 ～ 3.5mmol/L）一般可予口服氯化钾 6 ～ 8g/d，分 3 次口服或鼻饲。当血钾低于 2.7mmol/L 或血清钾虽未降至 2.7mmol/L 以下，但有严重肌无力症状或发生严重心律失常的患者，应在口服补钾的同时，予以静脉补钾。

3. 低钠血症：应根据低钠的原因分别治疗，抗利尿激素分泌失调综合征（SIADH）患者主要应限制水分摄入。

4. 高钠血症：限制钠的摄入，口服或鼻饲水分，严重的可给予 5%的葡萄糖溶液静滴。由继发性尿崩症引起的高钠血症可予皮下注射血管升压素等替代治疗。

（五）肺部感染

早期识别和处理卒中患者的吞咽和误吸问题，对预防吸入性肺炎有显著作用。许多卒中患者存在亚临床误吸，有误吸风险时应考虑暂时禁食。吞咽困难的患者可通过鼻饲预防吸入性肺炎。鼻饲前需清除咽部分泌物，有分泌物和呕吐物时应立即处理，防止误吸和窒息。患者应采用适当的体位，保持呼吸道通畅，使发生呼吸道并发症的危险性降到最低。一般可采用侧卧位，平卧位时头应偏向一侧，以防止舌后坠和分泌物阻塞呼吸道。经常改变在床上的体位，定时翻身和拍背，加强康复活动，是防治肺炎的重要措施。肺炎的治疗主要包括呼吸支持（如氧疗）和抗生素治疗，药敏试验有助于抗生素的选择。

（六）尿路感染

留置导尿管是尿路感染的一个主要原因。因此，如果可能的话，应避免插管和留置导尿管。间歇性导尿和酸化尿液可减少尿路感染。医院内插导尿管应严格无菌操作，而不只是清洁处理。导尿管应采用能起作用的最小型号。一般不预防性应用抗生素，一旦出现尿路感染，应及时采用抗生素治疗，并进行尿细菌培养和药敏试验，以指导抗生素的应用。

（七）上消化道出血

1. 胃内灌洗：冰生理盐水 100 ～ 200mL，其中 50 ～ 100mL 加入去

甲肾上腺素 1 ～ 2mg 口服；仍不能止血者，将另外 50 ～ 100mL 加入凝血酶 1000 ～ 2000U 口服。对于意识障碍或吞咽困难患者，可给予鼻饲导管内注入。也可用巴曲亭、云南白药、酚磺乙胺、氨甲苯酸、生长抑素等。

2. 使用制酸止血药物：西咪替丁，200 ～ 400mg/d 静脉点滴；奥美拉唑，20mg 口服或胃管内注入或静脉注射。

3. 防治休克：如有循环衰竭表现，应补充血容量；如血红蛋白低于 70g/L，血细胞比容小于 30%，心率大于 120 次 / 分钟，收缩压低于 90mmHg，可静脉输新鲜全血或红细胞成分输血。

4. 胃镜下止血：上述多种治疗无效情况下，仍有顽固性大量出血，可在胃镜下进行高频电凝止血。

5. 手术治疗：对于胃镜下止血仍无效时，因过多过久地大量出血危及生命时，可考虑手术止血。

三、西医治疗

（一）止血药

除非与使用华法林、肝素、溶栓药物、血小板功能障碍相关的脑出血，否则不应该使用止血药。

（二）脑保护治疗

用冰帽或冰毛巾置两侧颈动脉处，降低脑部温度，减少颅内新陈代谢，可减轻脑水肿及颅内高压，有利于脑细胞功能恢复。使用神经保护剂可能减少细胞损伤，或者改善脑代谢，目前常用的有胞磷胆碱、吡拉西坦、钙通道阻滞剂等。

（三）围手术期抗血小板及抗凝治疗

为防术中血栓形成，术中全身肝素化，故应密切观察有无出血倾向。术后给予抗血小板聚集药物和（或）抗凝治疗，以防血栓形成。

（四）围手术期抗脑血管痉挛治疗

给予钙离子通道拮抗药，防止导管或血栓的刺激而引起血管痉挛。

（五）抗癫痫治疗

病变位于功能区皮质，以癫痫发病者，建议给予抗癫痫治疗。

（六）围手术期后抗感染治疗

术后常规给予抗生素以预防感染。

（七）急诊手术治疗

1. 开颅血肿清除减压术：是脑内出血的常用手术方式。可在直视下彻底清除血肿，迅速解除占位效应和止血。传统的去骨瓣开颅由于创伤大已少用。

2. 小骨窗开颅血肿清除术：小骨窗手术止血效果较好，比较适合血肿靠外的脑出血，对深部的血肿止血往往不够彻底，对颅压较高者，减压不够充分。

3. 锥颅血肿碎吸引流术：方法简便易行，更适用于基层医院和不具备行较复杂手术条件的医院。

4. 脑室穿刺外引流术：全脑室出血采用脑室穿刺引流术加腰穿放液治疗很有效，即使深昏迷患者也可能取得良好的效果。

第四节　阴阳类证治疗方案

一、阳类证治疗方案

基本治法：清热平肝，破瘀涤痰，通腑醒神。

（一）中成药

1. 益脑脉胶囊。功用：清肝息风，涤痰活血通络。适应证：肝火痰热上扰清窍之头晕、头痛，痰涎壅盛，语言不利，肢体麻木，瘫痪等。用法用量：口服一次 1～2 粒，每日 3 次。

2. 清开灵针。功用：清热解毒，化痰通络，醒神开窍。适应证：热病神昏、中风偏瘫、神志不清等。用法用量：肌肉注射，一次 2～4mL，每日 2 次；静脉滴注，一次 20～40mL。

3. 安宫牛黄丸。功用：清热解毒，化痰开窍，镇惊安神。适应证：内热邪盛、内陷心包，痰热互结、上蒙清窍所致高热烦躁、神昏谵语、舌謇肢厥、痰涎壅盛、窍闭昏迷等。用法用量：口服，大丸每次 1 丸，小丸每次 2 丸，病重者每日 2 ～ 3 次，不宜久服。

4.通腑醒神胶囊。功用：通腑醒神，豁痰开窍。适应证：脑出血阳类证见痰热腑实或痰火壅盛等。用法用量：口服，一次 3 ～ 4 粒，每日 3 次。

（二）汤药

方药：脑脉 2 号方（基本药物组成：地龙干、天竺黄、水牛角、龙胆草、虎杖、牛膝等）加减，功效：清热平肝、破瘀涤痰、通腑醒神。

加减：见肝阳暴亢，症以眩晕头痛、面红目赤、口苦咽干、心烦易怒等为主者，合天麻钩藤饮加减；见痰热腑实，症以腹胀、便干、便秘等为主者，合星蒌承气汤加减；见阴虚风动，症以烦躁失眠、眩晕耳鸣、手足心汗、舌红绛、苔少或无苔、脉细弦或细弦数等为主者，合镇肝熄风汤加减。如出现阳闭类证，症见神昏或昏聩，半身不遂，鼻鼾痰鸣，肢体强痉拘急，颈背身热，躁扰不宁，甚则手足厥冷，频繁抽搐，偶见呕血，舌质红绛，舌苔黄腻或干腻，脉弦滑数等，可合羚羊角汤加灌服或鼻饲安宫牛黄丸。

（三）特色疗法

1.清脑药枕：组成：由冬桑叶、冰片等组成。功用：清脑宣窍醒神。适应证：脑出血辨证属于阳热类证者。用法用量：外用，每日枕 6 ～ 12 小时，每 3 ～ 4 周换药一次，1 个月为一个疗程。

2.传统疗法：（1）推拿：在颜面部、背部及四肢，或取穴风池、肩井、天宗、肩髃、曲池、手三里、合谷、环跳、阳陵泉、委中、承山等，以患侧为重点，施以推、滚、按、捻、搓、拿、擦等手法。适用于中风病卒中期和后遗症期的半身不遂。

（2）刮痧：对中经络的患者，可取夹脊穴、膀胱经及四肢诸阳经所过之处进行刮痧治疗，以疏通气血，对血压偏高者可加取桥弓穴（翳风穴后下行至缺盆）及足底（以涌泉为主）。

二、阴类证治疗方案

基本治法：益气通脉，破瘀涤痰，通腑醒神。

（一）中成药

1.益脑康胶囊。功用：益气活血，涤痰通络。适应证：气虚痰瘀、痹阻脉络之头痛头晕、言语不利、肢体麻痹、瘫痪等。用法用量：口服，一次1～2粒，每日3次。

2. 灯盏细辛注射液。功用：活血化瘀通络。适应证：脑出血所致具有瘀血类证之急性期、恢复期。用法用量：肌肉注射，一次2～4mL，每日4～8mL；静脉注射，一次6～12mL，每日1次。

3. 苏合香丸。功用：芳香开窍，行气止痛，温里散寒，解郁醒神，辟秽化浊。适应证：属于阴类证，尤其有神志障碍者等。用法用量：口服，一次1粒，每日1～2次，小儿酌情减量或遵医嘱。

4. 参麦针。功用：益气固脱，养阴生津。适应证：脑出血见气阴两虚、自汗暴脱等。用法用量：肌肉注射，一次2mL；静脉注射，一次10mL；静脉滴注，一次50mL，每日1次。

5. 通腑醒神胶囊。功用：通腑醒神，豁痰开窍。适应证：脑出血阴类证，有腑气不通等腑实类证者。用法用量：口服，一次3～4粒，每日3次。

（二）汤药

方药：脑脉1号方（基本药物组成：黄芪、当归尾、天竺黄、全虫、海藻、水蛭等）加减，功效：益气通脉、破瘀涤痰、通腑醒神。

加减：以风痰瘀血痹阻脉络为主，见头晕目眩，舌质暗淡，舌苔薄白或白腻，脉弦滑为主者，合化痰通络汤加减。以气虚血瘀为主，症见面色㿠白，气短乏力，口角流涎，自汗出，心悸便溏，手足肿胀，舌质暗淡，有瘀斑或瘀点，舌苔薄白或白腻，脉沉细、细缓或细弦为主者，合补阳还五汤加减。以络脉空虚，风邪入中为主，症见手足麻木，肌肤不仁，或突然口眼歪斜，言语不利，口角流涎，甚则半身不遂，或兼见恶寒发热，肢体拘急，关节酸痛等症，舌苔薄白，脉浮弦或弦细为主者，合大秦艽汤加减。如出现阴闭类证，症见神昏，肢体松懈，瘫软不温，甚则四肢厥冷，面白唇暗，痰涎壅盛，舌质暗淡，舌苔白腻，脉沉滑或沉缓，合涤痰汤加灌服或鼻饲苏合香丸。如突发元气败脱，症见神昏或昏聩，肢体瘫软，手撒肢冷汗多，重则周身湿冷，二便失禁，舌痿，舌质紫暗，苔白腻，脉沉缓、沉微者，合参附汤加减。

（三）特色疗法

1. 活络药枕：组成：由川芎、细辛等组成。功用：温经活络，疏风散寒。适应证：脑出血见头痛、眩晕、颤抖、神呆及肢体麻木疼痛属阴类证者。用法用量：外用，每日枕 6 ～ 12 小时，每 3 ～ 4 周换药一次，1 个月为一个疗程。

2.传统疗法：（1）推拿：在颜面部、背部及四肢，或取穴风池、肩井、天宗、肩髃、曲池、手三里、合谷、环跳、阳陵泉、委中、承山等，以患侧为重点，施以推、滚、按、捻、搓、拿、擦等手法。适用于中风病卒中期和后遗症期的半身不遂。

（2）刮痧：对中经络的患者，可取夹脊穴、膀胱经及四肢诸阳经所过之处进行刮痧治疗，以疏通气血，对血压偏高者可加取桥弓穴（翳风穴后下行至缺盆）及足底（以涌泉为主）。

第五节　健康教育

患者及其家属对疾病的认知、理解及接受程度，往往是取得救治成功与否、综合治疗康复疗效及其预防复发等的关键。

一、疾病严重程度和进展教育

在完成患者临床信息、病史采集后，结合辅助检查结果，尽快明确诊断，并向患者家属交代清楚，尤其是让家属了解目前患者病情的严重程度和进展趋势，介绍治疗方案，争取患者及其家属的配合和支持。

二、必要检查及手术操作前教育

针对患者的具体情况，选择必要的影像或其他实验室检查，尽可能明确患者的卒中类型及相关危险因素，以便针对病因采用合理的治疗措施。在进行必要检查，尤其是特殊检查（如 DSA、CT/MRA 增强等）之前，应向患者及其家属解释检查的必要性和存在的风险，必要时由主管医生进行检查前谈话和由患者或其家属签字确认。

有需要行介入或手术治疗的患者，主管医生应在术前与患者本人及其家属进行谈话，告知治疗的目的、必要性和可能出现的风险，征得患者本人及其家属的同意和支持并签字确认，方可安排介入或手术治疗。

对于拒绝必要检查或治疗的患者及其家属，应告知其存在的风险并签字确认。

三、二级预防教育

（一）脑出血发病机制的教育

对患者本次发生的脑出血事件，通过必要的影像或其他实验室等检查，尽可能明确患者的脑出血类型及相关危险因素，向患者及其家属进行尽可能详细的讲解清楚。

（二）脑出血危险因素的教育

脑出血的发生和再发与多种危险因素有关，分为生理学危险因素（如高血压、糖尿病、高脂血症、心脏病、高半胱氨酸血症等）和行为学危险因素（如吸烟、酗酒、肥胖、抑郁等）。针对患者的具体情况，告知其已经存在的危险因素，提出控制危险因素、预防再发的建议。

四、出院前教育

（一）看病服药

病人应定期复诊，按医嘱坚持服药。

（二）康复的持续性

强调持续康复训练的重要性，重视心理康复，鼓励患者坚持进行康复训练，保持乐观情绪。无功能障碍或轻度功能障碍的病人，尽量从事一些力所能及的工作。

（三）预防预警

告知患者若再次出现头痛、呕吐、神经功能障碍等症状，应及时就诊。一定要按医嘱定期回院复查。

（四）家属教育

重视对病人家属的教育，让家庭成员充分了解患者的情况，包括功能障碍、心理问题，以便能相互适应，家属还应掌握一定的康复手段，为患者进行必要的康复训练。

（刘文琛　文龙龙　许浩游　招远祺）

第十二章 脑出血的综合康复

脑出血具有高发病率、高致死率、高致残率的特点，而脑出血后康复是降低致残率最有效的方法，是脑出血后组织化管理中不可或缺的关键环节。有效的康复能够加速脑出血后康复的进程，减轻功能上的残疾，节约社会资源。减轻和改善患者的功能障碍，提高日常生活能力，其最终目的是使患者回归家庭，回归社会。现代康复与传统中医康复的汇通结合，对出血中风病患者的各项功能恢复起到更好的全面性疗效。

第一节 现代康复

现代康复是现代医学的重要组成部分，有着系统的理论体系和临床方法，对脑出血的康复起到关键的作用。尤其在发病后 1～3 个月期间，现代康复的介入对患者后续残障功能的减轻起着至关重要的作用。

一、康复介入时机

脑出血早期康复是指患者病情稳定（生命体征平稳，神经缺损症状、体征不再进展）后，在患者能耐受的情况下尽早进行床边康复、早期离床期的康复训练，促进患者功能恢复和独立。早期康复除了良肢位摆放、保持各关节活动度，也包括床上坐位训练、体位转移训练、站立训练等。随着患者功能逐渐恢复，早期康复还应当包括鼓励患者重新开始与外界的交流。在制订康复训练方案时，需按照个体化原则，根据患者的体力、耐力和心肺功能情况，开始阶段每天至少45分钟的康复训练。

二、运动功能障碍

运动功能障碍的康复干预关系到患者是否最终获得最大程度的功能恢复。脑出血后存在的功能障碍主要包括偏瘫、姿势控制障碍、平衡障碍、共济失调等，这些障碍会导致身体的灵活性下降、步态异常、步速减慢、能量消耗增加等，进而影响活动与参与能力。在康复训练方案实施前，系统化、个体化、专业化的功能评定至关重要，其中包括意识评定、认知评定及功能评定。运用各种评定方法全面系统地了解患者功能缺损程度，有助于制订个体化的康复训练方案，从而更好地帮助患者改善和恢复功能。

（一）良肢位摆放

1. 良肢位保持：（1）仰卧位：头部放在枕头上，面部朝向患侧，枕头高度要适当。双上肢置于身体的两侧，患侧肩关节下方垫一个枕头，使肩关节向前突。上肢肘关节伸展，置于枕头上，腕关节保持背伸位（约30°），手指伸展。双下肢自然平伸，患侧膝关节外下方垫一软枕或卷好的毛巾，防止髋关节外旋。患侧踝关节保持中间位，防止足尖下垂。

（2）患侧卧位：患侧肢体在下方，肩胛带向前伸，肩关节屈曲成90°，肘关节伸展，前臂旋后，腕关节背伸，手指伸展。患侧下肢伸展，膝关节轻度屈曲，踝关节轻度跖屈。健侧下肢髋关节屈曲成90°，膝关节屈曲成90°，踝关节呈跖屈位。

（3）健侧卧位：健侧肢体在下方，患侧上肢向前伸抬起肩胛骨，肩关节屈曲成90°，胸前放置一枕头，肩、肘关节放置于枕头上如抱物状，腕关节轻度屈曲，手指伸展。患侧下肢髋、膝关节屈曲，置于枕头上。健侧下肢髋关节伸展，膝关节轻度屈曲。

2. 定时更换体位：正确的体位摆放应该贯穿在偏瘫后的各个时期，注意定时改变体位，一般每2小时体位转换1次，动作适度，防止褥疮发生和关节挛缩。

（二）关节活动度维持训练

关节活动度的训练是借助治疗者的手法进行运动，目的是预防关节挛缩和早期使患者体会正常的运动感觉，促进运动功能改善。关节活动度训练开始时可以完全被动形式进行，以后可以过渡到辅助和完全主动的方式进行。一般每个关节每天活动 2 ～ 3 次。开始肢体软瘫时关节活动范围应在正常范围的 2/3 以内，特别是肩关节，并注意保护关节，避免不必要的损伤，防止异位骨化。关节活动度训练不仅包括肢体关节，还包括躯干的脊柱关节活动度训练，训练以患侧为主，长期卧床者要兼顾健侧肢体。

（三）翻身训练

1. 向健侧翻身：仰卧位时患者双手交叉，患手拇指位于健侧拇指之上，两手掌相对，两侧前臂均位于中间位，治疗师位于健侧，指导患者头的侧屈和旋转，肩带前伸，用双手促进患侧骨盆的旋转，促进翻身训练。

2. 向患侧翻身：治疗师跪在患侧，将患臂抱在腋下，用手从下面支撑以保护肩关节，然后要求患者抬头将健侧肢体抬起来向患侧放。要求患者把头抬起来并保持住直到完全把身体转向患侧卧位。当患者能够以此顺序翻身至侧卧时，治疗师的帮助就应该减少，可以仅指导头部到正确位置并拉健手向前促进翻身活动。

（四）体位转移训练

1. 体位变化的适应性训练：从康复角度出发，对于无意识障碍、生命体征稳定的患者，可以从病后 2 ～ 3 天开始进行体位变化训练。开始时可利用起立床取半坐位，时间 5 分钟。以后每日增加起立床倾斜角度约 10°，并延长坐位时间 5 ～ 10 分钟。训练过程中，交互增加坐位角度和坐起时间。一般情况下，10 日左右患者坐位可达 80°，维持 30 分钟的水平。以后可进一步增加每日的训练次数，以达到每日三餐维持 1 小时的目标。需注意的一点是，在训练过程中，应关注患者血压的变化情况，预防直立性低血压。

2. 卧 - 坐转移训练：（1）从健侧位坐起：头、颈和躯干侧屈，侧卧位。健侧臂外展放于胸前，提供支撑点。患腿跨过健腿，将体重前移至床边。用健侧上肢支撑床面侧屈起身。

（2）在他人帮助下坐起：步骤基本同上，帮助者在下方肩部提供助力。

（3）从患侧位坐起：侧卧位，健足推动患足，小腿移至床外。健手掌插在患侧腋部支撑，用力推动躯干，手掌边推动边后撤，躯干用力侧屈坐起。

3.坐－站转移训练：患者取坐位，双足全脚掌着地，双手指交叉，双臂向前伸，头部向前伸出超过双足，当臀部抬起时，治疗者一手扶持膝关节使其超过足尖，另一手扶持健侧大转子，协助患者克服重力完成站立动作。完成较好后，去掉双手交叉，直到独立完成。

（五）躯干控制能力训练

躯干控制能力训练可提高患者脊柱及骨盆的核心控制能力，并提高运动时由核心向四肢及其他肌群的能量输出，改善肌肉的协调与平衡，增强本体感受功能，为日后的坐位及立位平衡训练打好基础。

1.上部躯干屈曲和旋转：首先使患者健侧肩胛前伸，逐渐使上部躯干旋转。治疗师站在患侧，面向躯干将患者前臂放在自己的肩上，然后治疗师双手重叠放在患侧肩胛上。患手放在治疗师的肩上，治疗师用手或侧屈自己的颈部来固定患手，逐渐使上部躯干旋转，需要防止患手向下滑落。当上部躯干反复旋转时，整个上肢的肌张力将受到抑制。向两侧重复进行该运动直到治疗师的帮助减到最小。

2.下部躯干的屈曲和旋转：患者仰卧，双上肢平放在身体两侧，治疗师将患者双下肢屈曲（髋、膝关节均屈曲80°），治疗师将一只手放在患者骶尾处，用上臂或身体支撑患者屈曲的双下肢，然后侧移体重使患者腰椎屈曲，另一只手保持胸廓向上。

3.分夹腿运动：患者仰卧立膝位，两髋同时做外旋到中立位的反复运动，回位困难时可在健膝内侧施加阻力，加强联合反应来促进患髋由外旋回到中立位，应注意避免分腿时髋外旋过猛，进一步可进行患腿分合运动。

4.摆髋训练：患者仰卧立膝位，双膝一同从一侧向另一侧摆动。当患侧跟上健侧髋由外旋位向内旋位摆动时感觉困难，可给予适当帮助。

5.仰卧位屈膝运动：患者仰卧位，下肢由伸展位开始做屈膝运动，足跟不能离开床面。初期有困难可在稍屈膝位开始，治疗者可帮助控制足跟不离床或稍给予助力。

6.桥式运动：患者仰卧，双上肢放在身体两侧。治疗师帮助患者将双髋关节、双膝关节屈曲，双足平放在治疗床上。教患者先收腹，骨盆向上向后倾斜，治疗师用另一只手向下压脐周，患者把臀部抬离床面，控制住，尽可能达到充分伸髋，保持 5 ～ 10 秒。当此动作容易完成后，可以在臀抬起后，再抬起健腿保持单腿支撑，即单桥运动。

7. 头颈躯干的训练：（1）头转向健侧牵拉患侧躯干：坐位双足平放于地面，患手支撑床面，头及躯干向健侧旋转，尽量向后看，治疗师手放在患者背部，控制患者躯干，保持患手位置，肘关节伸直。

（2）骨盆屈伸分离运动：坐位双足平放于地面，治疗师坐在患者前面，双手放在骨盆的两侧，让患者伸髋的同时吸气，促进骨盆前倾，屈髋的同时呼气，促进骨盆后倾。

（3）双手向前触地：坐位双足平放于地面，双上肢 Bobath 握手伸肘，肩充分前伸躯干前屈，双手尽量触地，治疗师控制患者躯干和双手。

（六）平衡训练

1. 坐位平衡训练：（1）1 级坐位平衡训练（静态平衡）：患者取无支撑下床边或椅子上静坐位，髋关节、膝关节和踝关节均屈曲 90°，足踏地或踏支持台，双足分开约一脚宽，双手置于膝上。治疗师协助病人调整躯干和头至中间位，当感到双手以不再用力时松开双手，此时病人可保持稳定。

（2）2 级坐位平衡训练（自动态平衡）：坐位下让患者用健手从身体一侧向另一侧反复拾起 – 放下同一物体，并不断把物体向后外侧摆放。

（3）3 级坐位平衡训练（他动态平衡）：患者在坐位下能对抗各方的推拉，并且迅速地维持平衡。

（4）坐位下患肢负重训练：坐位双足平放于地面，双上肢 Bobath 握手伸肘，肩充分前伸躯干前屈抬头，向前向患侧方向触及目标物，注意足跟不能离地，健腿不能代偿。

（5）坐位下屈膝踝背屈训练：坐位下屈膝，要求屈膝过程中足跟不能离开地面，或膝关节自然屈曲，做踝背屈。

2. 站立平衡训练：（1）1 级站立平衡训练：利用姿势镜，保持正确的站姿，重心在两腿之间。

（2）2 级站立平衡训练：站立位，让患者用健手向前方、两侧方取物，或旋转躯干，头向两侧方、后方看。

（3）3 级站立平衡训练：向各方轻推患者，让患者迅速恢复平衡。

（4）患腿负重站立活动：患者站稳后，瞩患者将健腿抬起作相应的活动。

（5）健腿负重站立活动：患者站稳后，瞩患者用患腿向前移动，或踏上台阶，练习重心的转移。

（6）立位下膝关节稳定性控制训练：患者背靠墙站立，做 0～15°范围有控制的缓慢屈膝动作。

（七）步行训练

步行训练的前提条件需要患者达到患腿可负重达 3/4 体重，且站立达 3 级平衡，患肢有主动屈髋屈膝能力，方可进行步态训练。其步行训练顺序需循序渐进，不可一蹴而就，首先于平行杠内步行，然后为治疗师帮助步行，再到助步器辅助步行（四腿拐、双拐、单拐），直至独立步行。

1. 促进髋关节伸展和重心转移：治疗师站在患者身后，两手掌分别放在两侧臀大肌促进髋伸展，推动患者使重心转向患侧。若膝关节无过伸可鼓励患者向前迈一小步，然后重心转移到健腿。鼓励患腿向前摆动，治疗师向前向下压骨盆以防止提髋并帮助重心前移，每一个行走周期都要缓慢准确地练习。

2. 帮助躯干旋转促进行走：治疗师位于患者身后，双手放在患者双肩上，四指在肩的前面，拇指在后面，患腿向前迈时，治疗师推健侧肩向前，使躯干旋转，有节奏地与步行配合。

3. 帮助屈膝：当健腿向前迈后，治疗师将手放在腘窝处，刺激膝关节屈肌收缩，感觉到屈肌收缩后协助患腿以屈膝的模式向前摆动。

4. 固定胸椎引导躯干向前：治疗师站在患侧先协助其挺胸，一手放在胸骨，另一手放在胸椎处，然后再鼓励患者向前走。

5. 站立相开始时刺激髋伸肌：治疗师位于患者的患侧，用一只手先将患侧上肢前伸至肩关节屈曲 80°，另一只手放在患侧髋伸肌处，当患腿着地时用力快速拍打臀大肌直到髋关节伸展。

6. 摆动相开始时刺激髋屈肌：治疗师站在患侧，一只手握住患侧上肢使其伸至肩关节屈曲 80°，在患腿启动摆动相时用另一只手快速拍打髋关节屈肌，直到足跟着地为止。

7. 直线行走：在地上贴一条胶带或用油漆画一条直线，患者向前走，每一步都要横跨在直线上。

8. 侧方交叉步行：向健侧步行时，治疗师站在患侧，一手扶住患侧骨盆，另一只手放在健侧肩部，健腿向侧方迈一步，患腿从健腿的前方跨过去，动作过程中保持双腿平行。向患侧步行时，治疗师仍站在患侧，一手放在髂嵴上使患侧躯干延长，另一手放在对侧骨盆使体重侧移至患腿，健腿从患腿前面向患侧跨。

（八）作业治疗

作业治疗是指通过应用有目的、经过选择的作业活动，对身体、精神、发育有一定功能障碍或残疾所致不同程度地丧失生活自理和职业能力的患者，进行治疗和训练的一种康复治疗方法。常见的训练包括如下：

1. 上肢近端控制训练：肩胛骨灵活性训练、肩胛带负荷训练、滚筒训练、磨砂板训练等，通过训练，使上肢功能得到最大的恢复。

2. 手功能训练：木钉板训练、对指功能的练习、分指动作的练习，提高精细动作的准确性，恢复功能手。

3. 日常生活活动能力训练：床-轮椅转移训练、进食训练、洗漱动作训练、穿衣动作训练等，使患者提高自己日常生活能力，能独立自理。

（九）物理因子治疗

1. 针对脑部病灶的治疗：如碘离子直流电导入法、超声波疗法、经颅电刺激及经颅磁刺激疗法等。有利于脑部病灶的吸收、消散及侧支循环形成，改善脑组织的血供和代谢。用法：一般每天 1～2 次，每次 15～30 分钟。

2. 针对瘫痪肢体的治疗：（1）电脑中频：用肌萎缩处方及电体操处方，肌萎缩处方电极置放在肢体大肌群及肩胛带肌上、电体操处方电极置放在伸腕肌、踝背屈肌及肩胛带肌上。每次各 20～30 分钟，每天 1～2 次。

（2）功能性电刺激：电极置放在伸腕肌、踝背屈肌及肩胛带肌上。每次各 20～30 分钟，每天 1～2 次。

三、感觉功能障碍

浅感觉和本体感觉是进行运动的前提，脑出血患者常常存在偏身感觉障碍，它对躯体的协调、平衡及运动功能有明显影响。由于感觉的减退、迟钝和丧失，还易造成烫伤、创伤以及感染等，所以指导患者在患侧肢体未恢复感觉前应用视觉与健侧肢体对其进行保护，如用健手测试水温，用眼睛观察患侧周围的事物，避免意外烫伤和损伤等。

对于脑出血的患者应进行感觉功能的评定以了解是否有本体感觉的缺失，从而避免在康复过程中忽略对感觉功能恢复训练。

（一）浅感觉障碍训练

对于浅感觉障碍患者可对患肢进行冷热水交替浸泡刺激，或于运动治疗过程中穿插轻拍、毛刷轻擦等促进浅感觉恢复。

（二）深感觉障碍训练

将感觉训练与运动训练结合起来，如在训练中对关节进行挤压、负重；充分利用健肢引导患肢做出正确的动作并获得自身体会。

在患侧各关节处使用弹性绷带缠绕后，进行被动和主动运动；将音叉放置于关节骨隆起处训练振动觉。

用手轻捏手指、脚趾远端，两侧并做不同方向运动，让患者感觉并判断。

视觉生物反馈训练，即镜前训练，使关节位置感觉通过视觉得到补偿。

放置训练，将上肢或下肢保持在一定的空间位置，反复训练直到患者自己能完成这一动作。

四、认知功能障碍

认知功能是大脑的高级功能之一，早期的认知障碍详细评定和针对性康复是脑出血后康复的重要部分，在康复过程中也必须考虑患者的精神状态和情绪行为等相关因素。认知康复应包括提高认知行为能力、弥补认知行为缺陷两方面内容。

（一）认知功能障碍的评定

首先通过简易精神状态检查量表（MMSE）进行认知功能筛查，异常者，根据患者临床症状确定是否允许进行更进一步的细致评定。注意力障碍包括视觉水平、集中能力、分散能力以及持续性检查；记忆力包括韦氏记忆及临床记忆测验；执行能力包括开始、终止及自动调节能力评定；失认症包括视觉、听觉及视空间认知功能评定；失用症包括意念运动性、意念性及肢体运动性失用。

（二）认知功能障碍的治疗

认知功能康复治疗需重点关注患者的注意力问题，在干预记忆、语言、抽象思维等复杂功能前要尽量保障患者的注意可持续时间，注意力涣散将直接影响患者整体的康复效果。可通过视觉注意训练，根据警觉水平安排训练时间，于警觉水平最高时安排高警觉要求的任务，每日记录治疗维持时间，对患者的进步予以鼓励。随着患者病情进一步稳定，对于认知功能障碍患者逐步增加系统认知功能训练内容。

康复训练过程中，认知康复更要注重与患者及家属密切合作，家庭成员提供重要的帮助，才能使患者注意和记忆等认知功能取得有意义的进展。

五、吞咽功能障碍

吞咽障碍是脑出血患者的常见症状，常对患者的生理、心理健康造成严重影响。在生理方面，吞咽功能减退可造成误吸、支气管痉挛、气道阻塞窒息以及脱水、营养不良，脑出血后误吸与进展为肺炎的高危险性有关，导致住院时间延长，住院费用升高。常用于吞咽功能评估的方法包括洼田饮水试验、反复唾液吞咽试验、吞咽造影等。

对有吞咽障碍的患者建议应用口轮匝肌训练、舌运动训练、增强吞咽反射能力的训练、咽喉运动训练、空吞咽训练、冰刺激、神经肌肉电刺激等方法进行吞咽功能训练，以改善脑出血患者的吞咽障碍并促进其恢复正常的饮食功能。

（一）口轮匝肌训练

可以改善食物从口中漏出或提前溢出。让患者面对镜子进行紧闭口唇的练习。对无法主动闭锁口唇的患者，可予以辅助。当患者可以主动闭拢口唇后，可让患者口内衔系线的大纽扣，治疗师牵拉系线，患者紧闭口唇进行对抗，尽量不使纽扣脱出。

（二）舌运动训练

让患者向前及两侧尽力伸舌，避免头部和下颌的代偿，伸舌不充分时，可用纱布裹住舌尖轻轻牵拉，然后让患者用力缩舌，促进舌的前后运动；通过以舌尖舔吮口唇周围，练习舌的灵活性；用压舌板抵抗舌根部，练习舌根抬高等。

（三）增强吞咽反射能力的训练

用手指快速地抓摸口、面颊部肌肉，按摩下颌下方和甲状软骨处皮肤，都可引起下颌的咀嚼运动和舌部的运动，从而启动吞咽动作。此方法适用于口中含有食物却不能产生吞咽动作或吞咽启动延迟的患者。

（四）冰刺激

进食前使用冰冻棉签轻轻刺激患者舌根、软腭、腭弓以及咽后壁，并嘱患者做吞咽动作，如有呕吐反射即应终止刺激；或使用冷热食物交替进食；或用冰水或薄荷水漱口。此方法适用于口腔感觉较差的患者。如患者流涎过多，可对患侧颈部唾液腺行冷刺激，至皮肤稍发红。

（五）神经肌肉电刺激

1. 低频电刺激：临床用于吞咽障碍治疗常用的类型是神经肌肉电刺激疗法，可以辅助强化肌力，帮助喉上抬，增加咽部肌肉收缩的力量和速度。治疗频率为 30 ～ 80Hz，治疗时间为每次 30 ～ 60 分钟，每天 1 ～ 2 次，每周 5 天。

2. 中频电刺激：临床上针对吞咽障碍使用的中频电刺激治疗为正弦调制的中频电疗，主要适用于口腔期吞咽障碍患者，不仅可用于正常神经支配的肌肉刺激，还可用于失神经支配的肌肉刺激。

除了吞咽功能恢复的康复外，营养给予方式对于吞咽障碍的患者亦相当重要。营养给予方式的管理，如改变食物的性状、减少进食时的干扰、坐位进食、降低进食速率、减少一口进食量等，这些策略可以降低患者误吸的风险。同时不容忽视对患者及长期照顾者的健康指导作用，避免因护理不当导致并发症的产生。

六、言语 - 语言功能障碍

言语 - 语言功能在我们日常生活中占有重要的地位。首先我们需要区分两者之间的定义，语言是指听、说、读、写能力；而言语指口语表达的能力，是个体通过语言交流的一个过程。中风导致的语言障碍主要为失语症，言语障碍主要为构音障碍。

（一）构音障碍

1. 构音障碍的评定：言语表达评定，确定患者构音障碍的存在与否、类型及严重程度。评定方面包括构音器官、构音运动、发音评定、交谈评定。评定内容包括呼吸评定（如呼吸支持和呼吸控制）、发声（发音能力）、共鸣（鼻音的程度）、语调和清晰程度等。

2. 构音障碍的康复：包括一般性的训练（放松训练、呼吸训练、喉部按摩、发声训练）和针对性治疗方法（构音器官的训练、克服鼻音化的训练、克服费力音的训练、克服气息音的练习、语调训练、增强或替代交流系统的运用）。

（1）喉部按摩手法：用于缓解发声功能亢进相关喉部肌群的过度紧张。方法：用食指和中指环绕舌骨，两指分别向后两侧滑动，直到触及舌骨大角；手指触及舌骨末端，做打圈运动，从甲状软骨凹处中部开始向后重复上述打圈运动；再找出甲状软骨的后界（大概位于胸锁乳突肌的中点部位），重复此步骤；用手指触及甲状软骨的上端，开始轻缓的向下滑动，并不时地向两侧滑动。治疗过程中可嘱患者发延长的元音，并录制音质和音调的情况，其降低考虑患者喉部发声位置的降低，喉部的紧张程度得到缓解。喉部按摩时间一般为 10 ～ 20 分钟，必要时可适当休息。

（2）呼吸训练：①坐位。②自主呼吸：尽量延长呼气，鼻吸气，噘嘴呼气。③数数：一口气数 1，2，3，4……21。④呼吸短弱：卧位或坐位，治疗师可于吸气末按压患者腹部，帮助患者增加膈肌的运动。⑤增加肺活量：双上肢举起，吸气，放松时呼气。⑥增加气流：吹气球、吹泡泡、吹蜡烛等。

（3）发音器官训练：①下颌运动：张口、闭口、下颌前伸、左右侧移。②唇运动：噘唇、示齿、咂唇、闭唇、鼓腮。③舌运动：前伸、左右摆动、后卷、环形"清扫"、抗阻运动。④软腭运动：用力叹气，用冰、毛刷刺激软腭的同时让患者发"a"音。⑤交替运动：颌（张、闭口运动）、唇（前噘、后缩）、舌（伸出、缩回、左右摆动）。

（二）失语症

1. 语言功能障碍的评定：失语症临床主要表现为找词困难、错语、刻板语言、听理解障碍、阅读不能等。其评定内容包括听理解、口语表达、复数、命名、阅读、书写能力等。对于受损严重的患者可以通过手势、绘画进行评定。

2. 语言功能障碍的康复：脑出血早期失语症患者的康复目标主要是促进交流的恢复，帮助患者制订交流障碍的代偿方法，以及教育患者周围的人们，促使其与患者积极交流，减少对患者的孤立，满足患者的愿望和需求。

早期可针对患者听、说、读、写、复述等障碍给予相应的简单指令训练、口颜面肌肉发音模仿训练、复述训练，口语理解严重障碍的患者可以试用文字阅读、书写或交流板进行交流。

失语症治疗的康复手段少，治疗难度大，所需时间长，疗效产生慢，效果不明显，与患者及家属快速恢复交流的意愿形成很大的落差。因此在康复过程中应加强失语症患者的宣教，尤其是对患者家属的宣教，同时要辅以必要的心理辅导。

七、二便功能障碍

脑出血后患者由于神经源性膀胱容易导致尿潴留和（或）尿失禁，由于神经损伤导致膀胱和（或）尿道功能障碍进而产生感染及其他并发症产生，甚至导致肾功能衰竭。

尿动力学检查是诊断及评估脑出血患者尿路功能的金标准。根据 Madersbacher 分类，将神经源性膀胱分为 4 种，分别为：逼尿肌、括约肌均过度活跃，逼尿肌过度活跃伴括约肌活动不足，逼尿肌、括约肌均活动不足，逼尿肌活动不足伴括约肌过度活跃。

对于脑出血早期患者，可留置导尿管，预防膀胱过度尿潴留；保持引流通路的密闭性，以避免细菌逆行感染；或者采用间歇导尿协助膀胱排空，导尿频率为 4 ~ 6 次 / 天，导尿时膀胱容量小于 400mL；积极治疗原发病，创造条件早拔除经尿道留置的导尿管，加强会阴及尿道口清洁，避免泌尿系感染。

八、心肺功能障碍

脑出血患者由于长期卧床不动可导致严重的心血管功能障碍。脑出血后适当的康复训练有利于心血管适应性，通过提高作业负荷、步行速度、步行距离以及有氧代谢能力均有利于提高患者的心血管能力，下肢肌群具备足够的力量的脑出血患者，建议进行增强心血管适应性方面的训练如活动平板训练、水疗等。

在意识障碍及吞咽困难状态下发生的误吸是导致卒中后相关性肺炎的最主要原因。在系统并发症导致的脑出血死亡中，肺部感染也是最常见的原因。应加强呼吸道管理，尽早进行呼吸功能康复，预防和治疗吸入性、坠积性肺炎，减少气管切开的风险。对已经气管切开的患者，积极加强呼吸功能康复，防止胃食管反流和误吸，能缩短机械通气时间、封管时间，可尽早拔除气管套管，改善心肺功能，减少住院时间，为将来的系统康复打下基础。

呼吸功能康复的主要内容包括呼吸道管理、手法震动排痰、胸廓活动度训练和抗阻训练、腹式呼吸训练等。目的是增加咳嗽的效率，保持或改善胸廓的活动度，改善呼吸肌的肌力、耐力及协调性，改善肺通气，提高呼吸功能，从而增强患者整体的功能。

九、心理障碍

脑出血后患者因各种功能障碍以及控制能力下降，使患者在发病后即产生害怕丧失独立活动能力的焦虑、抑郁情绪。对于产生这些情绪的患者，应适当进行心理社会康复干预，要为患者努力营造一个积极的、支持性的环境，并协助家属帮助患者建立各方面适当的应对策略。

十、并发症

（一）痉挛

痉挛是一种以速度依赖性张力牵张反射（肌张力）亢进，伴有腱反射亢进为特征的运动功能障碍。偏瘫患者的患侧肌肉不同程度地存在着痉挛，可引起关节畸形、疼痛，阻碍随意的肌肉控制，影响患者康复训练。但痉挛另一方面有利于循环，避免深静脉血栓形成，起到保持某种姿势的作用。因此在临床上，对于缓解痉挛的需求，我们得明确治疗的目的和必要性。

1. 消除诱发因素：常见的诱发因素有尿路感染、便秘、压疮、深静脉血栓、疼痛、精神紧张因素（焦虑、抑郁）、过度用力、疲劳等。

2. 手法治疗：（1）牵伸训练：针对痉挛肌群做牵伸训练，牵伸要缓慢并在关节活动末端保持 5 ～ 10 秒，一般重复 5 次。（2）肌腱挤压法：

治疗师对痉挛肌肉的肌腱进行长时间的挤压，通常每次挤压 10 秒左右，重复 3 次。

3. 运动训练：利用神经生理学疗法和运动再学习方案，对患者进行功能性训练，改善患者的肢体控制能力，可有效减轻痉挛对肢体运动功能的影响。

4. 药物治疗：巴氯芬、替扎尼定、丹曲林和苯二氮䓬类是常用的口服药物。

5. 肉毒毒素局部注射：对于局部肢体肌肉痉挛影响功能患者，建议使用 A 型肉毒毒素局部注射治疗，目前是治疗局灶性痉挛的首选方法。

（二）肩痛

肩痛是脑出血后常见的一种并发症，患者多为活动关节时出现疼痛，严重时静息时出现自发疼痛，会对患者的康复训练与休息造成严重的干扰，对上肢运动功能及日常生活能力的恢复均有不利的影响。对于肩痛的预防，我们应注意正确的姿势与体位，避免不正当的康复训练手法所造成的损伤。目前的治疗方法主要分为 3 种。

1. 现代康复技术：针对肩关节局部的方法如功能性电刺激、神经肌肉电刺激、热疗、冷疗等物理因子治疗及吊带、肩关节支撑、体位摆放等。针对神经损害和异常运动模式的方法，如 Bobath、Brunnstrom、PNF 技术。

2. 药物治疗：包括激素、消炎止痛药、局部麻醉药物和抗痉挛药物等。

3. 手法治疗：主要是通过手术治疗，松解挛缩固定，去除异位骨组织，恢复肩部的活动度。

（三）肩手综合征

肩手综合征，又称为反射性交感神经营养不良，患者主要表现为肩关节及手部肿痛、活动受限或伴有皮色改变。作为常见并发症之一，肩手综合征常在脑出血后一至三个月内发生，最早在发病后的第 3 天，临床表现为疼痛、肿胀，不予以治疗，将导致永久性手及手指的畸形。为预防和治疗肩手综合征，患者无论处于何种体位，均要注意良肢的正确摆放，除此之外，还可通过以下方法治疗。

1. 压迫性向心缠绕：以一根粗 1～2 毫米的长绳，对患肢手指、手掌、手背做向心性缠绕，至腕关节以上，随后立即除去绕线。反复进行可减轻水肿，促进周围血管收缩舒张自行调节机能。

2. 物理治疗：（1）冰水浸泡法：冰与水按 2 ：1 比例混合，同健手共同浸入混合水中，并使整个手掌浸在水中，时间以健手能耐受为度，浸泡时间约 30 分钟，两次浸泡之间有短暂的间隔。此法在早期非常有效，可消肿、止痛并解痉。但应注意避免冻伤和血压升高。

（2）冷热水交替法：可有效促进血管收缩以及微扩，改善交感神经的紧张性。取 40℃ 的温水一盆，另外 10℃ 左右的冷水一盆，先将患手放在温水里浸泡 10 ～ 15 分钟，拿出来放在冷水里浸泡 10 分钟，照此方法，每天早晚各一次。

（3）物理因子疗法：经皮神经电刺激、光疗、超声波疗法、温热磁场治疗、电反馈治疗、气压治疗，以及早起矫形器等，都具有良好的治疗效果。

3. 主动运动：治疗中尽可能让患者做主动运动，即使手完全瘫痪，也应结合有主动功能的肌肉进行锻炼。例如让患者仰卧，上肢保持上举，往往能刺激伸肘肌活动。肌肉收缩为减轻水肿提供了良好的泵的作用。

4. 被动运动：肩关节的被动运动可以防止出现肩痛，维持各关节的活动度，手和手指的被动活动也应该非常轻揉，不应引起疼痛。所有活动应在患者仰卧位，上肢上举有利于静脉回流的情况下进行活动。水肿减退，疼痛减轻后关节活动度会很快恢复。

5. 肌内效贴技术：可以改善循环，消除消肿；皮肤及肌肉同时被刺激，通过肌内效贴增加了皮肤与肌肉的间隙，直接减轻了皮下痛觉感受器的刺激达到减轻疼痛的作用。

6. 固定治疗：早期应适当应用肩固定带，以防止肩关节脱位，并要防止肩关节的过度牵拉。

7. 药物治疗：类固醇激素和非甾体消炎药，或肩关节腔内及腱鞘注射对肩痛有较好的效果。

8. 手术：掌指关节掌侧的腱鞘切开或切除术，患侧手指痛消失，肩关节痛也可减轻或消失。

第二节 中医综合康复

中风病的中医康复治疗源远流长，具有独特的康复理论及显著的临床疗效，其以中医学整体观念和辨证康复理论为指导，针对中风病患者脏腑、气血、阴阳紊乱的病机进行调治，通过针灸、推拿、拔罐、贴敷、中药内服或外用等各种传统康复治疗手段，以达到平衡阴阳、调理脏腑、疏通经络、行气活血等目的，从而改善和促进各种功能障碍的恢复。

一、针灸

对于脑出血患者，早期针灸康复有利于改善大脑局部血液循环，促进缺损神经功能的恢复，促进功能障碍的恢复。

（一）体针

体针是应用毫针刺激十四经腧穴及经外奇穴，以纠正或改善中风病患者各种疾病状态的一种针刺方法，其调节的脏腑经络范围较广，具有整体调节和双向调节的特点，适用于脑出血后的任何时期。

1. 中风先兆

治法：调神通络。

取穴：上星、百会、印堂、肩髃、曲池、足三里、阳陵泉。加减：眩晕为主者加头维、风池；伴有夜眠不安者加四神聪、神门；烦躁者加太冲、合谷。

操作：上星平刺；百会直刺；印堂斜刺，施捻转提插补法；肩髃，提插泻法；曲池，以麻胀感到达食指为度；足三里，提插补法；阳陵泉，提插泻法；风池，捻转补法；头维，捻转泻法；四神聪、神门捻转补法；合谷、太冲呼吸泻法。留针时间：30分钟。疗程：7～10天为一疗程。

2. 中经络

治法：醒脑开窍，疏通经脉。

取穴：内关、人中、三阴交、极泉、尺泽、委中。加减：手指握固者加合谷、八邪；上肢不能伸者加曲池。

操作：内关，施捻转提插泻法；继刺人中，用雀啄手法；三阴交，施提插泻法；极泉，施提插泻法；尺泽，施提插泻法；委中，施提插泻法。留针时间、疗程同上。

3. 中脏腑（闭证）

治法：启闭开窍。

取穴：①内关、人中；②十宣放血；③风府、气舍。

操作：内关、人中刺法同前，十宣以三棱针点刺，挤压出血。每穴出血达 1 ~ 2mL。风府直刺 2 ~ 2.5 寸，施提插泻法。留针时间、疗程同上。

4. 后遗症——口眼㖞斜（中枢性面瘫）

治法：益髓充脑，疏调经筋。

取穴：风池、太阳、下关、地仓透颊车、健侧合谷。加减：㖞僻日久而且局部肌肉萎缩者，在萎缩的局部刺络拔罐。下关、颊车加灸疗。眼睑不能闭合为主者，在上下眼睑施围刺法，隔 0.1 寸一针。

操作：风池施捻转补法；太阳透向颊车；迎香或地仓，施提插泻法；下关捻转泻法；地仓透向颊车，施提插泻法；合谷捻转泻法。留针时间、疗程同上。

5. 失语

治法：调神开窍。

取穴：①上星透百会、风池、印堂；②金津、玉液、天柱、廉泉。

操作：风池、上星、百会、印堂刺法如前述，金津、玉液用三棱针点刺放血。廉泉施合谷刺法，通里施捻转泻法。留针时间、疗程同上。

6. 上肢不遂

治法：疏通经络。

取穴：风池、极泉、尺泽、合谷、八邪、肩髃、曲池、外关。

操作：风池、极泉、尺泽刺法同前；合谷针尖方向先透向大指，继透向三间处，施提插泻法；八邪施提插捻转泻法；外关施提插泻法；肩髃、曲池刺法同前。留针时间、疗程同上。

7. 肩关节痛

治则：疏筋通痹。

取穴：肩髃、肩内陵、肩外陵、人中、肩贞、肩中俞、肩外俞、痛点刺络拔罐、条口。

操作：肩中俞、肩外俞，平刺捻转泻法；条口做捻转提插泻法；人中刺法同前；肩髃、肩内陵、肩外陵、肩贞均施提插泻法。留针时间、疗程同上。

8. 下肢不遂

治则：疏经活络，培元补肾。

取穴：委中、三阴交、环跳、阳陵泉、昆仑、风市。

操作：三阴交的刺法同前；委中，施提插泻法；环跳以电击感到达足趾为度；风市提插泻法；昆仑捻转泻法。留针时间、疗程同上。

9. 足内翻

治法：平衡阴阳二跷。

取穴：解溪、丘墟透照海、昆仑、筑宾。

操作：解溪捻转泻法；丘墟透向照海，捻转补法；昆仑、筑宾提插泻法。留针时间、疗程同上。

（二）电针

临床上应用电针时需与针刺疗法和头针疗法相结合，有助于中风病患者的康复。电针的应用原则主要在于穴位选取和输出波形选择两个方面。

1. 穴位选取：与体针大致相同。但须选取两个穴位以上，一般选取同侧肢体 1～3 对穴位为宜。

2. 波形选择：临床较多选用连续波或疏密波，多选用较快频率（200次／分以上），以患者能耐受为限。

对于中风病痉挛期患者，应用体针＋电针会加重痉挛，因此对于此类患者应慎用。

（三）头针

头部经脉聚集，手足三阳经皆会于头，针刺头穴可涉及多经多穴，加强局部血液循环，疏通多经气血。对于脑出血患者，选穴多为运动区、感觉区、足运感区，针对不同症状选择不同配穴。如偏侧运动障碍，取对侧运动区；下肢瘫，取对侧运动区上 1/5，对侧足运区；上肢瘫，取对侧运动区中 2/5；头面部瘫痪、流涎、口眼㖞斜、运动性失语，取对侧运动区下 2/5；偏身感觉障碍，取对侧感觉区等。

头针的康复疗法多为快速进针，快速捻转，300 次 / 分钟左右，可持续行针 2 ～ 3 分钟，留针 15 ～ 20 分钟。7 ～ 10 天为 1 疗程，也可隔天施针。

（四）耳针

耳与经络之间联系密切，一旦机体的某一部位出现病变，其相应的耳穴就会出现变化，如痛敏感、变形、变色等，同样刺激某些耳穴也可治疗相应部位的疾病。对于脑出血后患者，通常选取肾上腺、心、肝、脑干、皮质下、神门等部位，虚证多埋针或压丸，实证则强刺激或在耳尖部点刺放血。可用耳穴探针寻找穴位，用毫针刺，留针 15 分钟，隔日 1 次。或用埋针法，将皮内针在穴位处包埋，3 天 1 次。

（五）刺血疗法

对脑出血偏瘫患者，太阳、曲泽刺出血，每个穴位出血量 5 ～ 15mL，多者可达 30mL。

二、推拿

推拿不仅可用于中风病后遗症期，亦可用于早期肢体功能的康复，正确的推拿对防止误用综合征、偏瘫并发症，如肩手综合征、肩痛等具有较好的康复效果。对于病情稳定、无意识障碍的患者，即可进行推拿。推拿的部位主要以头面、躯干和患侧肢体为主，尤其是各关节部位为主。对于早期、体弱、高龄的患者，推拿过程用力要轻，用时要短，每次 20 ～ 30 分钟为宜，1 日 1 次，10 日为 1 个疗程。对于晚期、体质好、偏瘫较轻的患者，推拿力度可稍大，用时可延长，每次 40 ～ 50 分钟，1 日 1 次，15 日为 1 个疗程。若患者在推拿过程中出现头晕、心悸、胸闷等，要立即停止。

（一）肩痛

患者取端坐位，医者以捏、拿、滚、揉等手法对患者颈肩背部肌群进行推拿，点按部位重点部位为冈下肌、大圆肌、下圆肌等肩胛骨背面肌群及斜方肌、后斜角肌、三角肌等，以酸胀为宜，同时指导患者被动活动，包括上肢屈伸、旋转等。

（二）肩手综合征

医者一手握住患侧肘部，一手用滚法、一指禅推法施力于患者颈部、肩周、上臂等位置，往返数次，配合轻摇，患臂被动地外展、外旋、内收、屈曲等，手法深透有力。点按天宗、肩俞、肩井、肩贞等腧穴，以酸胀麻痛感向肩臂上肢远端放射。双手搓臂，由肩到臂，配合轻抖，反复数次。

（三）痉挛状态

患者取仰卧位，沿着经脉对患者的头部、上下肢、足部分别以按、揉、拿等手法进行按摩，主要以上下肢的肩关节、肘关节、膝关节等为主。上下肢主要以弹拨法法为主，重点部位在于肱二头肌、肱桡肌、肱骨内上髁、内收肌、股四头肌、小腿三头肌的肌腱附着处，力量深透有力，酸胀为度，每处 1～2 分钟。

三、灸法

灸法具有温经通络、活血化瘀、回阳固脱等作用，可弥补针灸之不足。对于气虚、阳虚及血虚者，可用灸法治疗。对于热证、阴虚及阴虚火旺者，多不选用灸法。对于昏迷、认知障碍、感觉减退的患者，注意不要灼伤皮肤。在施灸的过程中，应避免体位变动，以防止烧伤皮肤或烧损衣被。

（一）偏瘫

取穴：百会、风池、大椎、肩井、曲池、间使、足三里。

操作：可用麦粒灸灸上述穴位，除足三里为 5 壮外，其余均为 3 壮。

（二）尿失禁 / 尿潴留

取穴：腰骶部、关元、气海、双足三里、双三阴交、双涌泉。

操作：取适合规格的艾箱，将点燃的艾条置于艾箱内，待艾箱温热后，在施灸部分垫 2 层毛巾后放置艾箱，25～30 分钟后撤去。

（三）便秘

取穴：天枢、下脘、中脘、关元、气海。

操作：穴位区常规无菌操作后用 0.35mm×50mm 针灸针，直刺进针 2 寸，轻微提插捻转至局部酸胀感，于针柄插入 2cm 艾条，待艾条燃尽后取针，每日 1 次。

（四）肢体痉挛

取穴：手少阳、手少阴兼取足太阳、足少阴经为主，穴取中渚、阳池、外关、天井、尺泽、列缺、鱼际、委中、承山等。

操作：艾条悬灸，每穴 5 分钟，以皮肤潮红为度。

四、刮痧

刮痧可促使人体内的病理代谢产物通过皮肤排泄出来，从而起到预防及治疗疾病作用。对于凝血功能异常的患者应慎用刮痧疗法。每次刮痧操作以 20 ～ 25 分钟为宜，间隔 5 ～ 7 天或患处无痛感时再实施。

（一）中经络

取穴：夹脊穴、膀胱经及四肢诸阳经所过之处，对血压偏高者可加取桥弓穴及足底（以涌泉为主），避免导致血压过低，最好不同时刮两侧的桥弓穴。

操作：由上而下顺刮，并时时蘸植物油或水保持润滑，以免刮伤皮肤，一般每处刮 2 ～ 4 条，每条长 2 ～ 3 寸即可。刮完后应擦干油或水渍，并在青紫处抹少量驱风油，让患者休息片刻并保持情绪舒畅。

（二）肩痛

取穴：肩髃、肩髎、曲池、手三里等穴进行点刮，沿经络循行方向面刮，顺经络为补，逆经络为泻。

操作：患者取健侧卧位或坐位，暴露患侧，注意保暖，然后用水牛角制成的长方形刮痧板蘸取中药液，与皮肤成 45°，刮拭力量以患者可耐受为宜，先轻后重，缓缓而行，以局部皮肤出现发红或红紫色痧点为度。刮痧结束后，嘱患者饮一杯温开水，以促进痧毒排出，刮痧每 5 日进行一次。

五、拔罐

拔罐方式多种多样，有留罐、闪罐、走罐、刺血拔罐、针罐等，对于改善中风后局部麻木及中风后偏瘫诸证有较好的治疗作用。

（一）感觉麻木

取穴：感觉障碍区域或穴位。

操作：常规无菌操作后，用梅花针由上到下，由轻到重均匀叩刺，以局部皮肤充血潮红轻微出血为度，然后用无菌干棉球擦去血迹，再取 3 ～ 4 只玻璃罐，在叩刺部位依次拔罐，留罐 6 分钟，隔日 1 次。

（二）肩痛

取穴：偏瘫肩痛患者肩部常见痛点。

操作：采用刺血拔罐法，用三棱针点刺放血 3 ～ 5 滴，再用闪火法闪罐数次后留罐，至瘀血流尽起罐，隔日 1 次。

（三）中风后偏瘫诸证

取穴：督脉（大椎至腰阳关）、足太阳膀胱经第 1、第 2 侧线（肺俞至关元俞，魄户至志室）。

操作：用走罐法，隔日或 3 日 1 次，每条线走 5 ～ 10 次，至局部出痧为度。

六、传统运动疗法

传统运动疗法源于古代的导引术，通过锻炼可以活络关节，提高肌力，增强肢体的柔韧性和平衡能力，在脑出血后恢复期和后遗症期具有较好的辅助康复作用。但传统疗法亦是一种体力活动，在应用时要掌握好运动量，以每次运动后无疲劳或微疲劳感为宜。

（一）五禽戏

方法：五禽戏由 5 种动作组成，分别是虎戏、鹿戏、熊戏、猿戏和鸟戏。练习时要求每种动作都是左右对称各做 1 次，中风患者每日可锻炼 4 ～ 5 次，每次 10 分钟，练习时应尽量选择空气新鲜之处。

作用：可改善患者偏瘫步态，防止肌肉萎缩，并提高人体各关节运动的协调性和平衡能力。

（二）八段锦

方法：八段锦对于四肢、头颈、躯干等均有良好的锻炼作用，患者练习时应注意调匀呼吸，口微闭，舌抵上腭。其运动量应根据患者具体情况而定，体质强壮者动作幅度可稍大，次数可增加，一般每个动作做 10 ～ 15 次，每天做 1 ～ 2 次即可；年老体弱者，则相反。

作用：适用于肢体运动功能障碍较轻的患者，增强关节灵活度，保持身体协调平衡。

（三）太极拳

方法：练习过程要放松身体，呼吸平顺，气沉丹田，动作协调、均匀、连贯。练习过程应掌握运动量，一般每天练习 1 小时左右，体弱者根据自己身体情况适当调节运动量。

作用：改善患者运动协调性和平衡性。

七、藏医药治疗

藏医将脑出血急性期、恢复期及后遗症统称为白脉病，属于内脏白脉病的一种。中风病在藏医学中也需要辨证施治，其辨证治疗根据临床表现而确定，采用内治疗法、外治疗法、内外相结合的综合治疗方法。

（一）外治疗法

外治疗法是藏医治疗中风的特色疗法，是在传统藏医的理论指导下，采用器械（含手法）和外用药物等从体表对机体进行干预，以达到治疗、康复、预防的目的。具体可分为艾灸、放血、外敷、药浴、搽药按摩等。如对于中风后肢体障碍引起的肿胀、疼痛等症状，可通过外涂舒筋通络、消肿止痛的药物，如用青鹏软膏、白脉软膏涂抹患侧。

（二）内治疗法——辨证选用口服藏药

藏医通过望诊、尿诊、脉诊等收集临床资料，针对患者的临床表现采用不同的治疗方法。针对身体左侧发病、以湿冷为主、尿液白黄色的隆滞布病，多以口服藏药三十五味沉香丸、八五散（即八位沉香散和五味石榴散的调配）、二十五味珍珠丸、七十味珍珠丸、如意珍宝丸等。针对以身体右侧发病，肢体麻木，舌、尿象偏红的查滞布病，多以二十五味余干子丸、二十五味珊瑚丸、二十四味沉香丸、二十五味珊瑚丸等进行治疗。这些药物在中风病的治疗中起到醒脑开窍、舒筋通络、镇惊息风的作用。

八、其他方法

（一）中药封包治疗

对象：颈项肩臂酸痛、头晕、腰膝酸软、腹胀便秘、小便难解或局部酸软疼痛者。

方法：可用四子散（莱菔子、白芥子、紫苏子、吴茱黄各100g）装入封包，置于微波炉中加热，或将药物放于锅中翻炒烫热再装入封包，或者后置于局部，每次20分钟，每日1～2次，2周为1疗程。

（二）中药熏洗沐足

对象：中风后下肢远端肿胀疼痛及运动后疲劳患者。

药物组成：中风后下肢远端肿胀疼痛用活络舒筋洗剂（由桂枝、细辛、透骨草、乳香、没药等组成）。中风后体力低下、运动后疲劳用方：续断20g，桑寄生15g，狗脊15g，艾叶30g，鸡血藤20g，伸筋草20g，川芎5g，红花5g，川椒15g，松节20g，煎煮待用。

操作：用沸水浸泡搅拌20分钟，倒入足浴盆中，先熏蒸双足，至温度适宜时将双足置于药液中浸泡，可配合足底按摩，至药液凉为止。可每日1次，7～10天为一疗程。

（三）冷热中药交替浸泡疗法

对象：中风后肩手综合征肿胀疼痛患者。

操作：舒筋活络洗剂，1次1包，每日2次。每包用清水3000～4000mL浸泡20分钟，然后煮沸5分钟，倒入盆中，调至45℃左右，另用一盆清水调至10℃左右。以患肢肘以下交替浸入两盆水各2～3分钟。总时间以半小时左右为宜。

（四）辨证音乐疗法

对象：情志内伤患者。

操作：根据不同证型选择不同的音乐，如肝火亢盛者，可给予有商调式音乐，有良好制约愤怒和稳定血压的作用，如《江河水》《汉宫秋月》等；如阴虚阳亢者，可给予羽调的音乐，其柔和清润的特点可有助滋阴潜阳的作用，如《二泉映月》《寒江残雪》等。

（五）中药药枕

1. 类证辨识使用：（1）活络枕：由川芎、细辛等组成，适用于风痰瘀血、痹阻脉络型，气虚血瘀型，痰湿蒙塞心窍型等阴类证患者。

（2）清脑枕：由冬桑叶、冰片等组成，适应于肝阳暴亢、风火上扰型，痰热腑实、风痰上扰型，阴虚风动型，风火扰清窍型及痰热内闭心窍型等属于阳类证患者。

2. 对症使用：眩晕患者，可将夏枯草、菊花、决明子和晚蚕砂匀量装入布袋，制成枕芯枕于头部，通过药物的发散作用以达到清肝明目、息风化痰之功效。

（六）穴位贴敷

对象：脑出血后大便闭结或不畅等，无论阳类证、阴类证，临床辨识属于腑气不通者。

操作：以中医经络学说为理论依据，把通腑醒神胶囊研成细末，用水或药液制成软膏，直接贴敷于脐部，起到通便的效果。

（七）耳穴压豆

对象：脑出血后失眠患者。

操作：用胶布将药豆准确地粘贴于耳穴处，并给予适度的按摩，使患者产生麻、胀、痛等感觉刺激，达到治疗效果。

（八）穴位按摩

对象：腹胀、消化不良患者。

操作：通过按摩腹部相应穴位如神阙、中脘等，改善患者脑出血后因久卧而引起的消化系统症状。

（詹乐昌　陈红霞）

第十三章　脑出血的综合护理

对于脑出血的救治和综合治疗康复，护理在观察评估病情、实施医嘱计划以及全面康复等方面都起着重要的作用。急性期的各项护理措施的落实、并发症的预防，根据患者体质阴阳属性，按照五行、七情、五志等相生相克的指导，在环境、心理、饮食、生活照护、服药、外治等方面给予针对性的护理措施等，都对患者的全面救治、身心康复起着不可忽视的作用，更完善的综合护理措施，往往意味着更好的临床疗效。

第一节　急性期护理

脑出血急性期一般是发病到 1 个月时间，具有较高的病死率和致残率，预后相对较差。临床上需对脑出血患者实施紧急抢救治疗，规范、精细护理是抢救成功和临床治疗康复的关键。

一、病情观察

入院后给予吸氧，保持呼吸道通畅，并予心电监护仪监护治疗。密切观察患者病情有无变化并做到准确记录，主要是神志、瞳孔、生命体征及四肢肌力等情况。如有清醒患者突然发生意识障碍或者意识障碍患者较前加重，生命体征发生改变，瞳孔双侧不等大，肢体活动情况变差等应立即通知医生，可能是脑出血再加重等严重并发症的发生。

二、血压的管理

据研究发现严格控制自发性脑出血的急性期血压水平可减少血肿体积扩大和病情加重的风险[1]。因此，对于出血急性期血压的管理尤为重要。中风发病24小时内应密切监测血压，尽量消除血压波动的相关诱因和减少血压变异性。对自发性脑出血急性期收缩压超过160mmHg的患者，推荐使用静脉降压药物快速控制在收缩压＜160mmHg，同时严密观察血压水平的变化。推荐使用静脉注射药物（如乌拉地尔、尼卡地平等）将血压控制在要求范围。但应当避免使用硝普钠，因其可能具有升高颅内压和抑制血小板聚集的副作用。护理上密切观察血压波动情况，准确用药，用泵控制用药的速度，避免血压下降过快或过低，尽量减少血压波动的相关诱因如大力吸痰、疼痛刺激等。

三、头痛的护理

密切观察患者头痛的部位、性质、程度和持续时间，观察有无伴随症状，如呕吐、颅内高压征象以及再出血等。当头痛突然加重，应立即报告医生，警惕颅内高压与脑疝的发生，遵医嘱给予脱水药物及防治血管痉挛的药物，必要时准备外出CT检查和开颅术前准备，并做好记录。

四、体位与休息

1. 在发病急性期应绝对卧床休息4～6周，避免不良因素等刺激。

2. 颅高压患者应抬高床头30°，有利于颅内静脉回流，减轻脑水肿。

3. 清醒患者告知其在改变体位时动作应轻柔，避免过度活动，加重头部出血。

4. 意识障碍的患者，翻身时应注意保持头颈躯干在同一水平线上，避免颈部扭曲导致脑干移位，出现呼吸抑制等严重并发症。

五、管理颅内压增高因素

1. 避免精神紧张、情绪波动、用力排便、屏气、剧烈咳嗽、打喷嚏等增加颅内压的危险因素。

2. 保持大便通畅，可进食富含纤维素食物，3天未解大便可使用缓泻剂或开塞露，勿高压灌肠。

3. 血压、腹压增高会引起颅内压增高，诱发再出血或脑疝。

4. 注意患者膀胱尿潴留情况，尿潴留会导致患者烦躁，应注意及时解决。

六、满足患者需要，提供舒适的环境护理

1. 室内光线柔和，控制噪声强度在 45 分贝以下，温度在 18℃～22℃，湿度保持 50%～60%。

2. 减少探视，减少不必要的刺激，以免加重头痛，必要时使用镇静药。

3. 合理安排护理操作，集中完成，减少对患者的影响，勿忽视对患者病情观察。

4. 加强生活及基础护理，保持口腔清洁，保持床单整洁、干燥，及时清除分泌物；加强皮肤护理，防治压疮。

七、出院健康指导

1. 保持心情舒畅，避免情绪激动、急躁恼怒等导致疾病再度复发。

2. 平素起居有常，定时作息，避免过度劳累。随天气变化增减衣物，注意保暖，防止外感风寒。

3. 饮食以低盐、低糖、低脂肪、低胆固醇食物为宜，多食新鲜水果、蔬菜及豆制品，不宜暴饮暴食或过饱，忌食辛辣等刺激之品，戒烟戒酒。

4. 保持大便通畅，避免用力过度，以免再发脑出血。经常食用含纤维素多的新鲜水果蔬菜，以润肠通便。

5. 积极治疗原发病，按时服药，勿自行加量减量或停服，注意血压的监测，定期到医院复查。

6. 根据自身的具体情况，采取适当的运动，加强肢体功能锻炼。

第二节 并发症护理

在脑出血的临床医疗工作中，护理质量既是影响其并发症预防的重

要因素，也是并发症治疗的关键部分。

一、卒中相关性肺炎

卒中相关性肺炎（SAP）指临床确诊的原无肺部感染的急性卒中患者出现发热、咳嗽、咳痰、呼吸困难等症状，根据特定诊断程序而确诊的肺炎，于 2003 年由德国科隆大学附属医院 Hilker 等提出，病死率高达 30% ～ 50%。SAP 不是一个新的疾病类型，只是这一类肺炎的发生、发展、转归的过程与脑卒中后机体的功能障碍密切相关。脑出血患者常伴有意识和（或）吞咽障碍所致误吸，不仅是口咽部分泌物、鼻腔慢性炎性分泌物，还有口腔内残渣及胃内容物反流消化液均可引起 SAP 的发生，同时部分患者接受侵入性操作也是原因之一。所以，预防及护理是关键。

1. 入院后予患者评估洼田饮水试验，三级及三级以上尽早留置鼻胃管，高误吸风险患者可留置鼻肠管，予鼻饲饮食，严防误吸发生。保持口腔清洁，及时吸引口腔分泌物，吸痰时动作要轻柔，防止胃内容物反流，胃潴留明显时及时报告医生予胃动力药等。

2. 指导卧床患者呼吸功能锻炼，能下床活动者提倡尽早下床活动。脱水、酸中毒及频繁呕吐的患者应取侧卧位，及时排除呕吐物。卧床患者取抬高床头超过 30° 的卧位，可使用床头角度器精确角度，有效减少上呼吸道分泌物的产生或流入下呼吸道。

3. 注意气道湿化，特别是有人工气道的患者，可以使用加热蒸汽加热加湿器（HHW）、热湿交换器（HME）、雾化加湿、人工鼻（呼吸过滤器）、高流量湿化治疗仪（HFNC）等方法。严格根据患者病情和临床指标，选择合适抗生素，严禁滥用。

4. 加强手卫生，医护工作者在对患者进行呼吸方面的护理及操作前如翻身拍背等要先洗手，护士进行呼吸道相关护理如口腔护理、雾化、吸痰等操作时特别注意避免污染，以此降低外界带入更多微生物的危险。

5. 加强营养的支持，提高患者的机体免疫力，补充水分，保证基本的生理摄入量，并注意保持水、电解质平衡及出入量平衡。

6. 积极配合医生治疗原发病，发热患者予以物理降温治疗及按医嘱用药护理。严重咳嗽患者予以止咳平喘，呼吸困难患者予以氧疗支持及检查血气分析，评估呼吸衰竭类型。

二、脑疝

脑疝是当颅腔内某一分腔有占位性病变时，该分腔的压力比邻近分腔的压力高，脑组织从高压区向低压区移位，导致脑组织、血管及神经等重要结构受压和移位，有时被挤入硬脑膜的间隙或孔道中，从而引起一系列严重临床症状和体征。脑疝不及时治疗不仅会对颅神经、脑血管造成损害，还会产生脑干压迫，发生出血、坏死，严重者可危及生命。脑出血由于大量出血，脑疝发生率很高。脑出血合并脑疝死亡者占44.8%～50.1%，因此治疗脑出血成败的关键就在于及时有效地降低颅内压，减轻脑水肿，预防脑疝形成。

1. 病情观察：严密观察患者生命体征、瞳孔及对光反射情况，了解脑出血部位对患者预后具有重要的意义。防止发生引起颅高压的因素。如果患者剧烈头痛、频繁呕吐、双侧瞳孔不等大、对光反射迟钝或消失、意识障碍程度逐渐加重，可能是脑疝的发生，应配合医师积极抢救治疗。

2. 抢救配合：对脑出血脑水肿患者备好抢救用物，密切观察意识、瞳孔、血压、呼吸、心率等变化，如果发生脑疝，立即通知医生，并建立静脉通道，常规用20%甘露醇125～250mL快速静脉滴注脱水，必要时可配合激素、呋塞米以加强脱水作用。用药期间注意监测患者尿量和电解质的情况。

3. 术前准备：明确病变部位和性质的患者，经知情同意可行手术清除病灶，遵医嘱立即备皮、备血，准备术前和术中用药等。尚未定位者，协助医生立即行脑血管造影、头颅 CT、MRI 检查，协助诊断。

三、继发性癫痫

继发性癫痫是脑出血的常见并发症之一，发生率为3.1%～21.8%，尤其多见于大量脑出血老年患者[2]。脑出血患者一旦发生癫痫，说明患者的病情较为严重，预后较差。

1. 注意观察癫痫发作前的先兆，若出现症状，立即采取安全保护措施，让病人平卧，减少声、光刺激，床旁备开口器、舌钳并有专人陪护，防止意外发生。

2. 发作时防止窒息、自伤、舌后坠，取出假牙，清理呼吸道分泌物，放置牙垫，头偏向一侧，保持呼吸道通畅，保证有效氧疗。

3. 抽搐发作时由于肢体和躯干肌肉剧烈运动，不可用力按压抽搐肢体，避免发生骨折、脱位。精神运动性癫痫应专人护理，适当约束，防止意外事件的发生。

4. 发作时按医嘱使用抗癫痫药物，如地西泮注射液缓慢静脉推注，丙戊酸钠注射液组缓慢静脉泵入。注意观察用药后效果。

5. 密切观察发作部位、持续时间，伴发症状有无肢体瘫痪、意识改变、瞳孔变化、大小便失禁等，并做好记录。

6. 癫痫发作后，注意有无兴奋、躁动以及再发作。

7. 癫痫持续状态者应禁食，防误吸，必要时留置胃管。

四、消化道出血

消化道出血是脑出血常见的并发症之一，其发生率和病死率均高，发生时间多在发病后 24 小时至 10 天，以下丘脑和脑干出血最为多见。其原因主要是脑出血患者颅内压升高，对患者迷走神经造成刺激，胃酸大量分泌，进而对胃黏膜造成了破坏，引发消化道出血。及时诊断和治疗是关键，治疗期间的护理质量对患者病情疗效有较大影响。

1. 病情监测：护理人员应密切观察生命体征，包括血氧饱和度、血压、脉搏、心率、呼吸等，密切观察患者是否存在咳血、呕血、腹痛、便血等症状。每隔 1～2 小时应抽取胃液 1 次，同时观察胃液颜色，如果胃液为鲜红色或者咖啡色，则表明患者消化道症状仍旧未控制，应及时告知医师进行抢救。

2. 积极治疗原发病，降低颅内压，保持水电解质及酸碱平衡，解除机体的持续应激状态，维持生理代谢平衡，纠正低蛋白血症，增强营养及微量元素补充，有助于胃黏膜的再生修复，从而预防上消化道出血的发生。

3. 按医嘱予护胃药静脉给药，通过抑酸保护胃黏膜，使用云南白药改善微循环，缓解胃黏膜缺血，促进溃疡愈合及止血目的。

4. 早期按医嘱予留置鼻胃管，持续胃肠减压，预防性的吸出胃酸减轻对胃黏膜的刺激和对血管的腐蚀。

5. 采用胃内灌洗法，冰生理盐水加去甲肾上腺素胃管注入洗胃，不能止血者，用冰生理盐水加凝血酶胃管注入。

6. 出血量大时，要注意防止发生休克，如出现循环衰竭，应及时补充血容量，监测血常规，按需静脉输注全血或红细胞。

7. 出现顽固性大出血，可在胃镜下进行高频电凝止血，仍止血无效者，危及生命时行手术止血。

8. 饮食护理：对于出血症状未控制者，应禁食水，遵医嘱予肠外营养，防止水、电解质紊乱。出血症状停止 24 小时后，可食用少量的菜汤或米汤，逐渐从流质饮食过渡。

9. 健康教育：护理人员应主动告知患者疾病的相关知识，例如发病机制、临床表现、治疗方案、预后、注意事项等，细致、耐心为患者解答，增强其对自身疾病的了解。

五、下肢深静脉血栓

下肢深静脉血栓（DVT）可发生于任何年龄层，好发于老年人，大量研究表明年龄越大，发生率越高。原因是因为老年人血液中的凝血因子活性较高，小腿肌肉泵作用减弱使血液在比目鱼肌静脉丛和静脉瓣袋内淤滞较重，因此 DVT 的发病率较年轻人高。而中风患者大多数是老年人，常伴有肢体功能障碍，其发生 DVT 的概率大大升高。

1. 若病情允许，提倡患者早活动、早下床、多饮水。注意观察患者肢体的肤温和颜色、足背动脉搏动和肢体有无肿胀等情况，必要时测量双下肢相对应不同平面的周径，若发现双下肢的周径相差 0.5cm 以上时及时报告医生。

2. 如出现疼痛和压痛、肿胀、浅静脉曲张，可能是原发性髂股静脉血栓的形成，应及时通知医生处理。

3. 预防性穿双下肢的弹力袜（长度到膝下即可），禁止患侧下肢补液。

4. 一旦已经发生，急性期应绝对卧床休息 10 ～ 14 天，抬高下肢，保持制动。

5. 保持室温在 25℃左右，下肢抬高至少 20°～ 30°，应高于心脏水平 20 ～ 30cm，促进血液回流，减轻静脉内压力，膝关节屈曲 10°～ 15°，避免膝下垫硬枕，过度屈髋而影响静脉回流。

6. 严禁按摩、热敷，以防止栓子脱落而造成肺栓塞。

7. 遵医嘱准确用抗凝、溶栓、抗聚药物，用药期间密切观察有无出血征象，每4小时观察皮肤、温度、色泽、弹性及肢端动脉搏动情况，每天测量双下肢同一部位的周径，观察肿胀消退情况，观察用药后的效果，为医生的治疗方案提供依据。

六、便秘

卒中后便秘是临床上常见的脑卒中并发症之一。患者在发生脑出血后出现的排便困难或排便障碍，可以是发病之前已经存在后加重，也可以是发病后1周内起病。影响卒中便秘发生的因素多样，如精神心理因素，卒中病变的部位（基底节区＞非基底节区，脑出血＞脑梗死），脑出血由于脱水、利尿、降压、镇静等药物的应用，外界环境与饮食方式等改变更容易引起便秘。而便秘易引起患者腹压升高，增高颅内压，加重脑水肿，诱发脑出血甚至发生脑疝，同时也会增加心脏负荷导致患者发生猝死。因此医护应重视排便情况，积极进行早期评估，应用通便药物。

1. 做好患者的生活护理，观察病情，注意了解患者的排便情况。

2. 告知患者养成定期排便习惯的重要性，为患者创造一个良好的排便环境，具有独立的排便空间。

3. 合理安排患者的饮食，进行相关健康宣教，指导患者多饮水，同时调整营养素配方，多进食粗纤维食品如新鲜蔬菜和水果，等等。

4. 根据患者病情指导其适当进行运动及早期康复治疗，卧床者可指导其进行顺时针方向按摩腹部。

5. 合理使用药物，常使用润滑缓泻剂如开塞露塞肛或开塞露加生理盐水灌肠，还可以用中医特色疗法如通腑醒神液灌肠，用药后注意有无腹泻、低钾等副作用。

6. 老年人因肛门括约肌较松弛，加上大便干结，灌肠效果不佳，需人工取便。

第三节　类证施护

脑出血病机为气血逆乱、血溢于脑脉之外，病重时甚至危及患者的生命。在治疗疾病的同时，应注重情志护理，多关心患者，鼓励其与家人及社会建立良好的关系，坚定患者治疗疾病的信心。本病调理的关键在于调畅肢体气血，恢复肢体功能活动。可根据病情，选用相应的按摩、气功以及五禽戏、八段锦等传统方法进行肢体活动。

一、中医辨证施护

根据患者体质、病性的阴阳类证属性不同，在环境、心理、饮食、生活照护、服药、外治等方面，按照中医阴阳五行、相生相克等理论原理，给予针对性的护理措施，达到更好的效果。

（一）阳类证各型护理

1.肝阳暴亢，风火上扰证

（1）病室宜安静，光线柔和，温度适宜，空气新鲜、流通。

（2）做好心理护理，告知病人不良情绪对疾病的影响，嘱病人避免暴怒、激动、兴奋，保持情绪稳定。

（3）保持大便通畅，多吃粗纤维的食物，如香蕉、蔬菜等，必要时给予缓泻剂，注意观察用药后反应。

（4）饮食宜清淡，甘寒为主，如绿豆、芹菜、菠菜、冬瓜、黄瓜，忌羊肉、鸡肉、狗肉、鲢鱼、大蒜、葱、韭菜等辛香走窜之品。

（5）头痛、面红、目赤、口咽干苦者，给予刺络放血十二井穴，以醒脑开窍、清热解毒。

（6）中药宜凉服。

2.痰热腑实，风痰上扰证

（1）室温不宜过高，衣服不可太厚，避免冷风直接吹入。

（2）病人出现嗜睡、朦胧，说明病情加重，已向中脏腑转化，应立即报告医生。

（3）便秘、腹胀者，嘱患者每日晨起顺时针方向按摩腹部，多食润肠通便的食物，如蜂蜜等，必要时遵医嘱给予缓泻剂。

（4）饮食宜清热，化痰润燥为主，如萝卜、绿豆、丝瓜、冬瓜、梨、香蕉、芹菜等，忌食羊肉、牛肉、鸡肉、鱼、韭菜、辣椒、大蒜等。

（5）遵医嘱针刺天枢、上巨虚以通腑泻热，开窍醒神。

（6）中药汤剂宜凉服。

3. 风火上扰清窍证

（1）病人肢体强痉拘挛，躁动不安，应将指甲剪短，双手握固软物，以免自伤，加栏保护，防止坠床。

（2）强痉的肢体，可轻轻按摩，保持功能位置，切忌强劲拉伸，以免损伤肌肉关节。

（3）便干、便秘者，遵医嘱给予开塞露、番泻叶等缓泻剂，必要时灌肠。

（4）饮食可加白菜汤、丝瓜汤、萝卜汤、芹菜汤、橘汁、西瓜汁等，忌油腻、厚味肥甘等生湿助火之品。或可灌服清肝开窍息风的中成药。

（5）刺络放血十宣以醒脑开窍。

（6）中药汤剂宜凉服。

4. 痰热内闭心窍证

（1）病室保持空气流通，光线柔和。

（2）由于病情凶险，应严密观察面红身热、躁扰不安、肢凉、舌绛、苔黄褐等变化。

（3）口噤不开，可加牙垫，以免咬伤舌头。

（4）高热、神昏时可用温水擦浴，并可针刺人中、百会等穴，以泄热开窍，或灌服安宫牛黄丸。

（5）刺络放血十二井穴以清热醒脑开窍。

（6）中药汤剂宜凉服。

5. 阴虚风动证

（1）病房宜通风凉爽，但避免冷风直接吹入。

（2）烦躁者，尽量满足病人的合理要求，避免精神刺激，勿惊恐、忧思，以防再中。

（3）失眠者，保持病室环境安静，睡前给予温水泡双足，或饮热牛奶，以利入睡。

（4）眩晕、耳鸣者，嘱病人卧床休息，协助做好生活料理，防跌仆。

（5）饮食宜养阴清热为主，如百合、莲子、薏米粥、淡菜汤、甲鱼汤、银耳汤、冬瓜、芹菜等。

（6）遵医嘱针刺三阴交、四关以滋阴息风潜阳。

（7）中药汤剂宜温服。

（二）阴类证各型护理

1. 风痰瘀血、痹阻脉络证

（1）衣被适中，眩晕重者，嘱病人安静卧床休息，防止摔倒，三天内密切观察病情变化。

（2）如舌苔变黄厚腻、口臭、便秘、脉弦滑而大，说明转化为痰热腑实证，应通知医生。

（3）饮食宜黑大豆、藕、香菇、桃、梨等，忌羊肉、牛肉、狗肉、鸡肉及过于酸甜滋腻食品。

（4）遵医嘱针刺四关、丰隆以平肝息风，活血通络，醒脑开窍。

（5）中药汤剂宜温服。

2. 气虚血瘀证

（1）病人气虚卫外不固，体弱多汗，因此病房要求温暖避风。

（2）汗多时随时擦干汗液，更换衣服。

（3）手足肿胀者，抬高患肢，每日帮助患者被动活动肢体，以促进血液循环。

（4）气短、乏力者要协助做好生活护理，外出检查要有人陪同，防止跌仆。

（5）饮食宜益气、健脾、通络等，如薏米粥、黄芪粥、莲子粥、白菜、冬瓜、丝瓜、木耳、赤小豆等。

（6）艾灸气海、足三里以益气健脾，温中补虚。

（7）中药汤剂宜温服。

3. 痰湿蒙塞心神证

（1）病房室温宜暖，避免冷风直吹。

（2）四肢不温应注意保暖，但不宜使用热水袋。

（3）四肢松弛瘫软者，肢体要保持功能位置，防止足下垂和肩关节脱臼。

（4）饮食宜偏温性食物，如萝卜汤、油菜、菠菜、南瓜等。或可灌服除痰浊、开窍闭的中成药。

（5）直接灸百会、隐白以温阳救逆，开窍醒神。

（6）中药汤剂宜温服。

4.元气败脱、心神散乱证

（1）病房室温宜暖，衣被保暖，避免受凉。元气败脱至垂危阶段，应积极采用中西医综合措施进行抢救。

（2）观察舌的变化，如果舌体紧缩、卷曲，属肝气欲绝的垂危表现；若花剥舌苔，多为阳明气阴两伤；若花剥而腻，多为痰浊未化、正气已伤；若舌面光剥无苔，光洁如镜，多为胃阴枯竭、胃气大伤的危重病症。

（3）观察汗的变化，若全身大汗淋漓，汗液清稀而冷，淋漓不止，为"亡阳"之危重证候。

（4）观察神的变化，是有神、无神、假神，详细记录，并立即报告医生。

（5）以参附煎汤鼻饲，以回阳固脱。

（6）四肢厥冷者应注意保暖，也可用艾条灸神阙、气海、关元等穴20分钟，有助于回阳固脱。

（7）昏迷者按昏迷病人护理。

（8）直接灸关元、百会、中脘以回阳救逆。

（9）中药汤剂宜温服。

二、中医特色护理

（一）通腑醒神胶囊灌肠

1.原理：通腑法是中风急性期的重要治法之一，可迅速荡涤肠腑中积滞，使大便通畅，对改善中风病的疗效、预后及预防中风再发均有重要意义。药物通过直肠直接作用，减少胃内消化酶及肝脏的首过效应对有效成分的破坏，避免对急性中风应激性消化道损伤的刺激，因而起效快，疗效高。我们常用通腑醒神胶囊进行中药灌肠，该药由番泻叶、虎杖、人工牛黄、天竺黄、瓜蒌仁等组成。方中以番泻叶、虎杖为君药，番泻叶通腑泻下，虎杖活血祛瘀化痰解毒，又具泻下作用，与番泻叶合用，通腑之力甚强；人工牛黄等息风化痰、开窍醒神为臣药；瓜蒌仁润肠除痰。诸药合用，使壅滞之痰邪得以迅速清泄，逆乱之气血得以纠正，气血得以输布，则痹通络活；腑气通则浊气下降，不能上冲扰乱神明，因而具有通腑醒神之功效。

2.适应证：中风伴意识障碍（神昏）者，中风中脏腑阳闭类证、阴闭类证者，或中风中经络痰热腑实证等阳类证便秘或腑气不通者。

3.禁忌证：有脑疝征象患者，中风中脏腑脱证，气虚、阴虚、极度衰弱、脱水者禁用或慎用。

（二）中药药枕

1.原理：药枕是指枕头内芯的填充物为中草药，除了具有一般枕芯填充物的质地柔软、透气性好的特点之外，还有一定的治疗作用。如通过药物的刺激，进而激发经络腧穴之气，促进感传，使经络疏通，气血流畅。或直接用于皮肤感受器和神经干，可以使之处于兴奋、活跃或抑制状态，从而调节血管和神经，改善局部的血液循环、肌肉松弛，神经得到调节。由于药枕是在睡眠时较长时间发挥药物作用，无损伤，不痛苦，不花费时间，因而很受患者欢迎。在中医辨证论治思想指导下，可根据中风的不同证型为患者配制不同药枕。

2.适应证：活络枕，由川芎、细辛等组成，适用于风痰瘀血、痹阻脉络型，气虚血瘀型，痰湿蒙塞心窍型等阴类证患者。清脑枕，由冬桑叶、冰片等组成，适用于肝阳暴亢、风火上扰型，痰热腑实、风痰上扰型，阴虚风动型，风火扰清窍型及痰热内闭心窍型等属于阳类证患者。

3.禁忌证：对药物过敏者禁用。

（三）安宫牛黄丸点舌技术

1.原理：安宫牛黄丸有清热化痰、醒神开窍之功，用于治疗有神志不清、烦躁不宁、面红目赤、喉中痰鸣、口臭、四肢拘急抽搐、大便不通或大便干硬等具有火热肝阳之象的中风阳类证患者。临床实践证明，此类患者服用安宫牛黄丸后往往神志转清，大便通畅，痰转少，肢体麻木无力减轻。因此，临床上常用安宫牛黄丸治疗此类中风患者。中药点舌法是将中药丸加适量的水溶解成稀糊状，用棉签蘸取药液频频点于舌上、舌下及舌根部，通过口腔黏膜丰富的血管网络吸收，迅速达到药效的一种，属中医内治法范畴。

2.适应证：具有阳类证特点的中风患者。

3. 禁忌证：对中草药过敏特殊体质者禁用，舌面破损者及孕妇禁服，肝肾功能损害者慎用。

第四节　延续性护理

延续性护理是适合居家康复的慢性病患者的一种护理模式，有广义和狭义之分[3]。从广义上来说，延续性护理是经过设计一系列护理措施，取得不同程度的连续性和协调性照护。由医院制订出院方案，干预小组实施患者回到社区或家庭后的随访、指导等内容。从狭义上来说，连续性护理是指由高级实践护士依据患者情况制订全面的出院方案，出院时进行电话随访等护理活动。通过一系列措施有利于患者居家也能得到医护人员的连续性照护，保障患者正确执行药物治疗、康复锻炼、药物不良反应观察等一系列照护措施。脑出血患者多半会遗留严重后遗症，如偏瘫、言语不利、吞咽障碍等，而患者或家属对疾病康复相关知识缺乏，大半不能执行医护措施，实施延续性护理确保患者能得到与在医院基本一致的照护，从而提升患者康复质量。相关研究表明，对脑出血恢复期居家康复患者实施延续性护理，明显提升了患者的依从性，使患者用药、早期运动效果得到保证，降低并发症的发生，大大提升了患者的生活质量和对医护的满意度。

对医院附近的患者可以通过电话随访、家庭访问方式进行延续性护理，但是大多数患者离医院较远，医护理人员缺乏时间和精力，不能对患者进行长期和有效的追踪。随着互联网技术的发展，现在利用互联网络技术如网站、电子邮件、微信、QQ、App 等平台开展护理服务，鼓励病人和家属积极参与远程协助的宣教和健康管理。现在我国的延续性护理服务中心已有多种形式，延续性护理中心的工作保证了患者康复的连续性，提高了患者的满意度和自我管理能力。实践模式目前国内的主要形式基于医院的延续性护理模式[4]。由医院制订出院方案，干预小组实施患者回到社区或家庭后的随访、指导等内容。国外的延续性护理模式是由护士领导一支多学科的综合团队共同开展医护工作，由于我们国内人口众多、医疗资源匮乏等原因，还不能做到这一点。第二种是基于社区的延续性护理模式，国外包括家庭医院和日间康复中心，国内以家庭病床的形式为主。第三种是医院－社区－家庭三元联动的延续性护理模式，该模式是对以上两种模式的有机结合和升华，其设计理念为通过在医院、社区、家庭三者之间形成一个环形的交流协作模式，进而为患者提供全程连续的专业护理服务。目前，国内外对该模式还处于探索阶段，有关其实施应用的具体内容还尚未明确，有待进一步的研究。

近年来，我国对延续性护理越来越重视，《中国护理事业发展规划纲要（2011年—2015年）》提出，延续性护理是"十二五"时期的重点任务。《中国护理事业发展规划纲要》和《优质护理服务评价细则（2014版）》要求医院要开展延续性护理，以多种形式让患者获得健康教育、慢病管理。近年来我国老年化日益加剧，特别是中风患者人数飙升，患者及其家属对脑卒中功能康复锻炼的需求日益增加，延续性护理已成为脑卒中患者功能康复的重要组成部分。但是，我国延续性护理较国外起步较晚，没有形成完整的体系，尚未出现科学规范的延续性护理指南，护理人员多存在人力不足，干预人员能力强弱不齐等多种问题，无法满足我国慢性患者群体的延续性护理需求。这就说明我们卒中专科护理道路任重而道远，要不断探索适合我国国情的延续性护理模式，完善和健全各种制度，为中风患者提供更好的护理，提升中风患者生存质量。

参考文献

[1] 中国脑卒中防治血压管理指导规范 [J]. 实用心脑肺血管病杂志，2017，25（10）：87.

[2] 刘茅茅，王丹丹，崔韬，等. 脑出血后癫痫发作患者临床特点分析 [J]. 中国卒中杂志，2019，14（5）：432-436.

[3] 邱晶，徐志培，汤先萍. 我国脑卒中延续性护理研究现状及启示 [J]. 齐鲁护理杂志，2018，24（18）：97-99.

[4] 孙学明，刘冰，姬栋岩. 国内外延续性护理研究进展 [J]. 世界最新医学信息文摘，2017，17（34）：36-37.

（张小培　魏琳　陈娇）

附录　刘茂才团队研究脑出血相关课题成果

一、脑出血相关研究课题

（一）国家级

名称及编号	研究起止日期		下达单位或性质	课题组成员
高血压性中、大量脑出血血肿清除术和中医药治疗的研究 96-906-06-02	1996.01.01	2000.12.01	国家科技部九五攻关	刘茂才，黄培新，梁伟雄，万豫尧，黄燕，朱明
中风病急性期综合治疗方案研究 2001BA701A12b	2001.11.01	2003.12.30	国家科技部十五攻关	黄培新，黄燕，梁伟雄，东贵荣，刘茂才，卢明，郭新峰，杜宝新，韩富，蔡业峰，罗翌，雒晓东，老膺荣等
出血中风阳类证大鼠模型的初建和评价 30472208	2005.01.01	2007.12.01	国家自然科学基金	黄燕，卢明，华荣，尤劲松，杜新宝，胥健敏，郑国庆，汤湘江，招远祺，刘茂才
脑出血早期血肿扩大预警指标前瞻性多中心研究 2006BA101A11-5	2007.09.01	2008.12.01	国家科技部合作	郭建文，文龙龙，陈党红，招远祺，奎瑜，黄伟康，陈加林，蔡业峰
脑卒中后认知功能障碍的中医康复临床规范和评价研究 2013BAI10B01	2013.01.01	2016.07.31	"十二五"支撑计划合作	陈红霞，詹乐昌，黄燕

（二）省部级

名称及编号	研究起止日期		下达单位或性质	课题组成员
中风中医证候特征及其规范化研究 920300	1992.09.01	1995.09.01	广东省科委	梁伟雄，刘茂才，黄培新，黄燕
复方北芪口服液治疗中风恢复期的临床及实验研究 95L043	1996.01.01	1998.12.01	国家中医药管理局	刘茂才，黄培新，黄燕，陈根成，杨志敏，张北泉，何伟棠，罗在东，刘波
活络效灵丹治疗中风所致急性脑损伤的作用和机理研究 SKF9811	1997.12.01	2001.12.31	广东省科委	金竹青，刘茂才，黄培新，黄燕，杨志敏，卢明，余茂林，罗懿妮
中西医结合治疗脑出血的临床研究 SKF-97-10	1997.12.01	2000.12.01	广东省科委	刘茂才，黄培新，梁伟雄，万豫尧，黄燕，朱明
中风综合疗效评价体系的建立 00-01LP16	2000.01.01	2002.12.01	国家中医药管理局	梁伟雄，黄燕，黄培新，刘茂才
HPA 系统多态性与血瘀证的微观辨证及分类 10250	2002.01.01	2004.12.01	广东省自然科学基金	孙景波，侯孟君，黄培新，杨志敏，李松，华荣，冯学功，郭新峰，邓时贵，黄建华
出血中风急性期综合治疗及其疗效多维评价研究 2002C30602	2002.09.01	2004.12.01	广东省科技厅	黄燕，卢明，杜宝新，郭新峰，黄培新，梁伟雄，刘茂才
出血中风急性期阳虚证、阴虚证辨证研究 02-03-LQ06	2003.01.01	2004.12.01	国家中医药管理局	卢明，陈红霞，梁伟雄，杜宝新，汤湘江，朱吉祥，罗翌，符文彬，黄燕，黄培新，蒋革新
脑卒中规范化外科治疗技术推广应用研究 2004BA703B08-02	2004.10.01	2005.12.01	科技部子课题	黄胜平，白小欣，罗望池，林浩，朱吉祥，王影，张迎光，李雪莲

名称及编号	研究起止日期		下达单位或性质	课题组成员
脑脉2号胶囊/通腑醒神胶囊对出血中风类证大鼠的作用评价 20472208	2005.01.01	2007.12.31	国家自然基金子课题	卢明，杜宝新，孙景波，郭建文，张燕婷，缪晓路，李伟峰，沈鸿婷，卢爱丽，张新春，等
调节"脑中血海"中药联合 UCBT 治疗中风病机制研究 20070572004	2008.01.01	2010.12.01	教育部博士点基金	黄燕，郭建文，肖颂华，刘波，张新春，李伟峰
中医药干预中风病有效靶点与作用环节研究 2011KT539	2010.01.01	2012.12.30	广东省财政厅	黄燕，蔡业峰
6类中药新药通腑醒神颗粒的研究与开发 2011B032200008	2011.12.01	2013.12.01	广东省科技厅联合专项	蔡业峰，丘小惠，孙景波，郭建文，陈光亮，田敏卿，秦献辉，陈平，黄燕，刘茂才
脑卒中高危因素与中医体质及证候要素相关性研究 2011B032200013	2011.12.01	2014.12.31	广东省科技厅联合专项	黄燕，孙景波，蔡业峰，黄胜平，李贵福，施晓耕，钟经馨，张峰，赵敏，李利利
破血逐瘀法治疗急性脑出血安全性和疗效的临床再评价 JDZX2012074	2013.01.01	2014.12.31	国家中医药管理局	郭建文，潘峰，肖颂华，陈光生，赵千山，陈朝俊，李洁霞，乔寒子，孙尚斐，周子懿，等
脑卒中高危因素与中医体质及脂蛋白（a）的相关性研究 201508020050	2015.01.01	2017.12.31	广州市科信局	黄燕，孙景波，蔡业峰，王立新，郭建文，钟经馨，张新春，文龙龙，周子懿，程骁，赵敏，等

名称及编号	研究起止日期		下达单位或性质	课题组成员
通腑醒神法对成年脑出血大鼠内源性NSC增殖、分化及BDNF mRNA表达的研究 2015A030310436	2015.08.01	2018.08.01	广东省自然基金委员会	乔利军, 招远祺, 张新春, 康妮妮, 徐福平, 罗巧莹, 侯凌波, 侯紫君, 许丹丹, 黄燕
基于肺与大肠相表里的通腑醒神液直肠滴注预防卒中相关性肺炎的临床研究 2016A020226012	2016.01.01	2018.12.31	广东省科技厅-广东省中医药科学院	张小培, 王立新, 魏琳, 叶日春, 莫苗苗, 赵敏, 刘文硕, 彭顺旺, 李静, 文启惠, 朱丽红, 彭玲, 王金林, 袁朦朦, 林美珍, 蔡业峰
破血逐瘀法治疗脑出血超早期多中心临床疗效和安全性评价 JDZX2015048	2016.01.01	2018.12.31	国家中医药管理局	郭建文, 杨涵捷, 邱兵, 李国铭, 王荣飞, 文龙龙
中医慢病管理规范-脑卒中 2017KT1345	2016.01.01	2017.12.31	广东省质量技术监督局	魏琳, 张小培, 叶日春, 邹涛, 李慧, 林美珍, 李雅青, 朱乐英, 陈健英
广州市中医药防治脑血管病临床医学研究与转化中心 201604020003	2016.03.01	2018.02.28	广州市科技创新委员会	蔡业峰, 黄燕, 孙景波, 梁伟雄, 王立新, 郭建文, 陈红霞, 李贵福, 华荣, 尤劲松, 卢明, 等
高血压脑出血超急性期血肿再扩大预警遗传分子标志物及破血化瘀中药的干预研究	2018.04.01	2021.03.31	广州市科技创新委员会	张迎光, 郭建文, 陈锦华, 黄涛, 张佛明, 陈俊, 乔寒子, 曾璇, 王楚杨, 郭晓慧, 曾丽玲, 李海郡, 张琪欣, 陈秀艳, 龚宝莹, 周粤湘

（三）厅局级等

名称及编号	研究起止日期		下达单位或性质	课题组成员
急性脑出血活血化瘀实验研究 XJ-92-20	1992.01.01	1994.01.01	广州中医药大学	刘茂才，黄培新，黄燕
毛冬青甲素治疗脑出血性中风急性期的临床与实验研究 SJ-92-04	1993.01.01	1995.12.01	广东省中医药局	刘茂才，黄培新，黄燕，陈根成
复方北芪口服液治疗中风恢复期的临床与实验研究 95116	1996.01.01	1998.01.01	广东省中医药局	刘茂才，黄燕，黄培新，杨志敏，陈根成
高血压中、大量出血血肿清除术和中医药治疗的临床研究 97217	1997.12.01	2000.12.31	广东省中医药局	刘茂才，黄培新，梁伟雄，万豫尧，黄燕，朱明
中医中风病综合治疗方案治疗出血性中风推广应用研究 GH9808	2000.01.01	2002.12.31	广州中医药大学重点	黄培新，雒晓东，黄燕，梁伟雄，杜宝新，蔡业峰，连新福，吴大嵘，卢明，汤湘江，施晓耕
直肠滴注通腑醒神胶囊对中风昏迷病人意识的影响 100046	2000.10.01	2003.10.01	广东省中医药局	黄燕，黄培新，吴大嵘，雒晓东，符文彬，杜宝新，蔡业峰，连新福，蒋革新，刘茂才
中医药对脑出血所致脑心综合征干预作用的实验研究 GH0019	2001.01.01	2003.12.31	广州中医药大学重点	卢明，黄燕，冯学功
脑脉Ⅱ号口服液抗脑出血大鼠神经元凋亡作用及机理研究 401029	2001.10.01	2003.10.01	广东省中医药局	黄燕，刘茂才，黄培新，黄燕，杜宝新，丘小惠，梅玉屏，黄羽，邓时贵，欧润妹

名称及编号	研究起止日期		下达单位或性质	课题组成员
脑脉Ⅱ号胶囊对高血压脑出血大鼠TR、TRmRNA表达的影响 102033	2002.10.01	2004.10.01	广东省中医药局	杜宝新，王炅，汤湘江，刘晓俊，孙景波，蔡业峰，卢明，黄燕，黄培新，刘茂才
中医药治疗出血中风阳闭症围手术期疗效的研究 103009	2003.10.01	2005.10.01	广东省中医药局	朱吉祥，韩富，魏正怀，罗翌，隋立森，龙新兵，傅泉，杜宝新，卢明
高血压脑出血中医综合护理方案研究 2007C052	2007.10.01	2009.10.01	广州中医药大学	蒋革新，张广清，李雪莲，郝燕萍，朱乐英，魏琳，叶日春，谭妙青，邓琴，李秀红
基于肺与大肠相表里的通腑醒神液直肠滴注预防卒中相关性肺炎的临床研究 20162047	2016.04.26	2018.04.25	广东省中医药局	张小培，王立新，叶日春，覃小静，赵敏，张丽娜，周林娟，张雅琴，沈虹，蔡业峰
刺络放血对急性出血性卒中血压调控的临床研究 20181111	2018.01.05	2020.01.04	广东省中医药局	薛道金，李创南，原榕珍，彭子壮，赵昌勇，黄依婷，郑都，韩富，沈有碧，黄涛

二、脑出血相关研究成果及专利

成果／专利名称及编号	性质类别	批准部门及时间	成果／专利完成人员
毛冬青甲素治疗出血中风急性期临床与实验研究	科技进步奖三等奖	广东省中医药局 1996 年	刘茂才，黄培新，陈根成，黄燕，杨志敏
复方北芪口服液治疗中风恢复期临床与实验研究	科技进步奖二等奖	广东省中医药局 1999 年	刘茂才，黄培新，黄燕，杨志敏

成果/专利 名称及编号	性质类别	批准部门 及时间	成果/专利完成人员
高血压中大量脑出血血肿清除术和中医药治疗研究	优秀科技成果奖	国家科技部等2001	刘茂才，黄培新，梁伟雄，黄燕，杜宝新
高血压性中大量脑出血中西医结合综合救治方案的研究200401-04LC40	科技进步奖一等奖	中华中医药学会2004年	刘茂才，黄培新，梁伟雄，黄燕，杜宝新，卢明，蔡业峰，陈根成，丘小惠，何伟棠，朱吉祥，罗翌，温泽淮，欧爱华，杨志敏，万豫尧
中风病临床诊疗数据信息采集系统V1.0【简称：SDOS】软件著登字第062873号	计算机软件著作权	国家版权局2006年	黄燕、梁伟雄、蔡业峰、郭建文、尤劲松、王立新、梁兆晖、詹乐昌、杨小波、文龙龙、招远祺
一种治疗脑出血的中药组合物及其制备方法（ZL 2005 1 0086763.3）	发明	国家知识产权局2007年	赵瑞芝、刘茂才、邓时贵、欧润妹、袁小红、邱小惠、林爱华
缺血中风急性期阴阳类证辨治体系构建及应用200801-05LC21	科技进步奖一等奖	中华中医药学会2008年	黄燕，裴建，蔡业峰，郭建文，梁伟雄，尤劲松，王立新，印鉴，杨小波，王新志，欧爱华，顾卫，陈眉，李军，杨友松
中风病急性期综合治疗方案研究B16-0-2-02-D01	科技进步奖二等奖	广东省人民政府2008年	黄培新，黄燕，梁伟雄，蔡业峰，郭建文，尤劲松，王立新，卢明，杜宝新，印鉴
一种治疗中风急性期的中药组合物及其制备方法（ZL 2010 1 0125585.1）	发明	国家知识产权局2012年	刘茂才
急性脑出血中西医结合临床路径评价与推广20151901B	科技进步奖二等奖	中国中西医结合学会2015年	黄燕，蔡业峰，程骁，杜宝新，卢明，张迎光，文龙龙，郭建文

三、脑出血研究相关研究生论文

作者	导师	学位	毕业/出站时间	论文文题
陈根成	刘茂才	硕士	1996年	中风病中医辨证分型临床分析
余茂林	刘茂才	硕士	1999年	脑脉Ⅱ号胶囊对脑出血内皮细胞及血流变的影响
陈根成	刘茂才	博士	1999年	脑脉Ⅰ、Ⅱ号、通腑醒神胶囊治疗脑出血实验研究
金竹青	刘茂才	博士后	1999年	高血压性中大量脑出血血肿清除术和中医药治疗的基础实验研究
卢明	刘茂才	博士	2000年	益芪方对缺血中风及大鼠MCAO/IR细胞凋亡的影响
胡金城	刘茂才	硕士	2000年	痴复康治疗血管性痴呆的临床与实验研究
冯学功	刘茂才	博士后	2001年	中风解毒汤对脑出血所致脑—内脏综合征干预作用的实验研究
朱兆洪	刘茂才	博士	2001年	通脉注射液对脑缺血再灌注大鼠兴奋性毒性作用的研究
薛红	刘茂才	博士	2001年	复方北芪液对大鼠MACO/IR细胞凋亡及其调控基因表达的影响
王立新	刘茂才	博士	2002年	通腑醒神液直肠滴注对出血中风神昏及热休克反应的影响
陶双友	刘茂才	博士	2003年	脑脉Ⅱ号胶囊对脑出血所致脑心综合征干预作用研究
何纲	刘茂才	博士后	2003年	高血压性脑出血肝阳上亢证大鼠模型的建立及其评价
何纲	刘茂才	博士后	2003年	脑脉Ⅱ号口服液对高血压性脑出血大鼠脑损伤的保护作用
王炅	刘茂才	博士	2004年	通腑法对高血压脑出血大鼠心脏保护的机制研究
李景祥	刘茂才	博士	2004年	灯盏花素治疗缺失中风的疗效观察及对PAF活化功能的影响

作者	导师	学位	毕业/出站时间	论文文题
郑国庆	黄培新	博士	2004年	脑出血临床预后影响因素分析及脑脉Ⅱ号对ICH大鼠TR表达的影响
杜侃	黄培新	博士	2005年	出血中风急性期阳类证阴类证辨证标准初步研究
缪晓路	刘茂才	博士	2007年	中风病急性期阴阳类证辨证的初步评价研究
李盈盈	陈红霞	硕士	2007年	痴复康口服液结合无错性学习对中风后记忆障碍的影响
郑春叶	刘茂才	博士	2008年	通腑解毒法治疗出血中风阳类证临床疗效观察及其神经保护机制
叶晓勤	刘茂才	博士	2008年	急性缺血性中风"阴阳类证"临床辨证的思维模式的初建及评价
许越	黄培新	博士	2008年	中医体质学说在中风病一级预防中的理论研究
贾真	黄燕	博士	2008年	出血中风阳类证影响因素的研究及其病证结合动物模型的初建
尹晟	华荣	硕士	2008年	羚羊角口服液联合亚低温治疗脑出血临床观察
杨海芳	刘茂才	博士	2010年	电针联合康复训练治疗脑卒中后吞咽障碍的临床研究
张宏业	刘茂才	博士	2010年	益气活血法对缺血性中风合并SIRS截断向MODS演变治疗研究
朱磊	刘茂才	博士	2010年	中医综合治疗合并高血压缺血中风的临床评价及实验研究
朱根福	黄燕	博士	2011年	中风－慢病管理系统的构建与实施
邓瑞燕	卢明	硕士	2011年	刘茂才教授诊治中医脑病学术思想和临证经验初探
任玉乐	刘茂才	博士	2012年	缺血中风诊断标准研究：证类诊断条目的筛选与优化
梁颖愉	黄燕	博士	2012年	脑微小血管病变的中医证候特征及危险因素分析
宁倩	王立新	硕士	2012年	中医痰证微观辨证指标的多因素回归分析

脑出血类证论治

作者	导师	学位	毕业/出站时间	论文文题
潘锐焕	黄燕	博士	2013 年	芎芪有效成分对溶栓后大鼠出血转化及对 MMPs 调控的影响
许亚发	郭建文	硕士	2013 年	高血压性脑出血早期血肿扩大相关因素及与活血化瘀中药的关系
季东方	华荣	硕士	2013 年	脑卒中高危人群中医证素特征研究
陈少婷	刘茂才	博士	2014 年	中医中风渊源刍议
乔利军	黄燕	博士	2014 年	基于 CAS 的脑卒中高危因素证候要素与颈动脉超声的研究
欧海宁	黄燕	博士	2014 年	痴复康及经颅磁刺激对脑卒中后前瞻性记忆障碍的影响
古炀晖	王立新	硕士	2014 年	脑梗死溶栓后出血转化与血压变异及中医证候的相关性
王静	郭建文	硕士	2015 年	破血逐瘀法治疗超急性期脑出血安全性评价和血肿扩大因素分析
张伟骏	黄燕	博士	2016 年	207 例体检的脑卒中高危人群中医体质与危险因素研究
袁腾飞	黄燕	硕士	2016 年	血管性痴呆肝阳上亢证的危险因素的临床研究
曾丽玲	郭建文	硕士	2017 年	破血逐瘀法治疗高血压性脑出血超急性期 RCT 研究
连颖妍	黄燕	博士	2018 年	民国时期中文期刊的中风病文献研究
崔志忠	招远祺	硕士	2019 年	通腑醒神法对实验性脑出血大鼠神经干细胞增殖与分化的影响

（刘文琛　丘宇慧）